S.F.
V.

Patrick McGrath

Dr. Haggards Krankheit

Roman

Aus dem Englischen von
Brigitte Walitzek

S. Fischer

Die amerikanische Originalausgabe erschien 1993
unter dem Titel ›Dr. Haggard's Disease‹
im Verlag Poseidon Press, New York.

Satz: LibroSatz, Kriftel
Druck und Verarbeitung: Clausen und Bosse, Leck
Printed in Germany 1994
ISBN 3-10-049209-9

Für die unschätzbare Hilfe,
die er mir zuteil werden ließ –
auf medizinischem, psychiatrischem
und literarischem Gebiet –
nicht nur bei diesem Buch, sondern
auch bei *Spider* – möchte ich meinem Vater,
Dr. Patrick McGrath, meine Liebe und
Dankbarkeit zum Ausdruck bringen.

Für Maria

Durch uns, die zwei in einem sind

JOHN DONNE

Ich war in Elgin, in meinem Arbeitszimmer im ersten Stock, sah aufs Meer hinaus und dachte, wie ich mich erinnere, über eine Stelle bei Goethe nach, als Mrs. Gregor an jenem Samstag an die Tür klopfte und sagte, im Sprechzimmer sei ein junger Mann, der mich zu sehen wünsche, ein Pilot. Du weißt ja, wie sie redet. »Ein *Pilot*, Mrs. Gregor?« murmelte ich. Ich hasse es, an meinen Samstagnachmittagen gestört zu werden, vor allem, wenn Spike sich wieder einmal unmöglich aufführt, wie er es an jenem Tag tat, aber natürlich hinkte ich auf den Treppenabsatz hinaus und dann die Treppe hinunter. Und du weißt ja, wie das aussieht – was für ein jämmerlicher, gottverdammter Anblick das ist, erst das gute Bein, dann das schlimme Bein, dann der Stock, gutes Bein, schlimmes Bein, Stock, aber ich kam herunter, kam die Treppe herunter, vor meiner Zeit gealtert, die Haut von einem so kachektischen Grau, daß selbst dir aufgefallen sein muß, daß ich Schmerzen hatte, chronische Schmerzen, aber, mein lieber Junge, nicht zu vergleichen mit deinen, warte nur, wir machen – daß sie – alle – weggehen –

Ich durchquerte die Diele, du mußt die Bodenbretter gehört haben, und öffnete die Tür des Sprechzimmers. Immer im Schatten, dieses Zimmer, wie hell der Tag auch sein mag, und erfüllt von Äthergestank, aber dort, auf der anderen Seite, drüben beim Medizinschrank, eine Gestalt. Und die Gestalt drehte sich um. Und es war tatsächlich ein Pilot, das konnte ich jetzt deutlich sehen, ein dunkelhaariger junger Mann von vielleicht achtzehn oder neunzehn Jahren in der blauen Uniform mit den Flügeln über der linken Brusttasche. Du kamst recht förmlich auf mich zu und strecktest mir die Hand entgegen. »Dr. Haggard?« sagtest du.

Was tat ich? Nicken? Seufzen?

»Ich bin James Vaughan«, sagtest du. Ohne jedes Stocken. Du sagtest: »Ich glaube, Sie haben meine Mutter gekannt.«

O Gott. *Ich glaube, Sie haben meine Mutter gekannt* – hattest du auch nur die geringste *Vorstellung*, welche Wirkung diese Worte auf mich haben würden? Ich glaube nicht. Ich glaube nicht.

Ich schloß die Tür und humpelte zu meinem Stuhl. Du nahmst anmutig auf dem Stuhl auf der anderen Seite des Schreibtischs Platz und schlugst die Beine übereinander, und ich konnte nicht umhin zu bemerken, wie du sie übereinanderschlugst, auf genau dieselbe Weise, wie *sie* die Beine immer übereinandergeschlagen hatte, den einen Knöchel eng an den anderen geschmiegt, den Fuß zum Boden hin gestreckt. Ich hörte nur noch das Pochen des Blutes in meinem Kopf und den Schrei einer Möwe von den Klippen. So ruhig ich konnte bot ich dir eine Zigarette an, war aber unfähig, dir auch Feuer zu geben, weil meine Hände zitterten. Du erhobst dich halb von deinem Sitz und gabst uns beiden mit einem kleinen, flachen, versilberten Feuerzeug Feuer. »Tee?« fragte ich.

»Gerne.« Du *klangst* sogar wie sie!

Ich ging zur Tür, trat in die Diele und rief nach Mrs. Gregor, die, sich die Hände an der Schürze trocknend, aus der Küche auftauchte, und bat sie, uns Tee zu kochen. Alles schien so langsam abzulaufen.

»Sagen Sie, komme ich ungelegen?« fragtest du aus der plötzlichen Vermutung heraus, meine Befangenheit sei darauf zurückzuführen, daß du mich bei etwas Wichtigem gestört hattest.

»Nein, keineswegs«, sagte ich. »Sie müssen meine Erregung entschuldigen. Ich – ich habe Ihre Mutter nicht gesehen, seit –«

Der Satz erstarb im Halbdunkel des Sprechzimmers. Keiner von uns sagte etwas, und die nervöse Spannung der ersten Minuten ließ etwas nach, während wir beide über die unermeßliche, unausgesprochene Welt nachdachten, die die Stille zwischen uns füllte wie ein Gas. Dann trafen sich unsere Blicke über den Schreibtisch hinweg und versenkten sich kurz ineinander, genau in dem Augenblick, in dem Mrs. Gregor den Türknauf drehte, die Tür mit dem Gesäß aufstieß und sich, das Teetablett in der Hand, rückwärts ins Sprechzimmer schob. Wir lächelten. »Tut mir schrecklich leid, Doktor«, sagte sie, »aber wir haben kein Gebäck im Haus.«

»Ach du je«, sagte ich, die Augen immer noch auf dich gerichtet. »Ich glaube kaum, daß wir ohne Gebäck zurechtkommen werden.«

»Samstags haben wir nie was im Haus«, bemerkte Mrs. Gregor, stellte das Tablett auf den Schreibtisch, verließ das Sprechzimmer und machte die Tür leise hinter sich zu.

Dein Lächeln blieb, während ich den Deckel der Teekanne lüftete und ihren Inhalt begutachtete. Daß du *hier* warst, ihr *Sohn*, in *Elgin* –! Während ich die Milch einschenkte, sah ich zu dir hinüber und bemerkte, daß du mit den Fingern über den Stoff deiner Hose schabtest – dein Lächeln verschwand – deine Stirn runzelte sich – und ich versuchte, mich daran zu erinnern, wann ich ihre Gegenwart das letzte Mal so intensiv empfunden hatte wie in diesem Augenblick.

Das erste Mal sah ich sie auf einer Beerdigung, hat sie dir das je erzählt? Und weißt du was, ich kann mich nicht mehr erinnern, wessen es war! Wer gestorben war, meine ich. Es war im Oktober 1937, ein klarer, frischer Tag, und die Londoner Luft hatte etwas Rauchiges an sich. Die Blätter, die von den Kastanien in der Jubilee Road herabtänzelten, sammelten sich auf den Bürgersteigen und zwischen den eisernen Gitterstäben vor den Häusern und raschelten unter meinen Füßen, als ich durch die Straße eilte. Ich hatte die ganze Nacht in der Notaufnahme gearbeitet und traf deshalb erst ein, als die Trauerfeier schon begonnen hatte. Ich trug natürlich meinen schwarzen Anzug und meinen schwarzen Mantel, und ich schlüpfte in die hinterste Bank, setzte mich, meinen Hut (einen schwarzen Homburg) in der Hand, und nahm die Art Haltung ein, die man auf Beerdigungen eben einnimmt. Ein Kräuseln der Unruhe, ein paar Köpfe drehten sich, dann wurde es wieder still. Ich arbeitete erst seit ungefähr sechs Wochen im St. Basil's, erkannte aber mehrere Ärzte, darunter Vincent Cushing, und, in der Bank vor mir, den Chef der Pathologie, den ich nur flüchtig kannte und von dem ich mir noch kein besonderes Bild gemacht hatte. Das sollte sich natürlich ändern; wie du weißt, sollte dein Vater beträchtliche Auswirkungen auf mein Leben haben (Spike ist immer noch bei mir, sollte ein Beweis erforderlich sein), obwohl ich damals, als ich, meinen Homburg im Schoß, in der Kirche saß und den breiten schwarzen Rücken und den Wulst aus rosigem Fleisch im Nacken betrachtete, natürlich nicht die leiseste Ahnung von all dem hatte. Und dies ist das Seltsamste, und ich habe oft darüber nachgedacht und weiß immer noch nicht, wieso, ich bin einer Erklärung immer noch nicht näher – was war es bloß, was meine Aufmerksamkeit sofort auf die Frau an seiner Seite lenkte?

Oh, dir brauche ich sie wohl kaum zu beschreiben! Als ich die Kirche betrat, gehörte ihr Kopf zu denen, die sich umdrehten, und ich glaube, daß mein Anblick – atemlos, zerzaust und zu spät – sie amüsierte, und so erhaschte ich einen ersten, flüchtigen Blick auf ihr Lächeln. Mein lieber James, dieses

Lächeln! Es schien zu sagen, daß nichts die Lebensgeister jemals trüben dürfe, nicht einmal der gespenstische, düstere Pomp einer Beerdigung in Medizinerkreisen! Sie war ein winziges, knabenhaftes Ding, eingemummelt in einen dicken, schwarzen Mantel mit einem Fuchskragen um den Hals, und dazu trug sie ein elegantes Hütchen mit nach hinten geschlagener Krempe. Das pelzumrahmte Gesicht war blaß und herzförmig, mit zarten Knochen und Augenbrauen, die so fein und schwarz waren wie Bleistiftlinien. Ihre Augen waren bemerkenswert klar. Sie schienen irgendwie feucht zu schimmern, es war unmöglich, nicht zu reagieren, und ich tat es, ich erwiderte ihr Lächeln, aber war das genug? Genug, mir den Bazillus einzupflanzen? Beerdigungen haben schon immer eine tiefe Wirkung auf mich gehabt, und vielleicht ist dies eine zumindest teilweise Erklärung; aber daß sie mich so absolut mit einem Lächeln vereinnahmen konnte, und dazu noch mit einem Lächeln inmitten der steifen, schwarzen Rücken einer Kirche voller Trauergäste – ist das Herz wirklich ein so impulsives, ein so unbeständiges Organ? Vielleicht ja. Hinterher, als wir vor der Kirche herumstanden, verlor ich sie aus den Augen, und auch später auf dem Friedhof sah ich sie nicht, aber es gab einen Augenblick, als der Sarg den Gang hinunter zum wartenden Leichenwagen getragen wurde und wir alle uns ihm zuwandten, in dem ich einen verstohlenen Blick in ihre Richtung warf, und wieder begegneten sich unsere Blicke; und ich glaube, man könnte sagen, daß es von diesem Augenblick an um mich geschehen war. Ich war verloren.

Seit jenem Tag habe ich mich auf eine Weise verändert, die dich wahrscheinlich erstaunen würde. Der Mann, den du kennst – der Mann, zu dem ich geworden bin – ist nur ein Schatten des Mannes, der deine Mutter jenes erste Mal in einer Kirche im Norden Londons sah und ihrem Blick begegnete und sich in sie verliebte – dieser Mann ist tot, und an seiner

Statt gibt es nur noch diesen, oh, diesen hinkenden Schatten –

Beweg dich nicht, geliebter Junge. Kämpf nicht dagegen an.

Ja, ich habe deine Mutter gekannt – obwohl ich, wie ich fürchte, an jenem Samstagnachmittag, an dem du in meinem Sprechzimmer saßest und mir diese Frage stelltest, kein Wort über die Lippen brachte – eure Ähnlichkeit war so unheimlich! »Ja«, sagte ich zu guter Letzt. »Ich habe sie gekannt. Wir haben uns gut gekannt.«

Eine Pause, eine Stille, in der du mich erwartungsvoll ansahst. »Entschuldigen Sie, möchten Sie noch Tee?«

»Nein, vielen Dank.«

»Wir kannten uns mehrere Monate«, sagte ich. »Dann zog ich hierher. Hierher ans Meer.«

Hierher ans Meer. Das einsame Meer und der Himmel. Hierher in dieses kleine, vergessene Seebad, hier kam ich her, an Geist und Körper gebrochen, um mich als praktischer Arzt niederzulassen. Hier, so glaubte ich, würde ich Frieden und Vergessen finden, hier in diesem stillen Küstenstädtchen mit seiner Promenade und seinem Pier und seinem Marinepark, in dem das städtische Orchester im Sommer täglich zur Mittagszeit leichte Symphoniemusik spielt. Der Ort paßt zu mir, er ist gut zu gebrochenen Männern, wie ich einer bin. Ich schwieg. Die Schatten wurden tiefer, der Abend kam. Du wolltest noch viel mehr wissen, konntest deine Fragen aber nicht einfach heraussprudeln, dafür warst du viel zu zurückhaltend, oder zu wohlerzogen. Also mühtest du dich, einen Weg zu finden, und obwohl es mehrere Eröffnungszüge gab, die sich angeboten hätten, hatte dieses Taktieren für dich etwas Geschmackloses, und so entschiedest du dich schließlich für schlichte Offenheit. »Waren Sie«, sagtest du, »ihr Liebhaber?«

War ich ihr Liebhaber? Was sollte ich dir darauf antworten? Du warst schließlich ihr Sohn, und ich hatte plötzlich das Gefühl, daß dies ein Augenblick war, der höchstes Feingefühl erforderte, und daß das, was ich als nächstes sagen würde, das Wesen und den Verlauf unserer Beziehung grundlegend beeinflussen würde. Sollte ich die Wahrheit sagen und vielleicht – was? – hervorrufen? Den Zorn des Kindes, das seine Familie auseinandergerissen sieht und den Eindringling verantwortlich macht? Aber wenn ich dich belog oder die Konturen der Geschichte sonstwie verwischte, wäre das nicht noch schlimmer? Würde ich dadurch nicht jede Chance verwirken, dein Vertrauen zu gewinnen? Und ich wollte dein Vertrauen, denn ich wollte dich über sie sprechen hören, so wie du mich über sie sprechen hören wolltest; wir wollten dasselbe, obwohl es Zeit brauchen würde, bevor wir uns dies eingestehen konnten, daher unsere Befangenheit. Aber es gab auch noch einen anderen Grund, da war diese unheimliche Ähnlichkeit, die du mit ihr hattest und die mir, bei dieser ersten Unterhaltung, das leise gespenstische Gefühl gab, daß, wenn ich meiner Phantasie freien Lauf ließe, *sie* es wäre, die mit mir in diesem dämmrigen Zimmer saß – und als du gegangen warst und es dunkel wurde (ich blieb stundenlang im Sprechzimmer sitzen), hätte ich tatsächlich schwören können, daß sie da gewesen war, irgendwie klang dieselbe Aura nach, die ich aus der Jubilee Road kannte. Und so war es die Vorstellung, daß ich, durch dich, noch einmal einen Hauch von ihr erblicken könnte, die mich so verzweifelt fürchten ließ, daß du, solltest ich das Falsche sagen, verschwinden und mich doppelt beraubt zurücklassen würdest. »Ich habe Ihre Mutter geliebt«, sagte ich. »Sie war die faszinierendste Frau, die ich je kannte.« (Ich sagte nicht, daß ich sie immer noch liebe.) Du nicktest. Du schienst damit zufrieden zu sein. Es schien genug zu sein, für den Augenblick.

Dann sprachen wir über weniger schwerwiegende Dinge, und ich war froh darüber, denn es gab uns die Möglichkeit, unbefangener miteinander umzugehen. Wir sprachen über den

Krieg, und ich weiß noch, daß du an einem bestimmten Punkt sagtest: »Ja, schon, aber wir scheinen doch immer alles zu gewinnen, oder?« Ich weiß noch, daß ich dachte, daß ein derart unbekümmerter Optimismus wahrscheinlich notwendig war, für einen Spitfire-Piloten. Leider kann ich ihn nicht teilen.

Nach ungefähr einer halben Stunde erhobst du dich, um zu gehen, und ich begleitete dich zur Tür. Auf der Treppe vor dem Haus bliebst du stehen, und dann, anscheinend einem Impuls folgend, drehtest du dich noch einmal um und sagtest: »Darf ich einmal wiederkommen, um Sie zu besuchen?«

»Aber natürlich«, sagte ich – eine Welle der Freude und der Erleichterung. »Sie sind mir immer willkommen.« Ein schnelles Nicken des Dankes, dann gingst du die Auffahrt hinunter, eine kleine, wendige Gestalt in schmucker blauer Uniform, und ich sah dir nach, bis du die Straße erreicht hattest und meinem Blick entzogen wurdest. Ich blieb noch einen Augenblick stehen. Die Dämmerung brach herein, und die Stare, die sich in den Bäumen an der Mauer am Ende der Auffahrt versammelt hatten, stimmten ihren Abendgesang an. Ich trat von der Veranda und ging ein kleines Stück die Auffahrt hinunter, dann drehte ich mich um und betrachtete Elgin vor dem Hintergrund des Abendlichts.

Ich hatte das Haus im Herbst 1938 gekauft, als unsere Affäre schon ein paar Monate zu Ende und die Sudetenkrise auf ihrem Höhepunkt war. Mir ging es damals sehr schlecht, so schlecht, wie es einem nur gehen kann, ich war festgefahren und deprimiert, ich hatte große körperliche Schmerzen und das Gefühl, die ganze Welt sei ein Zerrspiegel, in dem ich nur mein eigenes Spiegelbild erblickte: das unaufhaltsame Treiben in einen Krieg hinein – nur ein Echo meines eigenen, unmittelbar bevorstehenden Zerfalls. Elgin veränderte all das. Es machte mich wieder handlungsfähig. Ich weiß noch, daß ich am Ende der Auffahrt stand, als ich das Haus jenes erste Mal sah, und ich blickte mit aufkeimendem Staunen auf seine spitzgiebeligen Dächer, seine hohen Schornsteine, seine vielen Fenster, alle hoch und schmal, mit Lanzettenbögen und schmalen, bleigefaßten Scheiben. Das Mauerwerk war streifig vor Salz, und was an Farbe übrig war, blätterte allenthalben ab und gab verwittertes, rissiges Holz frei. Vor dem Haus wuchs das Gras kniehoch, die Hecke war ungeschnitten und die Blumenbeete von Unkraut überwuchert, so daß dem Ganzen eine Aura der Vernachlässigung, fast der Hinfälligkeit, anhaftete, aber nichts davon konnte die Wirkung, die es auf mich hatte, auch nur für einen Augenblick schmälern: das Haus hatte etwas Monumentales, etwas Massives, aber gleichzeitig strebte es *empor* – die Bögen, die Giebel, das steile Schieferdach und die schmalen Schornsteine – sie zogen das Auge nach oben und entfachten dabei in mir ein wahres *Auflodern* von Ideen und Gefühlen. Oh, es war ein romantisches Haus, ein durch und durch romantisches Haus, es suggerierte keine Ruhe, dieses Haus, nein, es suggerierte die Rastlosigkeit eines wilden, unbeständigen Herzens; und diese eindringliche Wirkung wurde durch seine Lage unermeßlich gesteigert. Denn Elgin stand am Rand einer Steilwand, die gute dreißig Meter tief auf schwarze Felsen und eine tosende See abfiel.

Schwarze Felsen und eine tosende See . . . Wie viele Stunden habe ich in Elgin damit verbracht, von deiner Mutter zu träumen? Oft schien es mir, als sei ihr Geist mehr im Besitz des Hauses als ich, als hätte ich es mit ihrer Erinnerung gefüllt wie mit einem Spuk. Das hatte ich tatsächlich – ein Museum der Nostalgie, das ist es, was ich aus Elgin machte, obwohl ich damals glaubte, daß es mir helfen würde, zu vergessen. Als ob das Herz je vergessen könnte. Aber das hatte ich im Sinn, als ich mich an jenem ersten Tag langsam und mühevoll über die Auffahrt zur Vorderveranda schleppte, deren Dach so steil und spitz war wie die restlichen Dächer Elgins, und an die Tür klopfte. Stille. Ich klopfte noch einmal (das habe ich dir nie erzählt), und die Tür öffnete sich mit einem hörbaren Ächzen und dem Kreischen ungeölter Scharniere und verquollener Hölzer und gab den Blick frei auf einen alten Mann in Filzpantoffeln und Morgenmantel, der aus dem Schatten ins Licht des Tages blinzelte. Sein Schädel war totenbleich und fast völlig haarlos, und er sah mich mit trüben Augen an, während er mit zitternden Fingern eine Zigarette an seine blutleeren Lippen führte. Es war Peter Martin. »Ja?« flüsterte er. Ich stellte mich vor und erinnerte ihn daran, daß wir verabredet waren. Er schien ein wenig erstaunt, führte mich aber dennoch in sein Sprechzimmer. »Und? Wo liegt das Problem, Dr. Haggard?« fragte er.

Das Sprechzimmer war das erste Zimmer, das von der dunkel getäfelten Diele im vorderen Teil des Hauses abging; ein Flur führte in die hinteren Bereiche und eine geschnitzte Treppe hinauf in die oberen Stockwerke. Ich fühlte mich an die Arztpraxis erinnert, in die mein Vater mich immer brachte, wenn ich als Junge krank war – der Untersuchungstisch, die Glasschränke mit Verbandszeug und Medikamenten, der Wandschirm, hinter dem die Patienten sich auszogen – mein lieber Junge, du selbst hast dich hinter diesem Wandschirm ausgezogen! Und wie in der Arztpraxis meiner Kindheit gab es auch hier zwei Türen, von denen die eine in die Diele und den privaten Teil des Hauses führte und die andere ins Wartezimmer.

Armer alter Kerl. Ich merkte sofort, daß er unsere Verabredung vergessen hatte und mich für einen Patienten hielt – eine nicht unberechtigte Annahme in Anbetracht meines Humpelns, meines Stocks und meiner allgemeinen körperlichen Verfassung. Ich korrigierte seinen Irrtum, und er führte mich durchs Haus: es war, als hätte ich das Haus betreten, in dem ich geboren worden war. Die Möbel waren mit schwerem Samt bezogen, die Kaminsimse mit Zierat und Uhren vollgestellt, schwere Spitzenvorhänge hingen an allen Fenstern. Während wir von Zimmer zu Zimmer gingen, erzählte er mir von Mrs. Gregor und sagte, er nehme an, ich würde sie behalten wollen. In den oberen Stockwerken waren mehrere der Schlafzimmer verschlossen, die Möbel mit Tüchern verhängt, Spinnweben in allen Ecken, und in diesem Augenblick fing ich an, mir auszumalen, wie alles sein würde, sobald ich mich eingerichtet hatte. »Ich habe den Garten ziemlich vernachlässigt«, sagte er, als wir am Fenster des Treppenabsatzes zum zweiten Stock stehenblieben, von dem aus man nach hinten hinaus auf einen Dschungel aus Unkraut und Gestrüpp, weitere überwucherte Blumenbeete und dahinter auf das Meer blickte. »Aber ich bin überzeugt, Sie werden das alles in die Hand nehmen.«

»Gewiß«, sagte ich. Oh, die Blumenbeete und alles andere interessierten mich nicht – ich wollte einzig und allein das Haus! Ich stellte ihm ein paar Fragen über die Praxis, welche Art von Einkommen man daraus erwarten durfte, Belegrechte im Krankenhaus, die Patienten. Größtenteils alte Leute, sagte er.

»Also ein gut Teil Krebs?«

»Ein gut Teil.«

Dann fragte ich ihn, was er dafür haben wolle, Elgin eingeschlossen. »Hat Hugh Fig Ihnen das denn nicht gesagt?« murmelte er.

»Nein.«

Wir saßen in alten, weißen Korbstühlen hinter dem Haus und unterhielten uns über Medizin, zwei Ärzte, die sich einen Drink genehmigten. Er erzählte mir ein paar Geschichten aus seiner Praxis, seltsame kleine Geschichten, die gewöhnlich mit den Worten endeten: »Hab ihn leider verloren, nichts, was ich hätte tun können.« Ich konnte meine Aufregung nur mit Mühe unterdrücken. Ich erfuhr, daß dies eine Gemeinde der Gebrechlichen und Alten war, die ans Meer gekommen waren, um zu sterben, und während der alte Mann sich über einen häßlichen Fall von rheumatischem Fieber ausließ, den er im letzten Winter behandelt hatte, begriff ich, daß die Kranken des Bezirks vierzig Jahre lang bei ihm den Trost und die moralische Unterstützung gesucht hatten, die ein Arzt spenden muß, wenn all seine technischen Möglichkeiten ausgeschöpft sind. Dies ist nicht die Wissenschaft der Medizin, es ist ihre Kunst, und genau das sagte ich zu Peter Martin. Er drehte sich in seinem Sessel zu mir um und sah mich mit seinen müden, alten Augen prüfend an. »Haben Sie Familie, Dr. Haggard?« fragte er.

»Nein.« Mein Vater starb während meines Studiums, meine Mutter, als ich noch ein Kind war.

»Verheiratet?«

»Nein.«

»Ah.« Er lehnte sich wieder zurück. »Jedenfalls«, sagte er und beendete damit seine Erzählung von den vernarbten Herzklappen, »hab ich sie verloren. Hatte nie viel Freude an rheumatischem Fieber.«

Als es an der Zeit war, mich zu verabschieden, hatten wir immer noch nicht über Geld gesprochen, oder auch nur darüber, ob er überhaupt bereit war, an mich zu verkaufen, obwohl ich glaubte, daß er es war. »Oh, sprechen Sie mit Hugh Fig«, sagte er, als mein Taxi am Ende der Auffahrt auftauchte. »Ich bin sicher, er wird in der Lage sein, alles zu regeln.«

Ich bedankte mich herzlich bei ihm.

»Keine Ursache, Doktor«, sagte er. »Bin selbst einfach zu alt dafür. Die Frau ist mir vor zehn Jahren gestorben, und seitdem habe ich den Sinn einfach nicht mehr so richtig sehen können.« Er ging ins Haus zurück und machte die Tür hinter sich zu.

Hugh Fig war in der Tat in der Lage, alles zu regeln, und wir gelangten schnell zu einer Einigung. Meine Stimmung blieb überschwenglich. Ich lernte Mrs. Gregor kennen und sah mir das Haus noch einmal an, dieses Mal in dem sicheren Wissen, daß es mir gehörte. Ich konnte jetzt ganz nüchtern darüber nachdenken, wo ich schlafen würde, wo ich lesen würde, und ich stellte mir die späten Abende in Elgin vor, diese stillen Stunden, die ich, ein Buch im Schoß, damit verbringen würde, Musik zu hören – wie angenehm all das sein würde in diesem großen, stillen Haus! Ich stellte mir auch vor, wie meine Bilder an der Wand hängen würden, wo meine Bücher stehen würden und so weiter und so weiter – es ist ein glückliches Unterfangen, sich sozusagen selbst in eine saubere, leere Tafel einzuritzen. Elgin, so beschloß ich, würde der Ausdruck meines Ichs werden, oder vielmehr des Ichs, das ich hier wiederherstellen würde; denn ich war zerschmettert worden, ich war an Körper und Geist gebrochen worden, und ich brauchte einen Zufluchtsort, an dem ich wieder gesunden konnte.

Schließlich einigten wir uns auf ein Datum, an dem das Haus geräumt sein würde, und ich organisierte den Transport meiner Sachen nach Griffin Head. Es kam ein Tag im frühen Herbst, an dem ich in meinem Zimmer in der Jubilee Road stand und es zum letzten Mal betrachtete, dieses Zimmer, das so viele Freude gekannt hatte, und dann so viel Schmerz. Alle Bücher fort, keine Bilder mehr an den Wänden. Ein einziger Koffer stand neben der Tür, und daran gelehnt mein Stock, der Stock eines Krüppels. Ein letzter, leiser Stich des Verlustes, hastig unterdrückt, dann ging ich. Ich wurde allmählich zu einem Experten im Unterdrücken von Verlustgefühlen. Am Fuß der Treppe verabschiedete ich mich von Desmond Kelly und gab ihm einen Fünfer. Er bedankte sich herzlich. »Sie werden doch wiederkommen und uns besuchen, nicht wahr, Doktor?« sagte er.

»Oh, das bezweifle ich«, sagte ich. »Ich bezweifle sehr, daß ich zurückkommen werde.«

Ich traf am späten Nachmittag in Elgin ein. Es gab immer noch viel zu tun: meine Kisten waren ungeöffnet, meine Bücher nicht in den Regalen untergebracht, meine Bilder nicht aufgehängt. All das konnte warten. Ich hinkte durch das leere Haus und dann durch die Hintertür nach draußen. Es lief eine schwere See, und die Sonne hatte ihren Abstieg zum Horizont begonnen. Ich bahnte mir einen Weg den Gartenpfad hinunter, wobei ich mit meinem Stock das Unkraut beiseite schlug, ging durch das Tor in der Hecke, die den Garten abschloß, und weiter über den kurzen Pfad zum Rand der Steilwand, wo eine wackelige hölzerne Treppe einen steilen und gefährlichen Abstieg zu dem schmalen Kiesstrand weiter unten bot. Die Flut lief ein; sie schäumte und toste um die schwarzen Felsen am Fuß der Steilwand und zog sich dann mit einem zischenden Geräusch wieder zurück, Fetzen von Seetang und Treibholz und andere salzige Hinterlassenschaften mit sich nehmend. Ein heftiger Wind wehte, der sich auf meinem Gesicht und in meinem Haar frisch und salzig anfühlte und die Schreie der Möwen vom Pier mit sich trug, das durch eine etwa hundert Meter entfernt vorspringende Felsnase meinem Blick entzogen wurde. Ich blieb stehen, atmete die gute Seeluft ein und schwelgte immer noch in einem intensiven Gefühl des Wohlbefindens.

Nach ein paar Minuten beschloß ich, den Abstieg über die hölzerne Treppe zum Strand zu wagen. Ich umklammerte das Geländer und machte den ersten Schritt nach unten, aber schon ließ ein heftiger Stich von Spike mich vor Schmerzen aufstöhnen, und ich gab mein Vorhaben wieder auf und trat statt dessen unter nicht geringen Beschwerden den Rückweg zum Haus und dann ins Sprechzimmer an. Dort zog ich meine Jacke aus, öffnete meinen Manschettenknopf und traf Vorkehrungen, den Schmerz zu lindern; einen Augenblick später kam das vertraute Glühen sich ausbreitenden Friedens, und Spike verblaßte.

Sie war ein seltsames, fast unirdisches Abenteuer, jene erste Nacht in Elgin. Der Himmel war klar, der Mond hing niedrig über dem Meer und goß gelbes Licht über die kaum wogende Wasserfläche. Ich stand in meinem Schlafzimmer im ersten Stock, das nach hinten hinausging, am Fenster, das Licht ausgeschaltet, und sah viele Minuten lang zum Horizont hinüber. Das Morphium hatte Spike zum Schweigen gebracht, hatte seine Qual durch jene allumfassende, lebendige Wärme ersetzt, die mich auf irgendeine Weise immer zu besänftigen schien und mich befähigte, meine Sinne zu konzentrieren, die sich schnell auf die unzähligen, winzigen Geräusche einstimmten, die mich am äußersten Rand der Wahrnehmbarkeit überall umgaben, das Knarren und Wispern, Seufzen und Säuseln des Gebälks und der Rohrleitungen eines alten Hauses. Und dann auf einmal hatte ich das Gefühl, daß Elgin anfing zu atmen – es war ein seltsames Gefühl, unheimlich, aber auch merkwürdig erregend, das Gefühl, daß etwas Altes, etwas Massives, das jahrelang reglos geschlafen hatte, jetzt geweckt wurde und ins Leben zurückschlurfte. Ich hinkte in einem Zustand beträchtlicher Erregung von Zimmer zu Zimmer, denn ich glaubte, verstehst du, daß ich es war, Edward Haggard, der den Funken geliefert hatte, der den Rahmen, in dem ich mich bewegte, wiederbelebte!

Erst als es schon fast hell war, hatte ich das Gefühl, schlafen zu können. Ich war durch den Garten zur Steilwand zurückgegangen, obwohl ich dieses Mal nicht versuchte, nach unten zu gelangen. Ich beobachtete, wie das Meer sich gegen die Felsen warf, die im Mondlicht naß glänzten und von knolligem, schwärzlich schimmerndem Seetang überzogen waren. Dann drehte ich mich um und betrachtete Elgin zum ersten Mal bei Nacht von hinten – wieder dieses Gefühl einer hoch emporstrebenden Masse, dieses Emporschwingen der Struktur, hinauf in die spitz zulaufenden Giebel und die hohen, schmalen

Schornsteine, während ein Mondstrahl über die Schiefer glitt – ich hatte alle Lichter angelassen, und das Haus hob sich hell wie ein Leuchtfeuer vor dem Nachthimmel ab. Ein Leuchtfeuer: viel zu lange war ich ein Schiff gewesen, das hilflos auf einer dunklen, leeren See trieb, und *sie* der einzige Stern, an den ich mich halten konnte.

Ach, wo anfangen? Lieber James, die wenigen, kurzen Wochen, die wir hatten – die Erinnerung besitzt die Fähigkeit, ihr Material mit derart bemerkenswerter Geschwindigkeit abrufen zu können – eine Tragödie in der Dauer eines Lidschlags, ein ganzes Leben bei einer Flasche Gin. Und in diesen letzten, wenigen Sekunden – all dies: meine Beziehung zu deiner Mutter; ihr Ende; das Nachspiel; du – und dann, vielleicht am seltsamsten von allem, was geschah, nachdem wir uns kennengelernt hatten, meine Versuche, dir zu helfen – das alles ist mir *in diesem Augenblick* aufs lebhafteste gegenwärtig. Das Morphium hilft, das Morphium regt die Erinnerung an, enthüllt dem inneren Auge großartige Szenerien der Erfahrung, des gelebten Lebens, des gefühlten Lebens, alles in einem einzigen Augenblick, präzise bis ins letzte Detail. Du wärst überrascht, wenn ich dir sagte, wie sehr ich mich auf unser nächstes Treffen freute. Oder vielleicht wärst du es auch nicht – ich weiß ja, wieviel dir selbst daran gelegen war, über deine Mutter zu sprechen, denn was wir bei unserer ersten Begegnung zustande gebracht hatten, war nur eine Eröffnung des Themas gewesen, ein Brechen des Eises, nicht mehr. Es genügte, daß du an jenem Samstag erfahren hattest, daß ich sie geliebt hatte. Der Rest würde später kommen. Was mich selbst anging, so spürte ich, daß ich es dir überlassen mußte zu bestimmen, wie schnell sich unsere Vertrautheit entwickeln sollte. Du warst der Jüngere, deiner selbst weniger sicher auf dem spannungsgeladenen, emotionalen Territorium, das zu erforschen wir uns anschickten – Forscher, genau das waren wir, zu Beginn unserer Reise, und du, so beschloß ich, solltest das Tempo bestimmen. Du solltest, zumindest am Anfang, führen.

Ein paar Tage später riefst du an. Mrs. Gregor war gerade mit dem Frühjahrsputz beschäftigt, wie ich mich erinnere, denn nachdem ich mit dir gesprochen hatte, verließ ich Elgin, um meine nachmittäglichen Hausbesuche zu machen, und als ich in den Wagen stieg, sah ich, wie sie in einem der oberen Schlafzimmer, die den ganzen Winter über verschlossen gewesen waren, ein Fenster aufstieß, und diese Geste war eine genaue Entsprechung dessen, was ich in diesem Augenblick empfand: mein Herz war ein muffiges Zimmer, das lange verschlossen gewesen war, aber jetzt wehte gute, saubere, klare Luft herein.

Du kamst am selben Abend nach dem Essen vorbei. Du warst zurückhaltend, aber es war nicht die Zurückhaltung eines schwachen oder unsicheren Charakters, weit davon entfernt. Ich hatte vielmehr das Gefühl, daß unter der Oberfläche dein Charakter voll ausgebildet war. Ich spürte Autorität, ja, und Hoffnung, und einen stillen Mut – alles Dinge, die ich selbst, seit Spike, verloren habe. Und obwohl du oft schwiegst und leicht rot wurdest, lag doch Sicherheit in der Art, wie du durch ein Zimmer gingst, der Art, wie du auf einem Stuhl saßest, und vor allem der Art, wie du über das sprachst, was dir am vertrautesten war, das Fliegen. Aber gleichzeitig warst du so *jung*! Mit deinem widerspenstigen schwarzen Haar, deinen klaren, brennenden Augen, deiner weißen Haut, deinen roten Lippen, der zarten, klaren Knochenstruktur deines kleinen, dunklen Kopfes – warst du in vieler Hinsicht immer noch ein Junge. Ich führte dich nicht ins Sprechzimmer, sondern nach oben in mein Arbeitszimmer, und dort nahmst du nach dem beiläufigen Blick des Fliegers auf den Himmel (der Abend ging schnell in die Nacht über) in einem Sessel Platz und strichst den Stoff deiner Uniformhose glatt, während ich dir ein Glas Bier einschenkte. »Was gibt's Neues?« murmelte ich. Ich stand mit dem Rücken zu dir vor dem Getränketablett auf dem Tisch neben der Tür; ein Blick über meine Schulter zeigte mir, daß du die Achseln zucktest. »Nichts Besonderes«, sagtest du mit gerunzelter Stirn und schnipptest ein Staubkorn von deinem Knie.

Später sollte ich lernen, was sie bedeuteten, diese gerunzelte Stirn, diese knappe, abweisende Antwort: sie bedeuteten, daß die Staffel einen Piloten verloren hatte. In jenen ersten Monaten des Krieges waren derartige Verluste noch etwas Neues, aber trotzdem nichts, dessentwegen auch nur einer von euch viel Aufhebens gemacht hätte. »Armer alter Johnny«, sagtet ihr vielleicht. »Den hat's erwischt, den armen Kerl« – und das war alles. Wahrscheinlich konntet ihr euch einfach keine größeren Gefühlsbezeugungen leisten – ein Mann, der permanent trauert, ist im Cockpit einer Spitfire zu nicht viel zu gebrauchen, das ist mir klar.

Also setzte ich mich, beobachtete dich einen Augenblick und stellte dir dann die Frage, die mich seit deinem ersten Auftauchen in meinem Sprechzimmer beschäftigt hatte. »James«, sagte ich, wobei ich mit einer Zigarette herumhantierte, um meiner Frage ein wenig von ihrem Gewicht zu nehmen – »weshalb sind Sie hierhergekommen?«

»Nach Elgin, meinen Sie?«

Ich nickte.

Du zogst deine feingezeichneten, dunklen Augenbrauen zu einem leisen Runzeln zusammen – wie oft hatte ich *sie* auf genau dieselbe Art und Weise die Stirn runzeln sehen! – und wandtest für ein oder zwei Sekunden den Kopf ab, um aus dem Fenster am anderen Ende des Zimmers zu blicken. »Sie haben meine Mutter geliebt«, sagtest du.

Wieder nickte ich.

»Und Sie kannten meinen Vater.«

»Ja.«

»Ich stand ihm nie sehr nahe«, sagtest du – oh, das wunderte mich nicht! –, und dann stocktest du; das hier war nicht leicht für dich.

»Sprechen Sie weiter«, murmelte ich.

»Meine Mutter hat mir gegenüber nie ein Hehl daraus gemacht, daß sie nicht glücklich war.«

All das war mir bekannt.

»Manchmal hörte ich die beiden streiten. Ich hörte Ihren Namen. Ich fragte sie, wer Sie seien, aber sie wollte es mir nicht sagen.«

Ich konnte mir die Szene gut vorstellen – ich konnte sehen, wie sie das Zimmer durchquerte, dein besorgtes Gesicht in ihre Hände nahm und sagte: »Weißt du, Liebling, das darfst du mich nicht fragen« – genau dieselben Worte hatte sie auch zu mir gesagt!

»Dann wurde sie krank, und ich hatte das Gefühl, das alles hänge irgendwie zusammen. Mit meinem Vater konnte ich nicht darüber reden.« Eine weitere Pause. »Es tut mir leid, Doktor, ich weiß selbst nicht, was ich eigentlich sagen will. Wahrscheinlich habe ich einfach nur das Gefühl, daß sie gegangen ist, ohne mir auf Wiedersehen zu sagen – klingt das absurd?«

Die Art, wie du mich in diesem Augenblick ansahst, mit quälender Ratlosigkeit, aber gleichzeitig auch entschlossen, furchtlos – du wolltest verstehen, selbst auf die Gefahr hin, wie ein Narr dazustehen, selbst auf die Gefahr hin, daß es weh tun würde. Du warst ohne Arg, das war es, was mich bezauberte und rührte, und ich wußte, daß es meine Verantwortung war, diese Ungewißheit zu beheben, dieses Gefühl, daß etwas unvollendet geblieben war.

»Ich bin erst seit ein paar Wochen bei der Staffel«, sagtest du. »Ich habe nur durch einen Zufall erfahren, daß ein Dr. Haggard hier unten praktiziert. Ein Glückstreffer, was?«

Du lächeltest – James, es war *ihr* Lächeln!

»Und was für einer«, sagte ich. »Aber sagen Sie, was meinen Sie mit ›zusammenhängen‹? Womit hing ihre Krankheit zusammen?«

Schweigen. »Ich weiß es nicht«, sagtest du dann. »Mit der Atmosphäre zu Hause. Mit den Streitereien. Damit, daß mein Vater die ganze Zeit so zornig war. Es kam mir vor, als würde sie bestraft.«

Ich fing an zu verstehen. »Krankheit ist keine Form der Bestrafung«, sagte ich sanft. »Sie ist kein Ausdruck moralischen Versagens.«

»Oh, ich weiß.«

Ein Seufzen, und es zerriß mir das Herz, dieses Seufzen, es enthielt soviel Kummer. »Ich weiß«, sagtest du. »Weshalb fühle ich mich dann trotzdem so gräßlich?«

Ich konnte mir denken, weshalb du dich so gräßlich fühltest, sagte aber nichts. Ich würde, das erkannte ich, mit viel Takt und Feingefühl vorgehen müssen. Es war an der Zeit, so beschloß ich, dir zu geben, was dein Vater dir niemals geben konnte, ein Gefühl für die Hintergründe der Geschichte.

Wie bereits gesagt, lebte ich damals in einer kleinen Wohnung in einem großen Haus etwa eine Meile vom Krankenhaus entfernt, in der Jubilee Road, einer dieser langen, trostlosen Nord-Londoner Straßen mit ihren hohen, dunklen Häusern, deren vorhanglose, unbeleuchtete Fenster in der Abenddämmerung den Eindruck erwecken, sie seien innen hohl und voller Gespenster. Die Haustür, zu der hinter einem hohen, spitzen Eisenzaun vier oder fünf Stufen hinaufführten, hatte eine Buntglasscheibe und öffnete sich in eine dunkle Eingangshalle, die von einer katafalkähnlichen Anrichte beherrscht wurde. Am Ende dieser Eingangshalle führte eine Treppe mit einem abgetretenen Läufer ins Halbdunkel der oberen Regionen. Ich bewohnte ein großes, hohes Zimmer im zweiten Stock, das auf die Straße hinausging und einen Kamin mit einem marmornen Sims und einem großen Spiegel darüber hatte. Auf den Regalen drängten sich medizinische Fachbücher und Gedichtbände, und auf der verblaßten Blümchentapete hingen hier und da Landschaften und Sonnenuntergänge, die ich schon als Student gesammelt hatte. Dazu kamen zwei Sessel, die ich vor den Kamin gezogen hatte, und der Tisch, an dem ich arbeitete. Außerdem gab es noch ein kleines Schlafzimmer, das von einem riesigen, alten, quietschenden Bett fast vollständig ausgefüllt wurde; das Badezimmer lag am anderen Ende des Flurs, ich teilte es mir mit den anderen Bewohnern des Stockwerks, die ich nur selten sah, da ich zu so ungewöhnlichen Zeiten arbeitete.

Vermutlich war ich eine seltsame Erscheinung für einen chirurgischen Assistenzarzt. Mein Vater war der Pfarrer einer kleinen Gemeinde in Dorset gewesen, und von mir wurde erwartet, daß auch ich eine kirchliche Laufbahn einschlagen würde. Ich hatte alles, was man für eine gewisse Art von Priester brauchte – ich war ein Einzelgänger, interessierte mich sehr für alles Metaphysische und besaß eine leidenschaftliche Liebe für Gedichte –, und hätte, wenn ich mich für diesen Weg entschieden hätte, eines Tages ganz gewiß meine eigene kleine Herde geleitet. Aber gerade um einen Ausgleich zu dem zu schaffen, was ich für die eher unpraktischen Seiten meines Charakters hielt, und um in der Welt etwas *wirklich* Gutes zu tun, beschloß ich, statt dessen in die Medizin zu gehen. Ich hatte mein Studium in Oxford abgeschlossen und war dann für die Zeit, die ich an meinem Doktor arbeitete, dem St. Basil's zugeteilt worden. Ich hatte sechsunddreißig von achtundvierzig Stunden Bereitschaftsdienst, was bedeutete, daß ich oft die ganze Nacht mit Neuaufnahmen beschäftigt war und anschließend bis spät in den Nachmittag hinein im Operationssaal assistieren mußte. Ich will nicht so tun, als sei ich glücklich gewesen. Allmählich ging mir auf, daß ich vielleicht doch nicht zum Chirurgen geschaffen war, und ich hatte allen Grund zu der Annahme, daß mein Chef, Vincent Cushing, dem ich seit Anfang August zugeteilt war, zur selben Schlußfolgerung gelangte.

Er war ein harter, grausamer Mensch, hast du ihn je kennengelernt? Er war wie dein Vater. Er hatte keinerlei Verständnis für Menschen, die nicht so geschickt waren wie er selbst, und er behandelte die Chirurgie wie einen Zweig der Mechanik, das war es, was es so schwierig machte, für ihn zu arbeiten. Der Operationssaal lag im dritten Stock am Ende eines weißgekachelten Korridors, hinter einer Schwingtür, die in einen Waschraum führte, in dem wir uns vor Operationen die Hände wuschen, was drei Minuten Schrubben mit einer harten Bürste bedeutete und die Handrücken, die Handflächen, die Zwischenräume zwischen den Fingern und den halben Arm bis hinauf zum Ellbogen umfassen mußte, und hinterher war meine Haut immer wund und rissig. Ich hatte nie Probleme bei einfachen Operationen, bei denen ich einer von zwei oder drei beteiligten Ärzten war und gleich neben der Operationswunde stehen und alles, was vor sich ging, deutlich sehen konnte, es machte mir sogar Spaß, Gallensteine herauszunehmen, diese Art von Chirurgie. Was ich verabscheute, waren die komplizierten Prozeduren, bei denen fünf oder sechs Ärzte dabei waren und ich die diffizile Aufgabe hatte, die Wundhaken zu halten, die die Bauchwand zurückzogen, damit der Chirurg ins Innere des Körpers gelangen konnte.

Eines Morgens, nachdem ich die ganze Nacht in der Notaufnahme gearbeitet hatte, war ich zum Umfallen müde, mußte aber trotzdem assistieren, während Cushing operierte. Obwohl ich nur eine Armeslänge von der Operationswunde entfernt war, versperrte mir eine Wand aus weißgekleideten Rücken, die sich über den Patienten beugten, der unter zwei großen, starken, runden Lampen auf dem Tisch lag, die Sicht. Es war eine große Operation, im Operationssaal war es heiß, die Atmosphäre war angespannt, und nach etwa einer Stunde oder so wurde plötzlich alles um mich herum milchig – ich nehme an, ich muß kurz eingenickt sein. Plötzlich war ein lautes Klopfen zu hören. »Mehr Retraktion!« bellte Cushing, und ich wurde abrupt ins Hier und Jetzt zurückgerissen. Ich gab ihm mehr Retraktion. »Zu viel«, brüllte er. »Wer ist das? Haggard? Wachen Sie gefälligst auf, Mann!« Der Patient stand unter Spinalanästhesie, und Cushing versuchte, eine Blutung tief im Inneren der Bauchhöhle zu finden. »Ziehen Sie den verdammten Haken!« rief er. »Ich kann ja nicht sehen, was ich tue. Nein nein nein nein nein, jetzt ziehen Sie wieder zu fest, Sie zerreißen ihm ja noch die Milz. Guter Gott, was für Idioten die einem heutzutage schikken!« Mein Gesicht hinter der Maske brannte vor Demütigung; gleichgültige Augen sahen mich aus anderen weißmaskierten Gesichtern an. Ich federte ein wenig in den Knien, atmete ein paarmal tief durch und trat mir mit dem rechten auf den linken Fuß, um meinen Gefäßtonus so weit zu stimulieren, daß ich aufrecht stand und wach blieb; glücklicherweise gab es keine weiteren Pannen.

Hinterher, im Waschraum, sah Cushing mich mißbilligend an, während er sich die Hände abtrocknete. Er war ein untersetzter, ungeduldiger Mann, der beim Operieren Melodien aus den großen Opern vor sich hinpfiff. »Wo liegt das Problem, Doktor«, fragte er. »Nicht genug Schlaf?«

»Ehrlich gesagt, nein, Sir«, sagte ich und knöpfte meinen weißen Kittel zu, um auf meine Station zurückzugehen.

»Gewöhnen Sie sich lieber daran. Die Medizin verlangt nun einmal körperliche Ausdauer, oder überrascht Sie das?«

»Ich war mir dessen bewußt«, sagte ich. Verdammt noch mal, ich *war* schließlich die ganze Nacht auf den Beinen gewesen!

»Das sollten Sie auch, Doktor«, fauchte Cushing. »Sonst werden Sie sich nämlich nicht lange halten.«

»Wenn ich sehen könnte, was vor sich geht«, gab ich zurück, »könnte ich meine Arbeit auch korrekt machen.«

»Streiten Sie nicht mit mir herum, Dr. Haggard! Sie werden lernen müssen, tagelang ohne Schlaf auszukommen und trotzdem gute Arbeit zu leisten, ist das klar?«

»Ja, Sir.«

»Gut. Denn wenn nicht, werden Sie hier nicht überleben. Und lassen Sie sich die Haare schneiden, Doktor!« Damit warf er sein Handtuch hin und zog ab.

Am schlimmsten waren die Nächte. Völlig erschöpft nahm ich die Anamnese jedes Patienten auf, der zu uns kam, untersuchte ihn, nahm Blut ab, zählte die weißen und die roten Blutkörperchen, bestimmte das Hämoglobin, alles in dem muffigen Kabuff von Labor am Ende der Station, das nach Urin und Chemikalien stank. Über einen fleckigen, ramponierten Arbeitstisch gebeugt, machte ich den Bunsenbrenner an, der durch einen alten, rissigen Gummischlauch mit einem uralten Gashahn verbunden war, und brachte den Urin über der Flamme vorsichtig zum Kochen, bis eine Eiweißtrübung erfolgte. Reagenzgläser platzten in der Hitze, Urin spritzte, und dann, Tränen der Wut und der Frustration in den Augen, mußte ich neuen Urin in ein neues Röhrchen geben und noch einmal von vorn anfangen. Mein Rücken schmerzte von den vielen Stunden, die ich über ein Bett, eine Tragbahre, einen Operationstisch, einen Labortisch gebeugt verbrachte. Wenn mein Dienst dann endlich vorbei war, schleppte ich mich nach Hause in die Jubilee Road, fiel in mein Bett und schlief auf der Stelle ein, aber manchmal war ich auch zu erschöpft, um schlafen zu können, und lag statt dessen in der Dunkelheit und fragte mich, wozu das alles? Wozu all diese Schmerzen, all diese Krankheiten, was hat das alles für einen *Sinn*? Während dieser Zeit schien mir die Medizin ebenso vergeblich wie das Leben selbst. Denn wenn alle Anstrengungen, die man unternahm, angesichts einer ständig wachsenden Flut menschlichen Leidens nur ein Tropfen auf den heißen Stein waren, war es schwer, sich der Folgerung eines rein zufälligen, gottlosen Universums zu entziehen, in dem wir selbst, seine Bewohner, nichts weiter waren als Sensoren für Empfindungen, insbesondere Schmerz.

Kaum die günstigsten Umstände für eine Liebesgeschichte, selbst wenn mir der Gedanke daran gekommen wäre, was natürlich nicht der Fall war – ich arbeitete schließlich pausenlos, und was deine Mutter anging, so war sie eine verheiratete Frau, und nicht nur das, sondern verheiratet mit dem Chef der Pathologie und Mutter eines sechzehnjährigen Jungen! Aber wie das Schicksal es wollte, begegneten wir uns wenig später wieder, bei den Cushings; und wahrscheinlich könnte man sagen, daß alles dort seinen Anfang nahm.

Was hatte sie *getan*? – das war die Frage, die ich mir stellte, als ich in der Jubilee Road vor dem Spiegel in der Tür meines Schranks stand. Cushing hatte seine Assistenten zum Essen eingeladen, und wie es aussah, würden der Chef der Pathologie und seine Frau ebenfalls unter den Gästen sein. Ich hatte nicht weiter an die Frau von der Beerdigung gedacht, aber jetzt, wo die Aussicht bestand, sie tatsächlich wiederzusehen, durchlief mich tief in meinem Inneren ein solches Kribbeln der Erwartung, daß meine Hände feucht wurden und ich Probleme mit meinen Kragenknöpfen hatte. Ich hatte natürlich keine Ahnung, was passieren würde, woher auch – das alles lag noch schlummernd in mir, nicht mehr als eine dumpf empfundene Unruhe in den tieferen Regionen. Aber irgend etwas *war* da, ich wußte, daß irgend etwas war, und das Bild, wie sie das Kinn hob, als sie an jenem Nachmittag in der Kirche den Kopf drehte und meinem Blick begegnete und *lächelte* – das alles kehrte aufs lebhafteste zu mir zurück und weckte in mir ein intensives Gefühl, das zu definieren ich mich scheute.

Und so verließ ich um kurz nach halb acht in einem eleganten Abendanzug, einen weißen Seidenschal lässig um den Hals geschlungen, das Haus in der Jubilee Road und machte mich zu Fuß auf den Weg zu den Cushings. Es war ein feuchter, windiger Abend, und ich mußte meinen Regenschirm aufspannen. Das alles war natürlich vor Spike, und ich ging mit schnellen Schritten durch die langen, trübseligen Straßen mit ihren hohen, dunklen Häusern und den leeren, spukerfüllten Fenstern; ich war immer noch unruhig und seltsam erregt. Daphne Cushing hatte ich bereits kennengelernt. Sie hieß mich in der Eingangshalle herzlich willkommen. »Ich wußte, daß Sie genau im richtigen Augenblick kommen würden«, flüsterte sie, schob ihren Arm unter meinen und führte mich in den Salon. »Kommen Sie und trinken Sie einen Cocktail mit uns. Ich nehme an, Sie kennen alle. Heute abend sind nur Leute aus dem St. Basil's da.« Es war ein großes, hohes Zimmer mit dunklen Möbeln. Dunkle Vorhänge hingen vor den Fenstern. Im Kamin brannte ein Feuer, und lange, dünne Flammenzungen loderten aus der soliden Masse der Kohlen. »Ah, Haggard«, sagte Cushing, der in seinem Smoking wie eine kleine, polierte Kugel aussah, als er sich aus einer kleinen Gruppe von Ärzten und Ehefrauen, alle in Abendkleidung, löste. »Schön, daß Sie kommen konnten. Besorgt Ihnen schon jemand einen Drink?« Das Grammophon spielte Wagner.

Meine Augen suchten sie und fanden sie auf der Stelle. Sie erkannte mich natürlich. Sie trug ein Abendkleid aus austernfarbenem Satin, das schräg geschnitten war und sich wie ein Handschuh um ihre schmale Figur schmiegte. Als Daphne Cushing mich zu ihr führte, wandte sie sich von ihrem bisherigen Gesprächspartner ab. »Fanny, hast du Edward Haggard schon kennengelernt? Er ist Vincents neuer Assistent.«

»Nein«, sagte sie mit einer Stimme wie rauchiger Samt. »Ich glaube nicht, daß ich das Vergnügen bereits hatte.«

An jenem Abend, mein lieber James, eroberte deine Mutter mein Herz im Sturm – eroberte es ohne jede Mühe. In jenen ersten Augenblicken kann ich nicht sehr wortgewandt gewesen sein, das bin ich nie, wenn ich aufgeregt bin, ich neige dann dazu, mich eher förmlich zu geben, aber sie verstand. Einen Cocktail in der einen und eine Zigarette in der anderen Hand hob sie das Kinn und erkundigte sich voller Mutwillen, ob ich den Toten gegenüber immer so respektlos sei. Wie du bin auch ich ein eher kleiner Mann, und ich sah auf den ersten Blick, daß sie und ich bis auf ein paar Zentimeter fast gleich groß waren. Die ahnungslose Daphne Cushing entfernte sich, um sich um die Kanapees zu kümmern. »Ich glaube nicht, daß es ihm etwas ausgemacht hat«, sagte ich. Sie lächelte das Lächeln, an das ich mich so gut erinnerte, spitzbübisch und verschwörerisch, und drückte ihre Zigarette in einem großen, silbernen Standaschenbecher aus. Als sie sich vorbeugte, spielte das Licht des Kronleuchters über ihr Kleid, und was für eine wirklich schöne Frau sie war, dachte ich – schon jetzt war ich von ihr fasziniert, von der blassen, makellosen Haut, der schmalen, schlanken Gestalt in der glänzenden Hülle aus Satin. Ihr dunkles Haar war kurz geschnitten und schimmerte in sanften Wellen im Kerzenlicht. Sie beugte sich näher zu mir und flüsterte mir zu, daß wir bei Tisch nebeneinander sitzen würden. Ein sprunghafter Anstieg meines Blutdrucks, dann legte sie mir die Hand auf den Arm und sagte: »Und ich will mich weder über Medizin noch über das St. Basil's, noch über sonst etwas unterhalten, was auch nur im entferntesten damit zu tun hat.«

Zum ersten Mal bemerkte ich ihr Parfüm.

»Wir können über Kunst, Fußball, das Wetter oder was immer Sie wollen reden«, sagte sie. »Nur nicht über Medizin oder Krankenhäuser.«

Plötzlich fühlte ich mich in ihrer Gegenwart völlig ungezwungen. Sie fand das alles ebenso steif und langweilig wie ich. Eine stille Freude erfüllte mich. »Ich fürchte nur«, protestierte ich fröhlich, »daß ich in den letzten Wochen an kaum etwas anderes gedacht habe.«

»Dann müssen Sie jetzt damit anfangen. Sie sind doch kein kompletter Spießer.«

Ein paar Minuten später gingen wir ins Eßzimmer hinüber. Sie ging vor mir, ruhig und selbstsicher, die seidenen Träger ihres Kleides eng an die kleinen, perfekten Schulterblätter geschmiegt. Wir saßen tatsächlich nebeneinander, und das Gespräch bei Tisch drehte sich, genau wie sie es vorhergesagt hatte, tatsächlich um medizinische Themen. Aber deine Mutter erlaubte mir nicht, mich daran zu beteiligen, ich war, wie sie sagte, hier, um sie zu unterhalten! Sie erkundigte sich nach mir und erfuhr, daß ich mich auf meinen Doktor vorbereitete. »Und dann?« fragte sie. Wir waren bei der Suppe.

»Wahrscheinlich«, sagte ich, legte meinen Löffel ab und betupfte mir die Lippen mit der Serviette, »werde ich in die Allgemeinchirurgie gehen. Oder mich einem Leben des Vergnügens widmen.«

»Des Vergnügens?« fragte sie, bestrich ein Stück Brot sorgfältig mit Butter und ließ ihren Blick gedankenverloren über den Tisch schweifen. »Das sind aber eher die zwanziger Jahre.«

»Wie bitte?«

»Ich meine, ich hätte gedacht, Vergnügen sei in Anbetracht der augenblicklichen Zeit eine eher abgenutzte Idee, oder?« Sie drehte sich mit hochgezogenen Augenbrauen zu mir um und trank einen Schluck Wein.

Bei deiner Mutter mußte man oft schnell denken. Sie war schnell gelangweilt, sie liebte plötzliche Stimmungswechsel, das war ihre Art, Menschen auf die Probe zu stellen. Ich wußte natürlich, worauf sie hinauswollte, denn alle damaligen Unterhaltungen drehten sich um den Krieg. Ich war diesbezüglich nicht sonderlich optimistisch. Angesichts unseres überdehnten Empires und unserer maroden industriellen Produktion – was hatten wir da schon für eine Chance, einen Krieg gegen Deutschland zu gewinnen? Gegen das aufblühende, martialische, kühn regierte Deutschland? Genau das sagte ich und fügte dann hinzu: »Aber nennen Sie mir eine Idee, die nicht abgenutzt ist.«

Sie wandte den Blick ab, wie um über meine Frage nachzudenken. Das Stirnrunzeln blieb, ein feines, vertikales Zusammenziehen der weißen Haut ihrer Stirn.

»Leidenschaft«, sagte sie.

»Leidenschaft?« Damit war ich nicht sonderlich vertraut! »Ich hätte gedacht, daß wenigstens die Leidenschaft etwas mit Vergnügen zu tun hätte –«

»O nein«, sagte sie schnell. »Sie hat nicht das Geringste mit Vergnügen zu tun. Die Leidenschaft ist etwas sehr Ernstes. Ich weiß, Sie nehmen sie auf die leichte Schulter, aber eines Tages werden Sie lernen, was für eine Verantwortung sie ist. Sie ist das Beste, dessen wir fähig sind, wir zivilisierten menschlichen Wesen.«

Wir zivilisierten menschlichen Wesen. Wie seltsam es mir später vorkommen würde, mich an eine Zeit zu erinnern, bevor ich sie diese Worte sagen, dieses Ideal ausdrücken hörte – sie scheint jetzt eine merkwürdige Gewichtlosigkeit zu besitzen, diese Zeit, als sei jegliche Existenz vor deiner Mutter nur eine Art Dahintreiben gewesen, ein phantastischer, vergeistigter, kindlicher Zustand, der, ja, mit der Schwere der Verantwortung der Leidenschaft endete – aber das alles lag noch in der Zukunft. »Das Beste?« fragte ich.

»Was könnte es Besseres geben?«

»Aber Leidenschaft stirbt unweigerlich«, sagte ich.

»Gesprochen wie ein echter Mediziner«, sagte sie, als unsere Teller abgetragen wurden. »Für euch ist die Leidenschaft eine Krankheit. Sie verursacht Leiden, steigert sich zu einer Krise und stirbt.«

Dann wandte sie sich mir mit diesem mutwilligen Lächeln zu, beugte sich vor und legte die Hand auf meinen Arm. »Sagen Sie«, sagte sie mit leiser Stimme, die wieder wie Rauch und Samt klang, »sind Chirurgen eigentlich gute Liebhaber? Zu einschneidend, könnte ich mir denken.«

»Stellen Sie mich doch auf die Probe«, flüsterte ich zurück und bedauerte es auf der Stelle – ich hatte zuviel Wein getrunken! Ich war viel zu aufgeregt! Aber sie war nicht gekränkt, weit davon entfernt. Sie sah mich einen Augenblick lang an und brach dann in ein perlendes Lachen aus, das wie eine Glocke durch das ganze Zimmer klang. Es brachte die übrige Unterhaltung zum Verstummen, und ein Dutzend Gesichter drehten sich zu uns um. »Sie scheinen meine Frau ja ausgezeichnet zu unterhalten, Dr. Haggard«, sagte der Chef der Pathologie, und das Gespräch wurde wieder aufgenommen.

All das erzählte ich dir an jenem Abend in meinem Arbeitszimmer – nicht so ausführlich, aber ich denke doch, daß ich dir das Wesentliche vermitteln konnte. Als ich mit meiner Erzählung fertig war, bliebst du eine Weile schweigend sitzen, die Ellbogen auf die Knie gestützt, den Kopf gesenkt, den Blick auf den Boden gerichtet. Dann hobst du den Kopf – und ich war über alle Maßen gerührt, als ich deine Augen im gedämpften Licht jenes mit Büchern gefüllten Zimmers feucht glänzen sah. »Sie war sehr schön, nicht wahr?« sagtest du leise.

»Ja«, flüsterte ich.

Eine zitternde, rücksichtsvolle Stille. Dann setztest du dich abrupt auf, strichst mit der Hand die Strähne schwarzen Haares zurück, die dir in die Stirn gefallen war, und sahst mich mit einem offenen, klaren Lächeln an. »Vielen Dank, Doktor«, sagtest du. »Ich fühle mich bedeutend besser.«

Kurz darauf gingst du, nicht ohne versprochen zu haben, daß du bald wiederkommen würdest. Ich ging zurück in mein Arbeitszimmer und verbrachte mehrere Stunden damit, mich in aller Stille den Erinnerungen hinzugeben, die die Unterhaltung des Abends in mir geweckt hatte.

Ach, James. Die Liebe – die romantische Liebe zwischen Erwachsenen – ist, wie ich inzwischen glaube, geprägt durch leidenschaftliche Hingabe an ein Ideal. Deine Mutter verkörperte zunehmend ein Ideal für mich. Sie wurde für mich immer mehr zum Inbegriff der Anmut. Anmut: sie äußerte sich in allem, was sie umgab, sie war der unbeschreibliche Wesenshauch in allem, was sie sagte und tat und dachte und fühlte – ihr Geist, in einem Wort. Sie besaß *Anmut des Geistes* und war der Vulgarität so wenig fähig, wie ein menschliches Wesen es meiner Meinung nach nur sein kann. Ich bin ein Mann, und ein Arzt. Der Körper erkrankt, funktioniert nicht mehr, stinkt, fault, stirbt. Dort liegt meine Aufgabe, bei den Krankheiten des Fleisches. Es ist für mich ebenso wichtig geworden wie das Leben selbst, das erbärmliche Spektakel von Krankheit und Schmerz mit einer Bedeutung zu füllen, die über das rein Sterbliche hinausgeht. Die Liebe, die ich für deine Mutter empfand, erlaubte mir den einzigen, kurzen Blick, der mir je vergönnt war, auf die Möglichkeit einer solchen Bedeutung, war mein einziger, dünner Faden der Hoffnung: wo vorher nur das dunkle Gesicht der Natur gewesen war, mit ihrem absoluten Imperativ von Krankheit, Leid und Tod, war jetzt Anmut. Die Ironie, wenn nicht gar die Tragödie meines Lebens besteht darin, daß ich dies erst verstand, als es zu spät war; erst als ich in meiner Erinnerung dem schwindelerregenden Bogen unserer Liebesgeschichte nachspürte, und der verzweifelten, schrecklichen

Brutalität ihres Endes, erkannte ich voll und ganz, was sie bedeutete.

Die Tragödie meines Lebens ist also meine Unfähigkeit, das Wesen der Liebe zu verstehen, bis es zu spät war. Ich glaube, daß ich erst anfing, das alles wirklich zu begreifen, als ich meinen ersten Herbst in Elgin verbrachte und der ungebärdige Wind anfing zu wehen. Wir lagen natürlich hoch oben auf der Steilwand, den Elementen ausgesetzt, und ich weiß noch, wie ich mich Nacht für Nacht über das Heulen und Tosen begeisterte, das gewaltige, plötzliche, unerklärliche Krachen, die mächtigen Windstöße, die die Fenster klirren ließen und durch die Schornsteine pfiffen und das Feuer niederdrückten. Gegen elf Uhr ging ich hinunter ins Sprechzimmer und versorgte Spike, dann wieder nach oben, ins hintere Schlafzimmer, das ich als Arbeitszimmer benutzte. Ich legte eine Schallplatte auf das Grammophon und stand am Fenster und sah aufs Meer hinaus und wartete darauf, daß das Morphium mir Linderung brachte. Endlich kam sie, und wie ein großer Vogel, der zu lange an die Erde gefesselt und gekettet war, breitete mein Geist seine Flügel aus und schwang sich immer höher hinauf, und im Wechselspiel gewaltiger, vager Ideen stand ich dort und blickte hinaus auf das aufgewühlte, mondbeschienene Meer und fühlte, wie das vertraute, stete Glühen des Friedens sich in mir ausbreitete, das Wohlbefinden und die Heiterkeit, die ich im normalen Lauf der Ereignisse so selten empfand, wurde ich doch einen so großen Teil der Zeit von Schmerzen gepeinigt. Ich wurde ruhig, wo ich zuvor unruhig gewesen war, ich war in der Lage, alles zu konzentrieren, was zuvor zerstreut und zersplittert gewesen war, die größeren Muster zu sehen, die größeren Wahrheiten –

Aber es ging nicht immer so friedlich zu, oh, keineswegs – es gab Nächte, in denen mein Geist mir Streiche spielte, Nächte, von denen ich dir nie erzählt habe. Ich weiß noch, daß ich einmal – es muß Mitternacht oder noch später gewesen sein, und der Wind heulte –, als ich mich vom Fenster abwandte und ins Zimmer zurückging, jenes gedämpft beleuchtete Zimmer voller Bücher und Gedanken, eine kleine Bewegung in der *Wand* wahrnahm, oder wenigstens kam es mir so vor. Die alten Zimmer im oberen Teil des Hauses waren seit mindestens achtzig Jahren nicht mehr renoviert worden, und deshalb war der Verputz überall von einem labyrinthischen Netzwerk feiner Risse durchzogen, die mir auf eine seltsame Weise gefielen und die ich immer für eine zufällige Folge des natürlichen Alterungsprozesses gehalten hatte. Bis zu der Nacht, in der ich aus dem Augenwinkel jene Bewegung bemerkte, und als ich mich vorbeugte, um die Wand genauer zu inspizieren, stellte ich zu meinem abgrundtiefen Erstaunen fest, daß die Risse eindeutige Muster bildeten, eindeutige *Figuren* – üppige, unterschiedliche Gruppierungen organischer Motive, Blätter und Ranken in komplizierten Windungen und Spiralen, und hier und da bizarre Gestalten, Früchtegirlanden, Schädel, Masken, Schlangen, und je länger ich die Wand anstarrte und den verschlungenen, verworrenen Linien des Musters folgte und immer neuere und seltsamere Grotesken entdeckte, die halb in den phantastischen Windungen und Wirrungen verborgen waren, desto größer wurde mein Gefühl des Unbehagens und der Erregung – die Risse im Verputz waren keine zufällige Folge der Zeit, sondern *das Ergebnis einer bewußten Absicht*. Das Durcheinander komplizierter Organismen, die Bögen und Schleifen – sie spiegelten, so erkannte ich jetzt, Details der Fassade Elgins wider, auch sie waren Ausdruck der Wildheit, der Veränderlichkeit, der nicht nachlassenden Vitalität des Hauses –

Doch am nächsten Morgen, als ich in mein Arbeitszimmer zurückging, konnte ich nur noch zufällige Risse erkennen.

Ein andermal saß ich spät abends in meinem Arbeitszimmer,

als ich irgendwo tief in den Eingeweiden Elgins, so schien es mir, ein massives, gedämpftes Poltern hörte! Ich saß an meinem Schreibtisch und arbeitete. Ich hob den Kopf. Obwohl das Poltern gedämpft gewesen war, hatte eine enorme Kraft dahinter gesteckt – was konnte das bloß gewesen sein? Aber bevor ich eine Erklärung dafür gefunden hatte, folgte das nächste Poltern – und das nächste und das nächste und das nächste –, und ich saß erstarrt an meinem Schreibtisch, die Feder in der halb erhobenen Hand, stocksteif vor Schrecken. Mit jedem Poltern schien das ganze Haus zu beben, das Licht flackerte, und etwa eine halbe Minute, vielleicht auch länger, ging es so weiter, in einem steten, abgemessenen Rhythmus, und mir schoß nur ein Gedanke durch den Kopf, nämlich der, daß ich dem Pochen eines Herzens lauschte. Eines monströsen Herzens – eines riesigen, monströsen Herzens, das durch die bebende, flackernde Struktur, in der ich saß, pumpte und pulsierte. Dann hörte es auf. So plötzlich, wie es begonnen hatte, hörte es auf. Stille – und ein Geräusch, das ich nur als *Seufzen* beschreiben kann – als ob das Haus, oder irgendein Prinzip der Beseelung (und der Atmung) in seinem Inneren, langsam den Atem ausstoße. Es war ein langes, langgezogenes Seufzen, und es schien, als es verklang, einen fast zischenden Unterton zu enthalten, eine Art Pfeifen. Was für einen Schrecken es mir einjagte! Ich empfand Entsetzen, ich gebe es zu, in diesem dämmrigen Zimmer im ersten Stock, mein Herz schlug schneller, meine Blutgefäße weiteten sich, ich schwitzte und war mir bewußt, daß mein Schließmuskel sich zusammenzog. Ich dachte, das ganze Haus stürze in sich zusammen! Ich dachte, der ganze Fels, auf dem Elgin stand, sei dabei zu zerbröckeln. Ich dachte, das Meer, das sich so viele Jahre lang in die Steilwand hineingefressen hatte – so viele Jahrhunderte! –, habe im Verlauf dieses Prozesses der Aushöhlung dort unten ein derart verschlungenes, kompliziertes Labyrinth aus Höhlen und

Kammern und Gängen geschaffen, daß das ganze Fundament schließlich zu schwach geworden war, um die darüberliegende Masse noch tragen zu können, und alles, Elgin eingeschlossen, stürze nun ins Meer! Aber dann war alles wieder still, und ich trocknete mein feuchtes Gesicht und meine Hände mit einem Taschentuch und fragte mich, was das bloß gewesen sein konnte? Nach einem Augenblick der Überlegung wußte ich: der Generator. Peter Martin hatte etwas über den Generator gesagt, aber ich hatte damals nicht weiter darauf geachtet, so sehr hatte Elgin selbst mich in seinen Bann gezogen.

Am Morgen nach dieser Heimsuchung war ich müde und gereizt, dunkle Schatten lagen unter meinen Augen, und tiefe, vertikale Kerben waren in die Haut zwischen und über meinen Augenbrauen eingemeißelt wie die Spuren, die der Blitz in der Rinde einer getroffenen Eiche hinterläßt. Mrs. Gregor war verständnisvoll. Sie setzte mir mein Frühstück vor, ohne auch nur mit der Teetasse zu klappern, aber ich wollte nichts weiter als eine Zigarette und die Zeitung. Ich erzählte ihr von dem Poltern, und ja, sagte sie, es ist bestimmt der Generator gewesen. Sie würde einen Mann kommen lassen, damit er sich die Sache ansah. Elgin war eben ein altes Haus, das war das Problem. Seltsamerweise schloß ich es deshalb nur um so mehr in mein Herz. Häuser, zu dieser Auffassung bin ich gelangt, sollten, genau wie die Liebe, genau wie die Natur selbst, nicht beruhigen, nicht versuchen, zu beschwichtigen oder Trost zu spenden. Sie sollten vielmehr *erregen*.

Was jedoch in jenen seltsamen, heulenden Nächten des Herbstes des Jahres 1938 am eindringlichsten auf eine ganz besonders empfindsame geistige Verfassung einwirkte – und es war eine wahrhaft seltene Verfassung, denn zahllose Faktoren spielten zusammen, um sie zu bewirken –, war das erste, aufkeimende Gefühl einer *Gegenwart* in mir selbst; für kurze, flüchtige Zeitspannen, nicht länger als Minuten, oder vielleicht

Stunden, ich wußte nie, für wie lange, war ich mir einer Art Lichts bewußt, das in jeder Zelle meines Körpers brannte, eines Lichts, das mein Sein nicht nur erleuchtete, sondern es in gewisser Weise ausmachte, ihm Organisation gab, Harmonie, Sinn und Form – kurz gesagt, meiner Seele, meines Geistes. Der Geist brach durch, und zum ersten Mal wußte ich, daß ich in physiologischer Hinsicht mehr war als die Summe meiner Teile: ein Organismus, ja, aber nicht nur das, in meinen Zellen lebte ein Geist, in meiner Natur lag Göttlichkeit, ich war reines Wesen, geschaffen nach dem Ebenbild Gottes –

So waren meine Nächte, in jenem ersten, wilden Herbst in Elgin; meine Vormittage waren prosaischer. Elgin befähigte mich zum Handeln – denn nach einer Phase der Entkräftung und der Tatenlosigkeit hatte ich beschlossen, wieder zu arbeiten, das Gefühl der Pflicht, das Gefühl des Dienens, das in jenen schier endlosen Nächten, die ich im St. Basil's gearbeitet hatte, allmählich erloschen war, wieder ins Leben zurückzurufen. Ich kannte mich in der klinischen Medizin aus, ich hatte ein bißchen Ahnung von Chirurgie, aber bevor ich Elgin fand, hatte ich noch nie Allgemeinmedizin praktiziert. Peter Martin kam vorbei, um mich zu beraten. Er sagte, das Rückgrat meiner Arbeit sei eine Gruppe von Privatpatienten, die meisten von ihnen im Ruhestand, die pro Besuch eine Guinee bezahlten. Außerdem gebe es eine ansehnliche Liste von Kassenpatienten, für die ich pro Jahr neun Shilling von der Bezirksverwaltung erhalten würde. Er sagte, das Wichtigste sei, den Leuten etwas zu geben, was sie mit nach Hause nehmen konnten. Er ließ seine Rezepte immer von einem Pharmakologen in Brighton zusammenstellen, hielt aber nicht sonderlich viel von Medikamenten. »Im besten Fall palliativ«, sagte er, während er an seiner Zigarette zog und dann quer durch das Sprechzimmer zum Glasschrank schlurfte und eine Flasche mit einer gelben

Flüssigkeit hervorholte. »Mist Explo«, sagte er. »Sehr beliebt.« Es war ein Konzentrat, das aus Kristallen hergestellt wurde, die aus Pikrinsäure gewonnen wurden. Ich konnte es verdünnen, zwei Unzen auf acht Unzen Wasser, und Patienten mit einer breiten Vielzahl von Beschwerden verschreiben. »Eine halbe Krone für die Konsultation«, sagte er, »zwei Shilling für die Medizin, zwei Pence für die Flasche.«

»Mist Explo?« murmelte ich und dachte dabei: Was für ein Humbug. Der Mann ist ein Quacksalber.

»Die überwältigende Mehrheit der Leute, die zu Ihnen kommen werden«, sagte er, »die *überwältigende* Mehrheit, Doktor Haggard, leiden unter Beschwerden, die durchaus in den Bereich der Selbstheilungskräfte des Körpers fallen. Eine unglaubliche Fähigkeit, sich selbst zu heilen, die der Körper hat. Er muß bloß ein bißchen motiviert werden.«

Ich war immer noch skeptisch. »Sie werden schon sehen«, sagte er, als er sich nickend abwandte und Asche auf seine Strickjacke rieselte. Er verordnete Digitalis bei Herzkrankheiten, hatte aber auch dazu nur wenig Zutrauen. »Mag das Leben vielleicht ein Weilchen verlängern«, sagte er und erzählte mir die Geschichte einer alten Dame mit manifestem Herzversagen und derart dick angeschwollenen Beinen, daß sie sich kaum noch bewegen konnte. »Schluckte ihr Digitalis dreimal am Tag mit einer halben Flasche Champagner.«

»Und?«

»Gestorben. Nichts, was ich hätte tun können.«

Er zeigte mir die drei Glasgefäße mit Aspirin, die er im Sprechzimmer hatte. In einem waren die Pillen grün, im nächsten rosa und im dritten gelb. »Machen Sie viel Aufhebens davon, die wirksamste Sorte auszuwählen«, sagte er zu mir, »aber sie sind alle gleich. Wir sind Priester«, sagte er, »das ist unsere Funktion. Geben Sie ihnen Vertrauen in ihre eigenen Selbstheilungskräfte. Und lassen Sie die Natur die Arbeit tun.«

Die Natur. Als wäre die Natur frei von Patzern.

Am Morgen meiner ersten Sprechstunde war das Wartezimmer fast voll. Alle wollten den neuen Mann sehen, wollten ihre Krankheiten von mir begutachten lassen. Erst später ging mir auf, daß es nicht zu Mrs. Gregors Aufgaben gehörte, die Patienten zu mir hereinzuschicken. Peter Martin hatte immer nur den Kopf durch die Tür gesteckt und gefragt: »Wer ist der nächste?« Aber als Mrs. Gregor mir kurz vor neun eine Tasse Tee ins Sprechzimmer brachte, bat ich sie ohne weiter darüber nachzudenken, mir den ersten Patienten hereinzuschicken. Sie tat, um was ich sie gebeten hatte; sie wollte mir das Leben nicht noch schwerer machen.

Der erste Patient war ein kräftiger, stark schwitzender junger Mann in einem grellkarierten Anzug. Er kam mit äußerstem Selbstvertrauen herein, ließ sich schwer auf den Stuhl fallen, beugte sich über den Schreibtisch und schüttelte mir die Hand. »Morgen, Doktor«, sagte er. »Mein Name ist Watkins, und ich hätte gern, daß Sie mich und meine Familie als Patienten aufnehmen. Vielleicht sollte ich gleich zu Anfang sagen, Sir, daß ich, wie eine Menge anderer Leute auch, harte Zeiten hinter mir habe, und wenn Mrs. Watkins nicht gewesen wäre, das will ich Ihnen ganz offen sagen, wäre ich wahrscheinlich unter die Räder gekommen, sie war einfach großartig, diese Frau. Mag sein, daß ich die eine oder andere Rechnung habe auflaufen lassen, die schneller hätte bezahlt werden müssen, aber das ist jetzt vorbei. Ich mache nämlich in Alteisen, und endlich gehen die Geschäfte ein bißchen besser. Wo der Krieg vor der Tür steht, verstehen Sie? Bald werde ich meinen Kopf überall hochtragen können, und ich will Ihnen an dieser Stelle sagen, daß Sie für Ihre Bemühungen voll und ganz und prompt bezahlt werden. Sobald die Rechnung kommt, wird sie bezahlt, das verspreche ich Ihnen. Ich dachte, wir reden lieber gleich von Mann zu Mann, und jetzt will ich Ihre Zeit nicht länger in

Anspruch nehmen. Es geht um meine Eier. Sie sind mein Problem, und zwar mein einziges. Sie füllen sich immer wieder mit Wasser.«

Ich erinnerte mich selbst daran, daß ich hier war, um zu dienen. Ich schlug im Krankenblatt des Mannes nach und sah, daß Peter Martin seine Hydrozele, Flüssigkeitsansammlungen im Hodensack, in regelmäßigen Abständen punktiert hatte. Ich sagte Mr. Watkins, wenn er wieder einmal Beschwerden dieser Art habe, solle er getrost zu mir kommen, ich würde mich darum kümmern. Offensichtlich damit zufrieden, daß unsere Beziehung auf dem richtigen Fuß angefangen hatte, schüttelte er mir energisch die Hand und marschierte hinaus.

Vor dem Mittagessen sah ich mehrere andere Patienten. Eine davon machte mir ganz besondere Sorgen, eine schlecht genährte junge Frau mit blassen Lippen und chlorotischer Haut, die mir eine traurige Geschichte von zu vielen Kindern in einem zu kleinen Haus erzählte, und von einem arbeitslosen Mann, der deprimiert war und trank. Ihr eigener Lebenswille war sichtlich angeschlagen. Sie war hochgradig anämisch, also verschrieb ich ihr Eisen, obwohl es ihre Probleme nicht einmal ansatzweise lösen würde, wie wir beide wußten. Eine andere Frau kam mit einem häßlichen Fall von Putzfrauenknie – einer Entzündung der Patella – vom Fußbodenschrubben. Also bereitete ich einen Kaolinumschlag, schüttete kochendes Wasser darüber, wickelte ihn um das kranke Knie und sagte, sie solle im Wartezimmer warten, bis die Wärme die Entzündung herausgezogen hätte. Die Frau war sehr beunruhigt. Sie war Putzfrau, sagte sie, und wenn sie sich nicht mehr hinknien konnte, um Fußböden zu schrubben, konnte sie nicht arbeiten, und wenn sie nicht arbeiten konnte, hatte sie nichts zu essen. Ich sagte, sie solle sich ganz still hinsetzen, und wenn es soweit wäre, würde ich den Abszeß öffnen, und alles wäre wieder gut. Sie ging zurück ins Wartezimmer, und ich rief den nächsten

Patienten herein. Gegen Ende des Vormittags war ich völlig erschöpft, und Spike machte sich mit einem schmerzhaften Pochen bemerkbar.

Mrs. Gregor hatte das Mittagessen noch nicht fertig, also ging ich in den Garten und hinunter zum Tor, wo ich mir eine Zigarette anzündete und mich umdrehte, um das Haus zu betrachten. Der Anblick des Hauses munterte mich auf, hob meine Lebensgeister, erinnerte mich daran, weshalb ich mich dazu entschlossen hatte, hierherzukommen. Es war ein windiger Tag, der Himmel war klar, die Luft roch nach Salz, und Elgin sah sehr grau, sehr schmal und sehr spitz aus, es schien nur aus Vorsprüngen und Kanten zu bestehen, aus Ecken und Winkeln, weniger Masse als Fläche. Ich rauchte meine Zigarette und fühlte mich in meinem Beschluß bestärkt; der erste Patient, Watkins, hatte mit seinem unbekümmerten und fröhlichen »Wo der Krieg vor der Tür steht, verstehen Sie?« einen eisigen Finger auf mein Herz gelegt. Ich verstand, o ja, ich verstand. Als ich ins Haus zurückkam, sagte Mrs. Gregor, es sei noch jemand im Wartezimmer. Die Frau mit dem Putzfrauenknie. Ich hatte sie völlig vergessen! Ich nahm den Umschlag ab, und der Eiter war sehr schön an die Oberfläche gezogen worden, und so punktierte ich das Knie mit einer sterilisierten Nadel und schickte die Frau nach Hause.

Nach dem Mittagessen machte ich Hausbesuche. Ich hatte mir in Griffin Head ein Auto gekauft, einen dunkelgrünen Humber, von dem mir versichert worden war, daß er zuverlässig sei. Nancy Hale-Newton war die Witwe eines Colonels und lebte mit ihrer Tochter Marjorie, einer Lehrerin, in einem großen Haus namens The Elms. Marjorie führte mich nach oben ins Krankenzimmer ihrer Mutter. Die Vorhänge waren zugezogen, und Mrs. Hale-Newton lag im Bett. Ihre Haut hatte jede gesunde Farbe verloren und eine bleierne, graugelbe Tönung angenommen, ihr Fleisch war so geschrumpft, daß die

Haut lose um ihre Knochen schlotterte. Eine krallenartige Hand hob sich zitternd von der Decke, und eine kultivierte, aber müde Stimme sagte: »Wo ist Peter Martin?«

Ich stellte meine schwarze Tasche ab, und Marjorie sagte: »Dr. Martin ist in den Ruhestand gegangen, Mummy, weißt du nicht mehr? Das hier ist Dr. Haggard.«

»Haggard? Nie von ihm gehört. Was ist mit Ihrem Haar passiert, Haggard?«

»Guten Tag, Mrs. Hale-Newton», sagte ich. »Ich bin Edward Haggard. Ich habe die Praxis von Peter Martin übernommen.«

»Ich mag Peter, er ist ein guter Mann, er sagt mir die Wahrheit. Sagen Sie die Wahrheit, Haggard?«

»Ich versuche es.«

»Ausweichende Antwort. Mir brauchen Sie nichts vorzumachen, ich habe mich damit abgefunden. Zuerst konnte ich es nicht akzeptieren und habe ein fürchterliches Theater gemacht. Der arme Peter, er hatte es nicht leicht mit mir! Du mußt der Dunkelheit ins Gesicht sehen, Nan, hat er immer gesagt, und ich habe gesagt, was für eine Dunkelheit, du alter Narr – mir geht es wunderbar!«

Die Stimme verklang. Stille und Schatten. Ich zog eine Spritze auf und fragte die sterbende Frau, ob sie sie jetzt haben wolle. »Ja«, flüsterte sie, »ja, natürlich. Ich werde übrigens noch nicht so bald abtreten. Marjorie, ich bin mit den Spritzen noch nicht fertig.«

Auf dem Weg nach unten fragte mich Marjorie Hale-Newton, was ihre Mutter damit gemeint haben könnte. Ich wußte es nur zu gut. »Sie meint«, sagte ich, »daß sie wenigstens das Morphium genießt.«

»Ich weiß«, sagte Marjorie. »Sie wird sehr böse, wenn ich sie einmal warten lasse.«

»Lassen Sie sie nicht warten«, sagte ich. »Geben Sie es ihr, wann immer sie es will.«

Als ich an jenem Tag nach Hause fuhr, dachte ich darüber nach, daß meine Praxis und eine strenge Arbeitsdisziplin und der Kontakt zu ganz gewöhnlichen Leuten mit ganz gewöhnlichen Problemen – daß man auf diese Weise ein gebrochenes Herz behandelt. Bevor ich Elgin fand, war ich ständig von schrecklichen, plötzlichen, überwältigenden Gefühlswallungen heimgesucht worden, die mich völlig zerstört zurückließen. Denn ich vermißte deine Mutter so sehr, daß ich ihre Gegenwart fast spüren konnte – manchmal, wenn Spike sich besonders schlimm aufführte, spürte ich ihre Gegenwart tatsächlich –, und um diese Anfälle zu unterdrücken, mußten große psychische Anstrengungen aufgewendet werden. Gelegentlich gelang es mir, häufiger jedoch versagte ich. Ich fand heraus, daß ich mir, wenn ich versuchte, einen Strom der Erinnerungen abzuschneiden, bevor er sehr weit fortgeschritten war, häufig eine quälende Marter ersparen konnte; obwohl sich sehr schnell herausstellte, daß die Gefühle, wenn ich sie tatsächlich unterdrückte, keineswegs verschwunden waren, sondern nur eingedämmt, wie in einem Wasserreservoir, und wenn die Schleusen sich öffneten – was sie früher oder später unweigerlich taten –, kam alles mit sturzbachähnlicher Gewalt herausgequollen, und ich blieb schwach, erschüttert, schluchzend und unaussprechlich elend zurück. Mich in harter Arbeit zu verlieren, weit weg von London, unter Leuten, die nichts von ihr oder von mir wußten, und wo es keine Assoziationen gab, die den Schmerz auslösen konnten: so, dachte ich, würde ich darüber hinwegkommen. Ich habe dir nie erzählt, *wie* schlimm das alles war, und mit welchem Erfolg – oder Mangel an Erfolg – ich mich mit dem Verlust deiner Mutter auseinandersetzte. Wieso nicht? Wieso erzählte ich dir nicht, wie es wirklich war, für mich? Weil, so vermute ich, du anfingst, dein eigenes Krankheitsbild zu entwickeln, und als das geschah, beschäftigte es mich so sehr, daß ich fast alles andere darüber vergaß.

So jedenfalls sahen meine Tage aus, Vormittagssprechstunde, Hausbesuche am Nachmittag, Abendsprechstunde, in Rufbereitschaft für Notfälle. Ich nahm mir einen Nachmittag die Woche und gelegentlich auch einmal ein Wochenende frei. Bald schon wurde mir klar, daß das, was Peter Martin gesagt hatte, zu großen Teilen und im wesentlichen richtig war, daß nämlich zur Praxis eines Landarztes ein wenig Chirurgie, ein wenig Medizin und viel Trost und Rat gehörte. Auch ich wurde ein überzeugter Anhänger von Mist Explo.

Und was war derweil mit meinem Herzen? Heilte es, wie ich es mir erhofft hatte, unter dem Einfluß dieses schönen, großen Hauses, der Fürsorge einer braven Frau, der Ausübung meiner ärztlichen Tätigkeit? Mit der Zeit fing ich an, es zu glauben. Ich fing an zu glauben, daß ich die Affäre mit deiner Mutter allmählich hinter mir ließ, sie aus meinem Organismus herausbekam. Natürlich gab es noch gelegentliche Zuckungen und Windungen, aber nichts, womit ich nicht fertig wurde. Ich fühlte mich besser. Ich fing an, sie zu vergessen. Aber oh, ich hielt mich nur selbst zum Narren! Es war nur eine vorübergehende Remission, nicht mehr, und diese traurige Tatsache wurde mir eines Nachmittags in jenem Winter, als ich auf dem Weg zu einem Patienten war, mit übergroßer Deutlichkeit vor Augen geführt.

Ich fuhr die Küstenstraße entlang, als ich sie sah. Sie bog gerade in eine Seitenstraße ein, und von daher war der Blick, der mir auf sie vergönnt wurde, nur unvollständig und dauerte nicht mehr als eine Sekunde, aber sie *war* es, es *war* deine Mutter – die Art, wie sie ging, die Art, wie sie sich kleidete – sie trug einen schwarzen Pelzmantel – das ganze Gebaren der Frau – sie war es, sie mußte es sein, und ich fuhr an den Straßenrand, stieg aus dem Auto, packte meinen Stock und humpelte trotz des protestierenden Geheuls von Spike in großer Hast hinter ihr her. Deine Mutter! Hier in Griffin Head! Was wollte sie hier? Sie war natürlich meinetwegen hier, sie *kam zu mir zurück*!

Und natürlich war sie es nicht. Als ich sie endlich einholte, war sie, ja, eine attraktive, modisch gekleidete Frau im Alter deiner Mutter, und sie akzeptierte meine Entschuldigung auf die denkbar charmanteste Art und Weise, sie war geschmeichelt und belustigt über meinen Irrtum und machte sogar ein gespielt kummervolles Gesicht, weil sie nicht diejenige war, für die ich sie gehalten hatte – aber sie war nicht deine Mutter, und ich zog mich zurück, ich humpelte davon, schimpfte mich selbst einen Narren, denn ich muß gestehen, daß es nicht das erste Mal war, daß das geschah, obwohl es das erste Mal war, daß ich so absolut sicher gewesen war, daß sie es war. Es nahm mich fürchterlich mit, dieses Erlebnis, und am späten Abend dachte ich immer noch darüber nach, über den Augenblick, als ich mit klopfendem Herzen ihre Schulter berührt und sie sich umgedreht hatte, und inzwischen war sie, in meiner Phantasie, längst zu deiner Mutter geworden, es war deine Mutter, die sich zu mir umdrehte, mit offenem, strahlendem Gesicht, und sich an mich schmiegte, den Aufschlag meines Mantels packte und mein Gesicht berührte und Hallo flüsterte, und wieso sollte die Erinnerung daran, wie sie nach meinem Kragen griff und sich an mich schmiegte, mich derart in Mitleidenschaft ziehen? Lag es daran, daß ihre Finger so schmal waren und daß sie an mir herumzupften wie die Finger eines Kindes? Oh, ich war in dieser Nacht nicht gut zu mir selbst, überhaupt nicht gut, ich humpelte durch Elgin und weinte wie ein kleines Kind, während ich mich mit Gedanken daran quälte, daß die Frau in Griffin Head an jenem Nachmittag doch *sie* war, daß sie mit mir zum Auto zurückgegangen und mit mir nach Elgin gefahren war – ich führte sie in jener Nacht durch das ganze Haus, ich führte sie (blasses Phantom) in jedes Zimmer, und später gingen wir zur Steilwand und sahen auf das Meer hinaus, und ich erinnere mich an jedes Wort, das wir sprachen, denn ich habe jeden einzelnen Augenblick Hunderte von Malen durchlebt und aus jedem jede letzte Unze süßer Gefühle herausgepreßt, bevor ich mich dem nächsten zuwandte und die Stunden ihr eigenes, exquisites Muster entfalten ließ. Kurz vor Anbruch der Morgendämmerung trank ich zwei Gläser Gin, die mich ein wenig ruhiger machten, und dann endlich war ich in der Lage, an Schlaf wenigstens zu denken.

Deine Mutter. Oder vielmehr, *nicht* deine Mutter – in den Tagen, die meiner Begegnung mit der falschen Frau folgten, humpelte ich von Zorn erfüllt in meinem Schlafzimmer im ersten Stock auf und ab – Zorn über meine eigene Torheit, meine eigene Dummheit, meine eigene, verdammte Schwäche, Unfähigkeit, Blindheit – hatte ich London nicht verlassen, um genau das zu verhindern? Hatte ich Elgin nicht gekauft, weil es unberührt war von Erinnerungen an deine Mutter, weil es frei war von Assoziationen, von denen es in London nur so wimmelte, den schmerzlichen Stichen des Verlustes, die sich bei jedem zufälligen Blick auf ein kleines Stückchen der Welt einstellten, die ich einst mit ihr geteilt hatte? Ich wußte jetzt, daß es keine schnelle Linderung des Schmerzes geben würde, der in meinem Inneren schlummerte, des Schmerzes, den ich törichterweise für fast erloschen gehalten hatte. Mit jedem Augenblick, so kam es mir in den nächsten Tagen vor, drängte sich irgendein vager kühler Schatten unaufgefordert in mein Bewußtsein, so beispielsweise das Bild, wie sie im Haus der Cushings vor mir ins Eßzimmer ging, oder wie sie in der Stille des Two Eagles einen Schuh abstreifte, um mit einem seidigen Fuß über mein Schienbein zu streicheln, oder wie sie mir in meinem Bett in der Jubilee Road mit liebevoll ermatteter Stimme irgend etwas zuflüsterte – die Zeit, so hatte ich gedacht, würde die Geister in meinem Inneren bannen, und die Tatsache, daß ich die Stadt verlassen hatte, in der unsere Affäre stattgefunden hatte, mußte diesen Prozeß der Zeit doch unweigerlich unterstützen, mußte dazu beitragen, die schlimmsten Wunden zu heilen, die heftigsten, grimmigsten, unerbittlichsten Schmerzen zu lindern, die ich erlitten hatte? Aber nein, anscheinend nicht. Anscheinend sollte mir der Luxus einer schlichten Melancholie und Resignation noch nicht vergönnt sein, und auch nicht die Fähigkeit, voller Zärtlichkeit statt voller Schmerz an die Geliebte zu denken. Nein, anscheinend sollte ich mich noch ein wenig länger winden und quälen und zucken und zappeln.

Ich weiß noch, daß ich eines Tages bei Tisch saß und in meinem Essen herumstocherte (seit Spike war ich ein sehr schlechter Esser geworden), mich müde und teilnahmslos fühlte und mich fragte, ob ich nicht vielleicht doch einen schlimmen Fehler begangen hatte, als ich die Praxis und das Haus und alles übernahm, und ich weiß noch, daß ich zu Mrs. Gregor aufsah, die mir stumm eine Tasse Tee einschenkte. Ihr ruhiges Gesicht tat mir wohl. Sie wußte, daß ich Schmerzen hatte, auch wenn sie kein Wort darüber verlor, ich sah ihr an, daß sie es wußte, und ich spürte ihre Sorge und ihr Mitgefühl. Sie schien mir sagen zu wollen, daß alles gut werden würde. Und ich weiß, daß ich dachte: nein, ich werde nicht einsam sein. Ich werde nicht zulassen, daß ich von der hoffnungslosen Sehnsucht nach etwas, das nicht mehr real ist, überwältigt werde. Aber noch während ich dies dachte, sagte eine leise Stimme, oh, aber es ist real – deine Gefühle sind real, deine Schmerzen sind real, dein Verlust ist real – und als hätte er nur darauf gewartet, daß genau dies geschah, versetzte Spike mir einen ganz besonders brutalen Stich, der mich ins Sprechzimmer humpeln ließ.

Später versuchte ich noch einmal, meine Lebensgeister zu sammeln und kam zu dem Schluß, daß ich, wenn ich nicht in einem Sumpf weinerlicher Rührseligkeit versinken wollte, eine strengere geistige Disziplin entwickeln mußte. Ich erkannte, daß ich nicht einfach darauf warten konnte, daß die Zeit mich heilte, ich würde mich daranmachen müssen, mich ganz bewußt selbst zu heilen, denn es war absurd, der Sklave seiner Gefühle zu sein. Gefühle, so sagte ich mir selbst, sind nur *eine* Facette oder Dimension der Erfahrung, und wo steht geschrieben, daß sie alles andere beherrschen müssen?

Mehrere Tage lang hielt ich an meinem Entschluß fest. Ich erlaubte mir nicht, an deine Mutter zu denken. Wenn ich es dennoch tat, wenn ich merkte, daß ich mich in irgendeinem süßen Ereignis verfangen, mich in irgendeiner Erinnerung verstrickt hatte, stellte ich sie unverzüglich ab und wandte mich etwas anderem zu. Es war nicht leicht, noch hatte ich immer Erfolg, denn wenn ich sie aus meinem wachen Geist verbannte, wartete sie einfach, bis es dunkel wurde, und es war sehr viel schwerer, sie aus meinen Träumen fernzuhalten.

Aber ich versuchte es. Und irgendwann kam eine Periode mehrerer Tage, in denen ich nicht litt. Ich fing an zu glauben, daß es funktionierte. Ich fing an zu glauben, daß meine Weigerung, mich den Phantasien und Erinnerungen und Träumereien hinzugeben, die sich vor den Türen und Fenstern meines Bewußtseins drängten und Einlaß forderten – daß meine Weigerung, sie einzulassen, so dachte ich, den Sturm allmählich besänftigte und mir erlaubte, ganz allmählich wieder Frieden zu finden. Frieden – inneren Frieden –, in dem ich an deine Mutter denken konnte, und an die wenigen, kurzen Monate, die wir hatten, ohne diesen ständigen, schrecklichen Krieg gegen die Armeen meines eigenen Unterbewußtseins führen zu müssen, dessen einziges Ziel anscheinend darin bestand, mein Herz in ein Ödland zu verwandeln und mich dahin zu bringen, daß ich wie ein verwaistes Kind im Schutt und Geröll einer zerbombten Stadt nach der Frau jammerte, die ich liebte.

Ach, James. Ein ganzes Leben bei einer Flasche Gin heraufbeschworen; eine Tragödie in einem Gran Morphium. Wie deutlich ich das alles jetzt vor mir sehe, dieses Drama, diese Geschichte – das Muster des Ganzen eine Reise mit noch ungewissem Ausgang; oder vielleicht ein Rad, in dessen Speichen und Bögen der Schmerz und das Leid keine Manifestationen der Vergeblichkeit sind, sondern der Grund oder Boden oder Kompost des Geistes, aus dem neues Wachstum hervorsprießt: denn wir verfaulen und erwachen zu neuem Leben, und ohne Schmerz kann es kein Licht geben. Und die Figuren, die Charaktere, alle in scharfem Relief in einen blutroten Himmel eingeritzt: deine Mutter, Ratcliff, du selbst – ich – und, weniger deutlich, die anderen, deren Schicksal gelegentlich mit dem der erstgenannten Personen verwoben ist. Einer von ihnen war seltsamerweise ein sterbender Junge, den ich im St. Basil's behandelte, ein junger Arbeiter namens Eddie Bell, der Tuberkulose im Endstadium hatte. Er hätte nicht auf der Chirurgischen sein sollen, aber wir hatten in seiner Lunge einen Knoten gefunden und ihm eine Rippe herausgenommen. Nicht etwa, daß es viel genutzt hätte. Die Krankheit schritt schneller voran, als der Thorax heilen konnte, und Eddie wurde von Tag zu Tag schmaler und durchsichtiger.

Wahrscheinlich ist es nicht weiter verwunderlich, daß ich ausgerechnet jetzt an ihn denken muß, denn so wie du sollte auch er in meinen Armen sterben. Armer, armer Eddie! Irgend etwas an diesem Jungen und an der Art, wie er dem Tod ins Auge sah, machte einen tiefen Eindruck auf mich. Ich bin Arzt, ich habe viele Menschen sterben sehen, aber immer gibt es unter ihnen welche, die die Gleichgültigkeit und Abgestumpftheit durchbrechen und einem das Herz zerreißen und einen um ein Wunder beten lassen. Eddie Bell war ein ordentlicher, anständiger Junge mit einer Frau und einem Baby, und es war grausam, daß er so jung gehen mußte. Eines Abends saß ich an seinem Bett, als er plötzlich hustete und sein Mund sich mit Blut füllte. Er richtete sich mühsam auf, dieser schmale, gespenstisch bleiche Junge, der vor den Laken fast ätherisch wirkte, und spuckte es aus, um nicht zu ersticken. Das Blut bildete einen entsetzlichen, bordeauxroten Klecks auf dem Bettzeug, und ich rief nach einer Schwester. Wir schoben Wandschirme um sein Bett, und ich wischte ihm die gummiartigen Klumpen aus Blut und Schleim von den Lippen, während das Bettzeug gewechselt wurde. »Ist es heute nacht soweit?« flüsterte Eddie, als er wieder bequem lag, und ich konnte ihn nicht belügen, ich nickte und sagte: »Ja, Eddie, vielleicht heute nacht.« Es gab keine Möglichkeit, die Blutung zu stoppen, und von daher hatte es auch keinen Sinn, ihm eine Transfusion zu geben. Kurz bevor es hell wurde, zog ich eine Morphiumspritze auf. »Doktor«, sagte er – er war sehr schwach, und ich mußte ihn in meinen Armen halten, um ihm die Spritze geben zu können – »bevor Sie mir das da geben, müssen Sie mir versprechen, daß man mich nicht aufschneiden wird. Ich habe meiner Frau gesagt, daß ich heil und ohne Narben zu ihr kommen werde.«

Ich versprach es ihm, natürlich tat ich das.

Dann gab ich ihm das Morphium, und er wurde schläfrig. Die Blutungen gingen weiter, bis seine armen, zerstörten Lungen nicht mehr genügend Sauerstoff aufnehmen konnten, um ihn am Leben zu halten und seine Haut vor meinen Augen so weiß wurde wie die einer einbalsamierten Leiche. Ich legte ihn zurück und zog das Laken über sein Gesicht. Gerade als ich zwischen den Wandschirmen hervortrat, tauchte Cushing am Ende der Station auf, begleitet von McGuinness, meinem Mit-Assistenten. Mit wehenden weißen Kitteln, eine Schwester im Gefolge, kamen sie auf mich zu, und dann standen wir alle um Eddies Bett herum. »Ich möchte wirklich wissen, was aus diesem Abszeß geworden ist«, sagte Cushing. »Bringen Sie ihn runter in die Pathologie, Haggard, und sagen Sie Ratty Vaughan, daß wir uns seine Lunge ansehen wollen.«

Ich konnte nur an das Versprechen denken, das ich Eddie erst vor ein paar Stunden gegeben hatte. Ich sagte es Cushing. Er schnaubte und sagte, es sei eine verdammte Dummheit von mir gewesen, einem Mann, der die Nacht nicht überleben würde, solche Versprechungen zu machen. »Versprechen Sie ihm meinetwegen die ganze Welt, wenn Sie unbedingt wollen«, sagte er dann, »aber glauben Sie um Gottes willen nicht, daß Sie sich daran halten müssen.«

»Aber ist eine Autopsie wirklich nötig?«

Das war nicht klug von mir. McGuinness verdrehte die Augen, die Schwester machte sich unauffällig davon. »Sind Sie vielleicht der Meinung, Dr. Haggard«, sagte Cushing mit einer Stimme, die vor eisiger Höflichkeit klirrte, während seine Augen ganz hell wurden vor Ärger, »daß ich mir die Lunge des Jungen aus Spaß ansehen will?«

»Nein, Sir.«

»Aus Zeitvertreib?«

»Nein, Sir.«

»Vielen Dank. Ich bin dankbar für die hohe Meinung, die Sie anscheinend von meiner beruflichen Verantwortlichkeit haben.«

Der Teufel soll dich holen, Cushing, dachte ich, während ich ein paar weitere Spitzen über mich ergehen ließ. Dich und deine harte, kalte, chirurgische Medizin. Welchen Platz gibt es in deiner Art von Medizin für Fürsorge und Menschlichkeit und Mitgefühl? Etwas später verließ ich die Station. Mein nächster Dienst fing erst in zwölf Stunden an, und ich wollte nichts als schlafen. Es schlug gerade Mittag, als ich auf die Treppe vor dem St. Basil's hinaustrat. Der Tag war naß und trostlos. Ich blieb einen Augenblick im Nieselregen stehen, erschöpft, deprimiert und ohne Schirm. Dann schlug ich meinen Kragen hoch und machte Anstalten, zum Bus zu laufen. »Sie werden sich noch den Tod holen«, sagte jemand. Ich drehte mich um. Es war deine Mutter.

Sie trug einen schwarzen Pelzmantel mit einem riesigen Kragen und weiten Ärmeln, hatte einen großen Regenschirm in der Hand und auf dem Kopf einen enganliegenden, dunkelgrünen, turbanartigen Hut, in dem eine Pfauenfeder stak. Sie war im Krankenhaus gewesen, sagte sie, um »Gutes zu tun«. Ihre Augen waren feucht, als hätte sie geweint; in dem großen, schwarzen Pelz wirkte sie sehr traurig und zerbrechlich, aber noch während sie mich betrachtete, mich von Kopf bis Fuß musterte, fing ein Lächeln an, um ihre Lippen zu spielen, und ihr Gemüt hellte sich sichtlich auf. »Sie sehen einfach furchtbar aus«, sagte sie. »Sollen wir irgendwo was trinken?«

Das Hotel war ein elegantes, georgianisches Gebäude, in dem man sie anscheinend gut kannte. Sie gab ihren Schirm, nicht jedoch ihren Pelz ab und führte mich durch eine marmorgeflieste Halle in einen großen, anheimelnden Gesellschaftsraum, der in barocker Manier eingerichtet war. Wir ließen uns in zwei Ohrensessel mit geschwungenen Beinen nieder, unter einer hohen Kastendecke, deren Felder Blätter- und Muschelmotive zeigten. Ein Kellner tauchte lautlos neben ihrem Sessel auf. »Was nehmen Sie, Doktor?« erkundigte sie sich, während sie ihren Mantel öffnete. Ich bat um einen Gin Tonic, sie bestellte das gleiche. Dann seufzte sie und sagte: »Dieser ewige Regen, er ist so deprimierend. Ich wollte Ihnen noch sagen, wie sehr ich unser Zusammensein neulich abend genossen habe. War es für Sie sehr schrecklich?« Während sie das sagte, suchte sie in ihrer Handtasche nach Zigaretten.

»Im Gegenteil«, sagte ich und spürte, wie die Müdigkeit und die Depression der letzten Stunden von mir abfielen. Ich gab ihr Feuer. »Danke, mein Lieber«, sagte sie – mein Lieber! –

und dann: »Und was haben Sie in der Zwischenzeit getrieben?«

»Klinische Medizin«, sagte ich. »Aber ich möchte Sie lieber nicht damit langweilen.«

»Oh«, sagte sie, »ich glaube nicht, daß Sie mich langweilen könnten, ein Mann, der sein Leben dem Vergnügen widmen möchte.« Ein kleines Lächeln, als sie mich mit halbgeschlossenen Augen ansah, und dann, bevor ich antworten konnte: »Wer war der letzte Patient, den Sie gesehen haben?«

»Eddie Bell, Klempnergehilfe. Schwindsucht.«

»Armer Kerl«, sagte sie. »Wie geht es ihm?«

»Er ist tot«, sagte ich, als unsere Gin Tonics kamen.

Der Kellner beugte sich über den Tisch zwischen uns, um die Gläser abzustellen. Mehrere Sekunden lang sagten wir nichts. Der Kellner entfernte sich wieder.

»Tut mir leid«, sagte ich. »Ich wollte Sie nicht vor den Kopf stoßen.«

»Ach, machen Sie sich darüber keine Gedanken«, sagte sie. »Nach all den Jahren mit Ratcliff ist der Tod ein alter Freund.« Sie nippte an ihrem Gin. »Wahrscheinlich hat er Ihnen schon erzählt, daß die Autopsie die Grundlage der Medizin ist.«

»Tut mir leid, aber ich habe nie bei Ihrem Mann gehört.«

»Sie Glücklicher. Entschuldigen Sie, ich möchte Sie durch meine unloyalen Äußerungen nicht in Verlegenheit bringen.« Sie wandte den Blick ab. Ein kurzes Schweigen. Sie hatte wirklich ein wundervolles Profil, die klare Stirn, die kleine, feingeschnittene Nase mit den zarten, papierdünnen Flügeln, das weiße Fleisch ihres Halses! Ich erzählte ihr von Eddie Bell und von dem Versprechen, das ich ihm gegeben hatte, und was geschehen war, als Cushing kam.

Ihre Augen sahen mich liebevoll an. Ich glaubte, ein Sehnen in ihnen zu erkennen, obwohl sie sich (dies erzählte sie mir später, als unsere ersten Eindrücke voneinander ein wichtiges

Thema für uns waren) keiner Sehnsucht bewußt gewesen war, sondern vielmehr Bewunderung empfunden hatte. Sie fand, daß es sehr mutig von mir gewesen war, mich Vincent Cushing zu widersetzen, und sie mochte mich dafür. »Wie wundervoll«, seufzte sie, »einen Arzt von der Medizin als von einer ethischen Aktivität sprechen zu hören.«

»Von der klinischen Arbeit«, sagte ich. Ich glaubte, ihren Gedankengang zu verstehen und war ein wenig alarmiert – ich hatte nicht die Absicht gehabt, Cushings *Ethik* in Frage zu stellen! Ich lenkte ein, sagte etwas Vages über die Notwendigkeit der medizinischen Forschung; eine Ironie, in Anbetracht meiner kürzlichen Auseinandersetzung mit dem Mann. Sie wollte nichts davon hören. Ein ungeduldiges, geringschätziges Schnauben. »Fragen Sie sich denn nie«, sagte sie, »was einen Mann dazu veranlaßt, sein ganzes Arbeitsleben damit zu verbringen, in den kranken Teilen toter Körper herumzustochern? Mein Gott, ich fange schon wieder damit an. Antworten Sie lieber nicht. Ich erzähle Ihnen all meine Geheimnisse, es muß der Alkohol sein, vor dem Mittagessen steigt er mir immer zu Kopf.« Sie fragte mich, wie spät es sei. »So spät schon!« rief sie. »Das hätte ich nicht gedacht! Ich muß mich beeilen!«

Wir trennten uns auf der Treppe des Hotels. Der Regen hatte aufgehört, und eine verwässerte Sonne versuchte, die Wolken zu durchbrechen. Plötzlich waren wir umgeben von der Geschäftigkeit Londons, den Bussen und Taxen und Menschenmengen, und plötzlich war ich unglaublich müde; ich hatte fast zwei Tage nicht geschlafen. Deine Mutter zog ihre Handschuhe an. »Ich habe unser Zusammensein sehr genossen«, sagte sie, als sie sich zu mir umdrehte. »Aber Sie sehen völlig erschöpft aus! Sie müssen sich unbedingt ein Taxi nehmen.«

»Vielleicht tue ich das«, sagte ich, obwohl ich genau wußte, daß ich es nicht tun würde.

»Auf Wiedersehen, Dr. Haggard.«

»Auf Wiedersehen, Mrs. Vaughan.«
Wir gaben uns die Hand.

Als ich später an diesem Abend über unsere Unterhaltung nachdachte, fiel mir ein, was deine Mutter über Ratcliff gesagt hatte. Und ich fragte mich – konnte ich dir von dieser vielsagenden Enthüllung erzählen, ohne dich unnötig zu beunruhigen? Denn wie seltsam war es doch, so dachte ich, daß sie all diese Dinge über die Arbeit deines Vaters gesagt hatte, und mit derartiger Leidenschaft! Oder jedenfalls war es mir damals so vorgekommen (natürlich wußte ich damals nichts über die Ehe deiner Eltern) – meine Geschichte hatte in ihr Ärger ausgelöst, nicht auf Vincent Cushing, sondern auf ihren Mann, auf Ratcliff. Konnte ich dir das sagen? Würde es helfen? Oder warst du (dieser Gedanke kam mir plötzlich) auf *seiner* Seite? Später erzählte sie mir, daß sie zu spät zu ihrer Verabredung zum Lunch gekommen und dann den ganzen Nachmittag durch die National Gallery gewandert war, »ein wenig *distraite*«, wie sie sagte, obwohl sie sich zum betreffenden Zeitpunkt keinen Grund dafür denken konnte. Es war schon nach sechs, als sie in das Haus in den Plantagenet Gardens zurückkam, und als sie die Haustür öffnete, kam dein Vater zum Dinner angekleidet die Treppe herunter. »Liebling, hast du etwas Geld bei dir?« sagte sie. »Mein Taxi wartet draußen.«

»Willst du schon wieder weg?« sagte Ratcliff.

Manchmal konnte sie sehr witzig sein. Sie erzählte mir, daß Ratcliff sie, als sie ins Haus zurückkam, ins Wohnzimmer gerufen hatte, wo er vor dem Kamin stand und die Seiten der *Lancet* umblätterte. Sie blieb in der Tür stehen – ich kann mir den Ausdruck auf ihrem Gesicht vorstellen, die Finger mit der delikaten Aufgabe beschäftigt, ihren Hut abzunehmen –, als Ratcliff ihr seine gewichtige Frage stellte. »Hast du die Piker-Smiths vergessen?« fragte er, ohne den Blick zu heben. Und natürlich hatte sie! Sie hatte die Piker-Smiths total vergessen! Sie war den ganzen Nachmittag nicht in der Küche gewesen, folglich würde Iris völlig hysterisch und das Essen ein einziges Fiasko sein! Ratcliff ließ seine Frage einwirken und sah sie dann über den Rand seiner Brille an. Aber sie wollte ihm die Genugtuung nicht geben, sagte sie zu mir. »Selbstverständlich nicht«, antwortete sie. »Ein wirklich faszinierendes Paar. Das letzte Mal hat er mir etwas so Interessantes über Darmtumore erzählt, wenn ich nur noch wüßte, was es war. Wer könnte die Piker-Smiths vergessen?«

»Wo waren wir stehengeblieben?«

Du hattest angerufen, um zu fragen, ob du nach Elgin kommen könntest, um noch einmal mit mir über deine Mutter zu sprechen. Seit unserer letzten Unterhaltung waren fast zwei Wochen vergangen, und ich hatte schon befürchtet, daß du vielleicht nicht wiederkommen würdest. Du kamst kurz nach meiner Abendsprechstunde, ein wenig atemlos, da du den ganzen Weg den Hügel hinauf geradelt warst. Es war ein schöner Abend, kurz nach dem Abzug aus Dünkirchen, wie ich mich erinnere, denn den ganzen Tag über war der schwarze Rauch brennender Öltanks über den Kanal gezogen, aber als du eintrafst, hatte der Wind die Richtung gewechselt, und der Abend war herrlich. Als du deine Hosenklammern abnahmst und dir dann, schwer atmend und lächelnd, mit der Hand durch das zerzauste Haar fuhrst, schlug ich vor, unsere Drinks draußen zu nehmen. »Wunderbar«, sagtest du.

Wir saßen in den alten, weißen Korbsesseln auf den Steinplatten neben der Hintertür, einen niedrigen Tisch zwischen uns und darauf eine Flasche Gin, eine Flasche Tonic, zwei Gläser und ein Aschenbecher. Die Sonne ging unter, der Himmel war eine sanfte Symphonie aus blauen und grauen Pastelltönen, und davor ein einsamer Wolkenfetzen, der sich zum Wasser hin absenkte, die Unterseite grellrosa verfärbt, wie von einem Ausschlag. Jenseits der Steinplatten war der Garten eine wirre Fülle aus ungemähtem Gras, dazwischen ein großer Rosenstrauch, der über sein Spalier hinauswucherte und von weißen Blüten überquoll. »Wo waren wir stehengeblieben?« sagtest du. »Bei einem Abendessen, Doktor, und meine Mutter war amüsant.«

O je, ich bin manchmal so ungeschickt. Es lag so viel Harmonie und Zufriedenheit in dieser Abendstunde, in der wir beobachteten, wie der Himmel die Farbe wechselte und die Sonne sich einem Meer wie aus poliertem Stahl entgegenneigte, daß ich meinen Entschluß vergaß, dich das Tempo bestimmen zu lassen – ich war, das ist mir jetzt klar, zu leidenschaftlich in der Schilderung meiner Gefühle, es ist eine meiner Schwächen. Ich erzählte dir, wie sie gegen Ende des Abends, als ich in der Eingangshalle meinen Mantel anzog, zu mir trat und mich mit einem kleinen Lächeln, in dem eine Spur von Anzüglichkeit lag, fragte, ob ich jetzt auf die Jagd nach »neuen Vergnügungen« gehen würde. »Nein«, antwortete ich. »Für einen Abend hatte ich reichlich Vergnügen.«

»Das nächste Mal müssen Sie mich mitnehmen«, sagte sie. »Ich scheine überhaupt kein Vergnügen mehr zu kennen.« In diesem Augenblick kam dein Vater mit ihrem Pelzmantel. Sie bedankte sich bei ihm und sagte dann: »Ich habe gerade zu Dr. Haggard gesagt, daß wir dieser Tage anscheinend überhaupt kein Vergnügen mehr kennen.«

»Vergnügen?« sagte Ratcliff und sah mich mit einem jovialen Ausdruck an, der kaum echt gewesen sein kann. »Meine Frau hat bisher nie Interesse an Vergnügungen gezeigt, dafür hat sie viel zu viel zu tun. Ich hoffe, Sie bringen sie nicht auf Abwege, Doktor.«

Ich erkenne ein wütend knurrendes Tier, wenn ich eins vor mir habe; James, vor mir stand ein Mann in einer drohenden Haltung! »Oh, ich kenne mich auf diesem Gebiet auch nicht sonderlich gut aus«, sagte ich, da ich damals nicht den Wunsch hatte, den Chef der Pathologie gegen mich aufzubringen. »Ich bin nur ein Amateur.«

»Ein Engländer und ein Amateur!« rief Ratcliff mit dem für ihn typischen, bellenden Lachen. Er hatte eine Zigarre zwischen den Zähnen, und der Brandy hatte ihn sanfter gestimmt. »Genau wie ich.« Er legte mir eine Hand auf die Schulter, allem Anschein nach eine Geste warmer, männlicher Komplizenschaft, aber ich wußte es besser.

»Ich bin von Amateuren umgeben«, murmelte deine Mutter. »Gibt es denn keinen einzigen qualifizierten Sybariten in diesem Haus?« – an welcher Stelle Daphne Cushing dazwischenplatzte, woraufhin das Ganze in Geplapper und Geplauder versandete.

Woran ich mich, als ich dir diese Szene beschrieb, vor allem erinnere, war der beunruhigte Ausdruck, der auf dein Gesicht trat. War ich zu weit gegangen? Hatte ich unabsichtlich offengelegt, was nur allmählich enthüllt werden durfte, hatte ich alles verraten? Erst in diesem Augenblick wurde mir richtig klar, wie schwierig es sein würde, dir die Geschichte unserer Liebesaffäre zu erzählen, denn kein Kind kann völlig leidenschaftslos bleiben, wenn es um die Untreue der eigenen Mutter geht. Doch weil es wichtig war (so fühlte ich), daß du verstandst, wußte ich, daß ich es tun mußte, aber mit durchscheinender Klarheit, mit zarter, indirekter Offenheit . . . Ich hielt inne, du standst auf, gingst ein paar Schritte den Pfad hinunter, bliebst stehen und blicktest schweigend in die Sonne, die hinter einer Horizontlinie verschwand, die so scharf war wie eine Messerklinge. Ohne dich umzudrehen, sagtest du: »Hat sie sich Ihnen an den Hals geworfen?«

»Großer Gott, nein!«

Hatte ich dir diesen Eindruck vermittelt? Ich stemmte mich aus meinem Sessel und ging zu dir hinüber. Du warst über und über rot geworden, vor Zorn und Verwirrung, wie ein Kind, dem man weh getan hat – ich spürte, wie eine Welle warmen, beschützerischen Mitgefühls in mir aufwallte, und ich umfaßte deine Schultern. »James, James, nein, so war es nicht, verzeihen Sie mir, ich hatte nicht die Absicht, so etwas auch nur einen Augenblick lang anzudeuten, es war nichts dergleichen, nichts dergleichen« – und ich blickte dir mit soviel ernstgemeinter Überzeugung in die Augen, wie ich aufbringen konnte, und hielt deine Schultern fest gepackt und sah schließlich, wie du weicher wurdest. »Glauben Sie mir«, flüsterte ich.

Du wolltest überzeugt werden; du schütteltest den schrecklichen Verdacht ab, der dir durch den Kopf geschossen war. »Tut mir leid.«

»Unsinn«, sagte ich, ließ meine Hände sinken und humpelte zu meinem Sessel zurück. »Kein Grund, sich zu entschuldigen. Trinken Sie aus. Noch ein Glas?«

»Nein«, sagtest du, »ich muß jetzt gehen.« Du zögertest. »Doktor, ich weiß nicht, ob Sie interessiert sind, aber oben in der Messe soll so eine Art Fest stattfinden.«

Jetzt warst du tatsächlich zurückhaltend, verlegen über das, was gerade zwischen uns geschehen war – du warst immer noch rot! Oh, James, ich erwärmte mich mit jedem Augenblick, den wir miteinander verbrachten, mehr für dich – du hattest ihr Gesicht und ihre Anmut, aber ihre Gelassenheit mußtest du noch lernen. »Heißt das, daß Sie mich zu einer Party einladen?« fragte ich.

»Hm, ja, schon.«

»Wo und wann?« fragte ich, und als du es mir sagtest, sagte ich, daß ich, sofern ich nicht in Rufbereitschaft sein müßte, ganz bestimmt kommen würde. Ich war geschmeichelt; außerdem war ich gespannt zu sehen, wie du warst, wenn du mit den anderen Piloten der Staffel zusammenwarst. Ich hatte ein paar von ihnen kennengelernt, und sie schienen mir ein gutes Stück robuster zu sein als du, es fehlte ihnen die schwermütige Komplexität, die mich an dir so faszinierte. War dies, so fragte ich mich, eine Quelle des Unbehagens für dich – warst du die Zielscheibe ihres Spotts – nahmen sie dich auf den Arm –?

Was geschah dann? Sie kam in mein Zimmer. Ich habe dir nie erzählt, daß sie in mein Zimmer kam – wie hätte ich das gekonnt? Aber vielleicht hast du es geahnt. Es war gegen Ende 1937, der Herbst war in den Winter übergegangen, das Wetter war feucht und kalt, und die Alten und Gebrechlichen mit ihrem Rheumatismus, ihrer Grippe, ihrer Arthritis kamen auf der Suche nach Hilfe in Scharen durch die Türen des St. Basil's. Eines Abends war ich in meiner Wohnung in der Jubilee Road, nachdem ich achtundvierzig Stunden ununterbrochen im Dienst gewesen war. Das Gasfeuer brannte, aber es reichte nicht aus, um die Kälte zu vertreiben, und ich trug eine Strickjacke, ein Halstuch und meinen gefütterten Morgenmantel mit dem Paisleymuster. Ich hatte einen absolut gräßlichen Tag hinter mir. Cushing hatte mir mitgeteilt, daß aus mir nie ein guter Chirurg werden würde, und wieder einmal hatte ich mich ernsthaft gefragt, ob er nicht vielleicht recht hatte. Es gab eine gewisse natürliche Gewandtheit im Umgang mit feinen Instrumenten, die mir einfach zu fehlen schien. Ich ging in meinem Zimmer auf und ab, die Hände tief in den Taschen vergraben, rauchte, grübelte, versuchte, warm zu bleiben. Jemand klopfte an die Tür. »Kommen Sie rein, Desmond«, rief ich.

Die Tür ging auf. »Ich bin nicht Desmond« – dieser vertraute Tonfall – und ich wirbelte herum: es war deine Mutter. Wir lagen uns sofort in den Armen – die Tatsache, daß sie *da war*, sprengte die wie auch immer geartete dünne Kruste der Zurückhaltung und der Ehrbarkeit, die noch zwischen uns stand! Wir klammerten uns aneinander. »Es ist etwas passiert«, flüsterte sie.

»Ich weiß.«

Es ist etwas passiert. Mein lieber James, noch nie, so denke ich, haben vier einfache Worte solche Freude im Herzen eines Mannes ausgelöst. Wir klammerten uns in der Mitte meines Zimmers aneinander, wiegten uns leicht hin und her; irgendwann lösten wir uns voneinander. Einen oder zwei Augenblicke blieben wir so stehen, gestrandet in einem seltsamen Nichts zwischen Intimität und Schicklichkeit: es war etwas passiert, ja, aber was immer es war, es mußte erst assimiliert werden. Sie nahm mein Gesicht in ihre Hände und wandte sich dann ab, schlenderte zum Fenster hinüber, zog den Vorhang zur Seite und sah hinaus. Ich nehme an, daß ich ihr einen Drink anbot.

Wir saßen in den Sesseln, die wir dicht vor das Gasfeuer gezogen hatten. Sie behielt ihren Mantel an, umklammerte ihr Glas und starrte in die kläglichen, zischenden Flammen. Sie, die für gewöhnlich so redegewandt war, schwieg jetzt, und ich, dessen anfängliche Erregung durch ihre seltsame, abwesende Stimmung ziemlich gedämpft wurde, beobachtete sie abwartend, bereit, mich ganz nach ihr zu richten. »Es tut mir leid, daß es so kalt ist«, sagte ich schließlich. Sie hob den Kopf. »Hast du die Nachrichten gehört?« fragte sie.

»Ja. Sieht so aus, als ginge es jetzt los.«

»Krieg mit Deutschland. Was für eine gräßliche Vorstellung.«

»Ich bin so froh, daß du gekommen bist. Ich mußte dauernd an dich denken.«

»Ja, ich weiß.« Sie runzelte die Stirn.

»Du weißt?«

Sie nickte. »Mir ist es genauso gegangen.«

Am liebsten hätte ich sie auf der Stelle in meine Arme genommen und ihr vollkommenes Gesicht, und ihren Hals, und ihre Brüste mit Küssen bedeckt. Sie griff nach meiner Hand, nahm sie zwischen ihre beiden Hände und sah mich mit großem Ernst an. »Was sollen wir jetzt machen?«

Ich sah kein Problem. »Feiern?«

Sie fand das nicht amüsant. Sie sah in die Flammen des Gasfeuers, schüttelte den Kopf und stand abrupt auf. »Ich muß gehen«, sagte sie.

»Nein, nicht.«

»Ich muß. Das hier ist verrückt. Was kann schon daraus werden? Ich hätte nicht kommen sollen, es war eine dumme Idee von mir.«

»Es war eine wundervolle Idee. Bitte, setz dich wieder. Fünf Minuten.«

Sie zögerte. »Fünf Minuten.«

Fünf Minuten.

Spuren ihres Parfüms hafteten an meinem Morgenmantel. Ich bemerkte es, als ich, nachdem sie gegangen war, durch mein Zimmer wanderte, dies und das berührte, meine Gedanken und Gefühle in heller Aufregung. Ich hielt den Stoff an meine Nase, und als ich ihr Parfüm roch, wurde die Erinnerung daran wach, wie ich sie berührt hatte, wie warm ihr schmaler Körper unter dem Pelzmantel sich angefühlt hatte, als ich meine Hand zum ersten Mal darunter gleiten ließ. Ich wurde wieder erregt, und kam mir plötzlich eingeschlossen vor, also zog ich meinen Hut und meinen Mantel an und lief nach unten und hinaus in die rauhe, stürmische Nacht und fing an, durch die Straßen zu wandern.

Hinterher hätte ich nicht sagen können, wohin ich ging, oder wie lange. Alles, woran ich mich später erinnern konnte, waren dunkle Straßen mit großen Häusern, die sich in den prasselnden Regenschwaden verloren, Wassermassen, die durch die Rinnsteine rauschten, gelegentlich eine vornübergebeugte Gestalt, die im diffusen Licht einer Straßenlampe vorbeihuschte, einen vor Nässe glänzenden Regenschirm in der Hand. Während ich durch die Nacht lief, den Hut tief in die Stirn gezogen, mit flatterndem Mantel, fühlte ich weder Kälte noch Nässe, denn ich war eingehüllt in die Hitze hervorbrechender Gefühle, die nicht einmal *ansatzweise* nachließen, bis ich schließlich in einem Pub namens Two Eagles landete, nicht weit von der Jubilee Road entfernt, und dort stellte ich mich, tropfend vor Nässe und immer noch in erregter Hochstimmung, an die Theke und bestellte einen doppelten Gin. Da erst sprach ich es aus: Ich liebe sie.

Dies löste eine benommene Verblüffung aus, allein der Gedanke, und ich fand einen kleinen Tisch in der Nähe des Kamins – der Raum war fast leer –, setzte mich, nahm meine Brille ab, um sie mit meinem Taschentuch zu putzen, starrte in die brennenden Kohlen und wiederholte es noch einmal: Ich liebe sie. Ich dachte über diese Tatsache nach. Wie seltsam das alles war. Eigentlich komisch. Wie war es dazu gekommen? Es war ein kleines Wunder, alles in allem, aber da siehst du es, da hast du es, dachte ich. Du liebst sie. Irgendwann hob ich den Kopf, sah mich um und merkte, wie naß ich war; dann fiel mein Blick auf die Uhr hinter der Theke. Ich hätte schon vor zwanzig Minuten im St. Basil's sein müssen!

Die Station war dunkel, als ich ankam, und still, bis auf ein gelegentliches Ächzen oder Schnarchen oder auch einmal ein leises Stöhnen. McGuinness saß mit der Nachtschwester in ihrem Zimmer. Er hatte mir nicht viel zu berichten, und als ich mich dafür entschuldigt hatte, daß ich ihn hatte warten lassen, zog er seinen Mantel an, um zu gehen. »Scheint naß zu sein?« sagte er; ich muß ausgesehen haben wie eine ersäufte Ratte. »Scheußliche Nacht«, sagte ich vage.

Scheußliche Nacht – ja, für McGuinness würde es aussehen wie eine scheußliche Nacht, für alle Welt war es eine scheußliche Nacht, aber für mich, Edward Haggard, nein, keine scheußliche Nacht, eine goldene Nacht, eine gesegnete Nacht. In den Stunden, die folgten, fand ich hier und da kurze Augenblicke, kleine

Inseln der Anmut inmitten der Dunkelheit von Krankheit und Gebrechen, in denen dieses gewaltige Wunder des Herzens mir aufs neue leuchtend vor Augen trat. Zum ersten Mal, seit ich erwachsen war, wußte ich, daß ich eine Frau liebte.

Kurz nach Mitternacht fing es wieder an zu regnen, und es regnete fast bis zum Morgen. Auf der Station war alles ruhig, und ich nahm mir die Zeit, mich ein paar Minuten auf die Stufen vor den großen Portalen des Krankenhauseingangs zu stellen, während der weiße Kittel mir um die Beine schlug, und mein Geist breitete sich über die Stadt aus wie ein riesiger, geflügelter Gott. Ein heftiger Wind wehte, kein Mond war zu sehen, nur übereinandergetürmte, niedrighängende Wolkenbänke, und die Straßen Londons blitzten und blinkten in den herabströmenden Wassermassen; alle paar Augenblicke schleuderte der Wind dichte Regenschwaden gegen die Fenster der schlafenden Häuser, Kohlen zischten in verlassenen Kaminen, wenn der Regen seinen Weg durch die Schornsteine fand. Er strudelte in Gießbächen durch Regenrinnen und Traufen und stürzte sich in die Gullis hinab. Die wenigen Menschen, die in der Stadt unterwegs waren, huschten mit gesenkten Köpfen von Türen zu Taxen, ihre Schirme binnen Sekunden zerknickt und zerbrochen. Es war derselbe Sturm, der schon seit Tagen über die Südküste hinwegfegte; in der Hauptstadt wälzten sich die Bewohner unruhig in ihren Betten, während uralte Menschheitserinnerungen durch die Gewalt des Wetters, das gegen ihre Fenster und Türen hämmerte, in ihnen wachgerüttelt wurden. Deine Mutter erzählte mir, in welcher geistigen Verfassung sie in jener wilden Nacht war. Sie versuchte nicht einmal zu schlafen. Sie saß in ihrem silbernen Morgenmantel auf dem gepolsterten Hocker vor ihrem Frisiertisch, sagte sie, und schminkte sich ab. Ein Feuer brannte im Kamin, zwei Tischlampen verbreiteten ein gedämpftes, warmes Licht. Das Zimmer war mit weichen Teppichen ausgelegt, die Vorhänge waren dick. Es strahlte Wärme, Sicherheit und Behaglichkeit aus, dieses Zimmer, aber die Finger der Gefahr zupften an ihrem Hals – und es *gefiel* ihr, so erzählte sie mir, es gefiel ihr, es gab ihr das Gefühl, lebendig zu sein. Eine seltsame Stimmung, so erzählte sie mir, erfüllt von dieser Erregung, dieser Rastlosigkeit, und von Zeit zu Zeit trat sie ans Fenster und zog die Vorhänge zur Seite und beobachtete, wie der Sturm über die gegenüberliegenden Häuser fegte und überall, die ganze Straße entlang, die nackten Äste der großen, alten Kastanien im Wind schlugen. Dann drehte sie sich um und schlang die Arme um ihren Oberkörper und schloß die Augen und gab sich der Erinnerung an den intensiven, erst kürzlich erlebten sexuellen Genuß hin.

Denn ich war ihr ein guter Liebhaber gewesen. Sie war aus dem Sessel aufgestanden und hatte wortlos meine Hand genommen und mich ins Schlafzimmer geführt, wo sie ohne jede Hast und ohne den Blick von mir zu lösen anfing, sich auszuziehen. Ich hatte natürlich dasselbe getan. Sorgfältig legte sie ihre Kleider und ihre Unterwäsche auf meinen Stuhl. Dann schlüpften wir gemeinsam unter die Decken. Mein Puls ging sehr schnell. Ich nahm sie in die Arme, und ihre Haut fühlte sich an meiner eigenen Haut weich wie Seide an. Ich fing an, ihr Gesicht und ihren Hals zu küssen, und als ich den Kopf von ihren Brüsten hob, sah sie (das erzählte sie mir später) meine Augen, und nie, so sagte sie, würde sie den Ausdruck vergessen, der in diesem Augenblick in ihnen lag, den äußersten Überschwang der Gefühle, die Liebe! Irgend etwas in mir schrie auf, als ich in sie eindrang, und in den wenigen, zeitlosen Augenblicken, die folgten, erlebte ich ein Gefühl der Verschmelzung und der Vollkommenheit, wie ich es noch nie zuvor erlebt hatte und bis zu meinem Tod nie wieder erleben werde. Es war das erste Mal, daß ich richtig mit einer Frau schlief.

Später, in ihrem Zimmer, hörte sie, wie Ratcliff nach oben

kam, um zu Bett zu gehen, hörte ihn den Treppenabsatz überqueren und direkt in sein Zimmer gehen, und das war ungewöhnlich, denn normalerweise hatte er die Angewohnheit, an ihre Tür zu klopfen, sie einen Spalt weit zu öffnen und ihr ein »Schlaf gut« zuzuflüstern. Es gefiel ihr, daß er das tat, sagte sie, aber an diesem Abend tat er es nicht, und sie war dankbar dafür, gleichzeitig aber war ihr auch unbehaglich zumute. Plötzlich wirkte die ganze Welt zerbrechlich. Plötzlich schien alles zu beben, so als fänden drei Straßen weiter gewaltige Explosionen statt. Sie lehnte sich an die Wand ihres Zimmers, sagte sie, drückte sich mit ihrem ganzen Körper dagegen, um zu spüren, wie solide sie war. Sie setzte sich an den Frisiertisch und starrte ihr Spiegelbild an. Wir müssen vorsichtig sein, sehr, sehr vorsichtig; wir dürfen nie einen Fehler machen; es gibt Möglichkeiten, diese Dinge zu tun. Es ist gefährlich, aber die Gefahr läßt sich in Grenzen halten. All das erzählte sie mir später.

Am nächsten Morgen hatte der Sturm sich ausgetobt, und sie erwachte in einer Welt, die sich so fest und stabil und dauerhaft anfühlte wie immer. Sie frühstückte allein; Ratcliff war schon ins Krankenhaus gegangen, und du warst natürlich im Internat. Sie aß einen schmalen Streifen Toast mit Butter und einem Hauch Orangenmarmelade und trank eine Tasse Kaffee – ich war begierig, jedes kleinste Detail dieser Stunden zu erfahren! Die ängstliche Unruhe, die sie in der Nacht empfunden hatte, war verschwunden, erzählte sie mir. Sie fühlte sich froh und leicht. Es war ein naßkalter, ungemütlicher Morgen, aber der Himmel war klar.

Oh, die Phantasie eines liebenden Mannes ist ein wild wuchernder Dschungel aus üppigen, schnell wachsenden Lebensformen! Ich hatte mit deiner Mutter geschlafen. Jetzt, noch ohne die essentielle Komplexität der Situation voll zu erfassen, fing ich an, in üppigen Tagträumen zu schwelgen, die allesamt von ihr handelten. Sie war für mich eine Gestalt von schimmernder Schönheit. Sie war die Schönheit selbst, sie war die Vollkommenheit; ich lebte nur dafür, sie wiederzusehen, und obwohl dies erst mehrere Tage später der Fall war, war das Warten, zumindest zu Anfang, weniger quälend, als du es dir vielleicht vorstellst: der Rauschzustand, der sich allein von der *Vorstellung* nährte, daß ich sie liebte, war noch nicht verflogen. So gewaltig, so stark war dieses Gefühl, und ich davon so bezaubert, daß alles andere nur Detail war, nicht wert, auch nur bemerkt zu werden; ich befand mich in einem Zustand der Verzückung.

Ich erinnerte mich an eine bestimmte Geste von ihr; an die Art, wie sie das Kinn hob und mich gleichzeitig aus halbgeschlossenen Augen ansah; und dann kam das Lächeln, die Komik des Wiedererkennens, denn es war ein Witz, so hatten wir beschlossen, daß wir einander gesehen hatten und einander erkannt hatten, und wir sagten tatsächlich zueinander: ich habe dich mein ganzes Leben gekannt, und jetzt bist du endlich da. Und ich frage mich – wenn ich gewußt hätte, daß die Komödie so enden würde, wie sie es tat, hätte ich mich dann anders verhalten? Wäre ich vor ihr geflohen und hätte mich mit einer Leidenschaft, die ich nicht mehr empfand, in die Medizin gestürzt? Wäre ich völlig in der Medizin aufgegangen und hätte mich auf diese Weise vor ihr versteckt? Ich glaube nicht. Erinnerst du dich an Hopkins, an das Gedicht über den Geist, der voll von Schroffen ist, Abstürzen, »nackt, nie-erklaftert, groß?« Und am Ende heißt es:

> Hier! Magst du dich kauern,
> Tropf, unter Trost, Schirm im Orkan: dein Wachen
> erstirbt im Schlaf, solch Sein in Todesschauern.

Nun, kein Kauern für mich! Kein Trost für mich im Orkan! Das war es, was ich fühlte. Deine Mutter und ich hatten ein und dieselbe Seele. Wir wurden von einer unerbittlichen Macht zueinander hingezogen. Es hätte nicht anders kommen können, als es kam. Sie hatte gesagt, »es« sei ihr genauso ergangen, und das war alles, was ich wissen mußte; es machte mich so überschwenglich, daß ihre tatsächliche Gegenwart fast zuviel gewesen wäre; es war genug, das Gefühl zu hegen.

Ich sehe mich in meiner Wohnung in der Jubilee Road. Eigentlich müßte ich schlafen, kann aber nicht. Ich laufe auf dem fadenscheinigen Teppich auf und ab, ich bleibe am Fenster stehen, ziehe die Vorhänge auf und sehe hinaus – vielleicht wird sie noch einmal zu mir kommen, vielleicht werde ich sehen, wie sie unten aus einem Taxi steigt –? In diesem Augenblick biegt tatsächlich ein Taxi in die Jubilee Road ein und nähert sich dem Haus, und plötzlich bin ich überzeugt, daß *sie es ist* – sie ist es, sie kommt zu mir zurück –, aber das Taxi fährt vorbei, ohne anzuhalten, und ich lasse den Vorhang zurückfallen, laufe wieder auf und ab, bleibe vor der Skizze einer Seelandschaft bei Sonnenuntergang stehen. Ich würde gerne ins Two Eagles gehen und mir einen doppelten Gin bestellen und auf diese Weise den Augenblick, in dem mir zum ersten Mal aufging, daß ich sie liebte, noch einmal durchleben, aber ich kann das Zimmer nicht verlassen, aus Angst, daß sie kommen könnte, während ich weg bin.

Ich lasse mich niedergeschlagen in einen Sessel fallen und döse eine Weile vor mich hin. Ein Klopfen an der Tür weckt mich. Ich springe auf – durchquere das Zimmer – reiße die Tür weit auf – es ist Desmond Kelly, der Mann meiner Vermieterin. Was sah dieser freundliche Mann in diesem Augenblick? Er sah eine Tür, die mit Gewalt aufgerissen wurde, und vor sich, eine Hand auf dem Türknauf, die andere an den Türrahmen geklammert, so als würde das ganze Gebäude sonst zusammenstürzen, einen wildäugigen Engländer im Morgenmantel. Desmond Kelly war voller Verständnis. Er wußte um die grundlegende Widersprüchlichkeit der menschlichen Natur. »Soll ich später wiederkommen, Doktor?« fragte er mit seiner weichen, singenden Stimme (er war aus Cork und Republikaner).

»Was gibt's denn?« rief ich.

»Meine Frau läßt fragen, ob sie morgen früh Ihr Zimmer machen soll?«

»Ja!« rief ich. »Kein Brief, Desmond? Keine Nachricht für mich?«

»Nein«, sagte er dramatisch. »Keine einzige, Doktor.«

Ich fuhr mir mit der Hand durchs Haar und runzelte die Stirn. »Danke«, sagte ich, ging mit hängendem Kopf in mein Zimmer zurück und fühlte mich von Gott und aller Welt verlassen. Der Liebende ist eine wahrhaft komische Figur, aber die Liebe kann ihr Wesen verändern. Sie trägt den Keim der Tragödie in sich.

Die Zeit verging. Nicht viel Zeit, nach normalen Maßstäben gemessen, aber nach der Uhr in meinem Herzen – Zeitalter, Äonen, ganze Ewigkeiten. Ich mußte sie unbedingt wiedersehen. Ich mußte meine Liebe an ihrem Wesen nähren, so als sei diese Liebe ein gefräßiger Parasit, der sich, wenn er sich nicht an ihr nähren konnte, statt dessen über seinen Wirt hermachen und ihm Todesqualen bereiten würde. Ich litt Todesqualen. Sie zu vermissen war kein Zustand stiller Melancholie, sondern etwas Aktives, verbissen Energisches. Es kam ein Augenblick, in dem ich plötzlich dachte, daß sie sich deshalb nicht bei mir meldete, weil sie tot war. Dieser Gedanke wurde in kürzester Zeit zur Gewißheit, und ich fing an, um sie zu trauern, und jetzt – grausamste aller grausamen Ironien – hatte ich das Gefühl, sie verloren zu haben, bevor ich sie auch nur gekannt hatte – Trauer ohne auch nur den Trost der Erinnerung! Das Problem war, daß ich sie nicht erreichen konnte. Der Gedanke, ihr zu schreiben oder sie anzurufen – jedes derartige Unterfangen war gefährlich, hatte sie nicht ausdrücklich gesagt, ich dürfe es nicht einmal versuchen?

In der Zwischenzeit arbeitete ich weiter, funktionierte so gut es eben ging. Eine ältliche Prostituierte namens Belle Sylvester wurde eines Nachts im Koma in einer Gasse aufgefunden und ins St. Basil's gebracht. Wir waren damit an der Reihe, die Fälle aus der Notaufnahme zu übernehmen, und so kam es, daß ich sie behandeln mußte. Eine erste, flüchtige Untersuchung auf der Station gab mir keinen wirklichen Hinweis darauf, was mit ihr los war, obwohl einiges, nachdem ich alle anderen möglichen Ursachen eines Komas ausgeschlossen hatte, auf Meningitis deutete. Und so war ich, sehr gegen meinen Willen, gezwungen, eine Lumbalpunktion durchzuführen.

Die Nachtschwester rollte Wandschirme um das Bett, drehte die bewußtlose Belle Sylvester auf die Seite und drückte ihr den Kopf auf die Knie. Belle war eine große Frau, fleischig und rosig. Ich setzte mich auf einen Stuhl neben dem Bett und runzelte voller Unbehagen die Stirn – ich hasse Lumbalpunktionen, sie sind so verdammt knifflig. Ich reinigte die Haut um die Einstichstelle herum, bepinselte sie mit einem Antiseptikum und legte sterile Tücher über Belles breiten Rücken, so daß nur eine kleine Stelle freiblieb. Dann nahm ich die große Hohlnadel zur Hand und stach sie so behutsam wie irgend möglich ein. Sie schien glatt einzudringen, bis plötzlich – und das war es, was ich befürchtet hatte – ein gräßliches Schaben zu hören war – ich hatte den Knochen getroffen. Ich hob den Kopf, sah die Schwester an und zog die Nadel wieder heraus. »Unmöglich«, murmelte ich, richtete mich einen Augenblick auf, knöpfte meinen weißen Kittel auf, schlug ihn nach hinten und beugte mich wieder vor, um die Nadel erneut einzustechen, »die Nadel – korrekt einzuführen – wenn sie so –

zusammengekrümmt ist – *verdammt*!« Wieder das schabende Geräusch – wieder zog ich die Nadel zurück. Ich fuhr mir mit der Hand über die Stirn, atmete ein paarmal tief durch, versuchte, meine Müdigkeit abzuschütteln. Einen kurzen Augenblick lang dachte ich an deine Mutter, und der Penis in meiner Hose regte sich. Das Problem war, daß ich, wenn ich auf der Suche nach dem winzigen Knochenspalt, der durch die Wirbelbögen gebildet wurde, die Nadel zu tief einstach, ein lebenswichtiges Organ durchbohren und die Frau umbringen konnte. Ich führte die Nadel noch einmal ein und wurde dieses Mal von einem schwammigen Gefühl belohnt. »Ja«, murmelte ich, zog den Kolben vorsichtig zurück, bis ein paar Tropfen Rückenmarksflüssigkeit in die Spritze flossen, und stand auf; wieder schoß mir das Bild deiner Mutter durch den Kopf, und für eine Sekunde war ich in einer völlig anderen Welt.

Dein Vater sprach über tote Körper. »Was Sie hier sehen, ist eine Hypostase, meine Herren«, sagte er gerade. »Beachten Sie die Verfärbung der Haut.« Er war ein fetter, von sich selbst eingenommener Mann, der Zigarren rauchte, um den Geruch der Leichen, mit denen er arbeitete, zu überdecken. »Sie setzt etwa dreißig Minuten nach Eintritt des Todes ein und ist nach sechs bis acht Stunden abgeschlossen. Verursacht wird sie dadurch, daß das Blut nach unten sinkt und sich in den tiefer gelegenen Kapillargefäßen sammelt, was dazu führt, daß die oberen Körperflächen fahl wirken. Sieht erst rosa aus, wird dann rasch dunkler und ist zum Schluß violett.« Er deutete mit schnellen, abgehackten Handbewegungen auf den klaffenden Leichnam vor ihm, wie ein Mann, der ein Orchester dirigiert. »Eine weitere Besonderheit des toten Körpers, meine Herren, ist das Sichtbarwerden eines Netzwerkes bläulicher, dendritischer Adern dicht unter der Haut. Es tritt im allgemeinen dann in Erscheinung, wenn die Verwesung bereits fortgeschritten ist.« Er hielt einen Augenblick inne, um stirnrunzelnd seine Zigarre wieder anzuzünden. »Beachten Sie auch das Abstoßen der Haut und die Bildung von Leichenwachs. Dies geschieht, wenn Fettgewebe in Fettsäure umgewandelt wird. Außerdem werden Sie sehen, wie der Körper anschwillt, was darauf zurückzuführen ist, daß bei der Verwesung Methangas gebildet wird. Sie werden verflüssigte Augäpfel sehen, Sie werden sehen, wie die Haut blasig wird, Sie werden erstaunliche Farbveränderungen sehen, Maden, Sie werden sogar Leichen sehen, die einfach platzen. Sie werden sich nie wirklich darauf verlassen können, daß die Toten das tun, was Sie von ihnen erwarten; alles hängt ab von der Temperatur, der Luftfeuchtigkeit, Insekten, Bakterien, oh, einer Vielzahl von Faktoren.«

Ich war unten in der Pathologie, um mich zu erkundigen, was in Eddie Bells Lungen gefunden worden war. Dein Vater befand sich im Sektionsraum, stand in einer schwarzen Gummischürze am Seziertisch, die Ärmel hochgekrempelt, die großen Hände ohne Handschuhe, und sprach zu einem halben Dutzend Medizinstudenten. Auf dem Seziertisch (Stahl, mit einer Rinne in der Mitte und einer Öffnung, durch die die Körperflüssigkeiten mit dem Schlauch weggespritzt wurden) lag, mit weit geöffnetem Brustkorb, der blasse Leichnam von Eddie Bell. Außerdem gab es einen Glasschrank mit Instrumenten (Messer, Sägen, Knochenzangen), mehrere Metallhaken, an denen Gummischürzen hingen, und einen Tisch mit stählernen Schalen für Gewebeproben, an dem der Assistent deines Vaters, ein wieselgesichtiger, allmählich kahl werdender Kerl namens Miggs mit einem Stück von Eddies Lunge herumhantierte. Es war ein kleines, beengtes, niedriges Kellerzimmer mit einem schmalen, vergitterten Fenster hoch oben in der einen Wand, durch das ein wenig Licht einfiel und durch das man Füße sehen konnte, die den Hof draußen überquerten. Es war kalt und stank nach Formalin. »Die Pathologie macht die

Physiologie erst möglich«, sagte dein Vater, »und zwar in dem Sinne, meine Herren, daß organische Funktionen erst dann offenbar werden, wenn sie versagen.« Während ich geduldig dastand und darauf wartete, daß er einen Augenblick Zeit für mich fand, erinnerte ich mich an die Worte deiner Mutter. »Fragen Sie sich denn nie«, hatte sie gesagt, »was einen Mann dazu veranlaßt, sein ganzes Leben damit zu verbringen, in den kranken Teilen toter Körper herumzustochern?« Ich konnte ihre Stimme hören, ihre Augen sehen, meine Lippen auf ihrer seidigen Haut fühlen; und James, in diesem Augenblick empfand ich deinem Vater gegenüber zum ersten Mal wirkliche Feindseligkeit.

Ich habe mich oft gefragt, was für eine Art von Vater er dir gewesen sein *kann*. Du warst ein komplizierter Junge, empfindsam, poetisch – was hat er dir alles angetan, dieser Schlächter von einem Mann? Es überrascht mich nicht, daß du dich so sehr mit deiner Mutter identifiziertest, du erkanntest ihre Anmut und fühltest dich davon angezogen, und abgestoßen (obwohl du dir das selbst vielleicht nie eingestanden hast) von deinem Vater und seiner Beschäftigung mit dem Tod, von allem, was er verkörperte. Aber falls durch irgendeinen Zufall – dies waren meine Gedanken an dem Abend, an dem du mich gefragt hattest, ob sie sich mir »an den Hals geworfen« hätte – deine Sympathien doch bei ihm lagen – würdest du mich im schwärzesten Licht sehen. Wenn ich dir alles sagen sollte, wie es meine Absicht war, so mußte das allmählich geschehen, das wußte ich, nicht alles auf einmal. Ich mußte langsam und behutsam ein Bild von der Ehe deiner Eltern zeichnen, ein Porträt, das dich, wenn es subtil genug war, und genau genug, unweigerlich dazu bringen würde zu verstehen, wie unglücklich deine Mutter war – und welche Ursachen dieses Unglück hatte – und meine eigenen, letztendlich erfolglosen Bemühungen, dieses Unglück zu lindern und ihr das Leben der Hoffnung und der Freude zu bieten, das sie verdiente und zu dem dein Vater ihr den Zugang versperrte. Dies war, wie gesagt, meine Absicht, und wenn ich sie nicht erfüllt habe, so liegt der Fehler nicht bei mir, sondern irgendwo in der verworrenen Kette der Umstände und Zufälle, die uns hierher führte, zu diesem Augenblick.

Die verworrene Kette. Ich hebe den Kopf. Tränen laufen über mein Gesicht. Flugzeughallen am Rand des Flugfeldes, lange, niedrige Gebilde, die im schwindenden Tageslicht immer undeutlicher werden. Gestalten, die über das Gras auf uns zulaufen und mit den Armen fuchteln; undeutliche Rufe dringen an mein Ohr. Drüben, auf der anderen Seite, die Flak, der Gefechtsstand, dahinter Bäume, ein Kirchturm, wie vor den Abendhimmel hingeschmiert. Manchmal ist es schwer zu glauben, daß wir Krieg haben, hier oben auf den Downs, inmitten dieser sanften, grasbewachsenen Hügel, wo Schafe und alte Feldsteinmauern und die gelegentlichen Skelette von Eichen oder Ulmen die Landschaft charakterisieren: das hier ist Farmland, Weideland . . .

Im nachhinein scheint die ganze Folge der Ereignisse – alles, was geschah, seit ich anfing, hier unten Medizin zu praktizieren – nur eine Art Vorspiel zu deiner Ankunft gewesen zu sein. Als sei ich hierher geschickt worden, um Zeuge zu sein – für was? War das, was mit deinem Körper geschah, nur ein seltenes und seltsames, wissenschaftlich aber durchaus erklärbares medizinisches Phänomen? Oder war es etwas viel Seltsameres, viel Wundervolleres? Selbst jetzt bin ich unschlüssig. Selbst jetzt kann ich nicht sicher sein. Was ich am Morgen glaube, ziehe ich am Abend in Zweifel. Wessen ich abends sicher bin, ist am Morgen Phantasterei. Wie der Gedanke, daß ich hierher *geschickt* wurde. Ich bin Arzt, sicher, aber muß das notwendigerweise den Glauben an ein Schicksal ausschließen?

An einen höheren Plan? Ein Muster? Manchmal neige ich dazu, »nein« zu denken. Manchmal neige ich dazu, an der verworrenen Kette zu zweifeln, am zufälligen Gewebe aus Umständen und Zufällen. Manchmal neige ich dazu zu glauben, daß der ganze Sinn und Zweck meines Lebens darin bestand, mich zu *genau diesem Augenblick* zu führen – hierher – zu dir – in der Dämmerung – im Schatten einer brennenden Spitfire.

Es war der Frühling des Jahres 1939. Ich glaubte, auf dem Weg der Besserung zu sein. Mein erster schrecklicher Winter in Elgin war vorbei, das Wetter wurde besser, und ich versuchte, so oft wie möglich aus dem Haus zu kommen, um am Strand spazierenzugehen und die gute Seeluft einzuatmen. In diesem Frühling entdeckte ich eine Methode, die hölzerne Treppe die Steilwand hinunter zu bewältigen, die Spike anscheinend tolerieren konnte. Sie bestand darin, daß das gute Bein zuerst kommen, ich mich seitlich fortbewegen und häufige Pausen einlegen mußte. Das Ganze war zeitaufwendig, ermüdend und unbequem, aber es lohnte sich: der Strand war am frühen Abend normalerweise verlassen, und ich konnte in aller Ruhe dahinwandern und mit meinem Stock zwischen den Muscheln und dem Seetang und den gelegentlichen Teilen von Fischereigerätschaften herumstochern, die die Nachmittagsflut angeschwemmt hatte. Es gab einen flachen Felsen, auf dem ich gerne saß und eine Zigarette rauchte und beobachtete, wie die Sonne unterging, und mein schlimmes Bein ausstreckte und Spike eine Ruhepause gönnte und über den Tag nachdachte und zusah, wie die Schatten länger und das Meer dunkel wurden, während die Spalten und Höhlungen der Steilwand hinter mir sich im Dämmerlicht schwarz verfärbten. Ich ging nicht denselben Weg zurück, den ich gekommen war, sondern nahm einen Pfad, der einigermaßen sanft zur Straße hin anstieg, und dann folgte ich der Straße bis auf die Höhe der Steilküste und weiter nach Elgin.

Nur daß Spike mich für diese Anstrengung bezahlen ließ. Am Abend befand ich mich von Schmerzen gepeinigt im Halbdunkel des Sprechzimmers. Neben mir stand eine stählerne Schale, nierenförmig, in der meine große Injektionsnadel lag; und eine Ampulle Morphium. Ich sägte sie an und brach sie ab. Zog die Flüssigkeit in den Kolben – ein oder zwei Spritzer, um die Luft herauszupressen –, und von der erhobenen Nadel spritzen Tröpfchen im Zwielicht. Die Jacke über die Schulter gehängt, sitze ich auf der Kante meines Schreibtischs, krempele meinen Ärmel hoch und binde den Stauschlauch aus Gummi zu, bis sich die Venen an der Innenseite meines Arms dick unter der Haut abzeichnen. Ein schnelles Betupfen, die Faust fest geballt, dann gleitet die Nadel hinein, und der Kolben wird sorgsam heruntergedrückt. Nach wenigen Augenblicken klappert die Spritze zurück in die Schale, und der Stauschlauch wird auf den Schreibtisch geworfen. Den Ärmel immer noch hochgekrempelt, die Jacke immer noch über der Schulter, begebe ich mich langsam nach oben. Irgendwo im Haus schlägt eine Uhr leise die halbe Stunde; abgesehen davon ist alles still.

Ich erinnere mich, daß es in jenem Frühling einen Abend gab, an dem ich mich für eine Dinnerparty ankleidete, die Hugh Fig und seine Frau veranstalteten. Ich hatte keine Lust hinzugehen, sah aber keine Möglichkeit, aus der Sache herauszukommen – und ich frage mich jetzt, *wieso* muß das alles sich in meinem Gedächtnis festklammern, jede verdammte Einzelheit – wieso kann ich nicht *vergessen*? Weil, so vermute ich, dies die erste Dinnerparty war, an der ich seit der bei den Cushings teilnahm, und mein Herz und mein Geist waren in der Zwischenzeit so vollkommen von den Erinnerungen an deine Mutter vereinnahmt worden, daß es auf der Welt kaum noch etwas gab, das keinen Schmerz auslöste. Ich erinnere mich, daß ich meinen Schrank öffnete und meinen Smoking herausnahm und mir mit schmerzlicher Klarheit bewußt wurde, wann ich ihn das letzte Mal getragen hatte – aber was für ein anderer Mann sah mir jetzt aus dem Spiegel in der Schranktür entgegen! Ich war in Unterhemd und Hose, die Hosenträger schlakkerten mir um die Beine, mein Stock hing an einem Stuhl in der Nähe, und was für eine knochige Kreatur ich geworden war, dachte ich, als ich den verwüsteten, zotteligen, viel zu großen Kopf über den knochigen, schmalen Schultern und der eingesunkenen, haarlosen Brust betrachtete; und ich dachte an die Tage vor Spike, als ich nicht hager, sondern drahtig war, als harte Arbeit für eine deutlich ausgeprägte Muskulatur an meiner schmalknochigen Gestalt sorgte, als wenigstens deine Mutter trotz meiner unglücklichen Proportionen Gefallen an meinem Aussehen zu finden schien. Schwer, sich vorzustellen, daß mein Aussehen jetzt noch irgendwem gefallen könnte, dachte ich. Ich sah jetzt mickrig aus. Ich sah aus wie eine Garnele, eine Garnele mit Haaren.

Aber oh, kein jämmerliches Gewinsel an diesem Abend, Spike war zum Schweigen gebracht worden, und während ich mich ankleidete, fing ich an, ausgelassen zu sein. Ich schlüpfte in das Smokinghemd und knöpfte es zu, und während meine Finger Kragen und Manschetten geschickt mit den entsprechenden Knöpfen versahen, sah ich, wie die vertraute Verwandlung ihren Anfang nahm, der vertraute Zauber, den dieses Ritual ausnahmslos bewirkt, die Metamorphose einer Garnele in einen Mann im Abendanzug. Ich zog die Lackschuhe an und band die schwarze Fliege. Kummerbund? Eher nicht, dachte ich, aus der Überzeugung heraus, daß die Gesellschaft des Abends gute Schneiderarbeit kaum zu würdigen wüßte. Ein letzter Blick auf mein Profil im Spiegel, und wie lautete noch dieser schöne Satz von Max? »Alle feinen Geister nehmen eine indirekte Haltung zum Leben ein.«

Ein paar Minuten später zwängte ich mich hinter das Steuer

des Humber und bog von der Auffahrt auf die Küstenstraße. Die Sonne war untergegangen, und der Anblick des Meeres befeuerte meine Sinne mit Jubel: es war wie eine Haut aus geriffeltem, schwarzem Satin, und das Mondlicht überflutete es wie goldenes Öl. Beim Fahren kurbelte ich das Fenster herunter und lauschte seiner ruhigen Stimme, seiner leisen Symphonie, dem Wispern und Zischen, mit dem es gegen die Felsen am Fuß der Steilwand rollte und murmelte und lappte. Auf der anderen Seite von Griffin Head bog ich in die Auffahrt zur Villa der Figs ein.

Aus dem Auto, zur Haustür, kaum hatte ich geklingelt, als mir auch schon von einem Hausmädchen geöffnet wurde, und dann tauchte Hugh Fig hinter dem Mädchen auf, hieß mich herzlich willkommen und führte mich durch die Eingangshalle. Ein großer, schlaksiger Mann, wie ein Reiher. Ich mochte ihn. »Was für ein Gift nehmen Sie, Doktor?« erkundigte er sich. Was war es noch, was Barbey über die Briten gesagt hatte? »Ein Volk des Nordens, lymphatisch und blaß, wie ihre Mutter, die See, doch lieben sie es, ihr Blut an der Flamme des Alkohols zu wärmen.« Großartig.

»Gin Tonic, wenn es recht ist.«

Drei oder vier Personen befanden sich im Wohnzimmer. Hugh stellte mich zuerst seiner Frau Jean vor, einer nervösen Frau von etwa vierzig Jahren mit einer leicht gelblich verfärbten Haut, die auf ein Leberleiden schließen ließ. Als wir uns die Hand reichten, fragte ich mich beiläufig, wie ihr Urin aussah. Das andere Paar waren die Piker-Smiths, Harold und Vera. Der Name kam mir bekannt vor. Er war Arzt, ein langweiliger Mensch mit einer Praxis in Wimbledon. Sie war groß und dünn, hatte Zähne wie ein Pferd und überschüttete mich mit einem enormen Wortschwall. Sie drückte mir energisch die Hand und neigte sich mir entgegen wie ein vom Wind geschüttelter Baum. »Dr. Haggard!« rief sie. »Ich habe mich so darauf gefreut, Sie kennenzulernen! Ich glaube nämlich, daß wir gemeinsame Bekannte haben.« In diesem Augenblick fiel mir ein, daß ihr Mann etwas mit dem St. Basil's zu tun gehabt hatte. »Fanny Vaughan – Sie kennen doch Fanny, nicht wahr?«

Ich antwortete nicht – ich konnte nicht antworten! Meine Augen wurden feucht. Sie hatte gleich mit ihrem ersten Pfeil ins Schwarze getroffen. Diese eine Bemerkung schaffte mich für den Rest des Abends.

Kurz nach halb elf war ich wieder in Elgin und begab mich auf der Stelle ins Sprechzimmer. Dann ging ich nach oben ins hintere Schlafzimmer, hängte meine Smokingjacke auf, band meine Fliege ab, lockerte meinen Kragen und trat ans Fenster. Meine erste Empfindung war die vollkommener Erleichterung: ich war diesen gräßlichen Leuten entronnen, und als ich dort stand und auf das mondbeschienene Meer hinaussah, ließ das schreckliche Gefühl des Verlustes und der Sehnsucht, das Vera Piker-Smiths Frage ausgelöst hatte, ein wenig nach. Ich lehnte mich an den Fensterrahmen, verlagerte mein Gewicht auf mein gutes Bein, legte den Kopf an die Fensterscheibe und schlug mehrere Male mit der rechten Hand sanft gegen die Wand, während eine Art trockenes, gequältes, schluchzendes Geräusch aus meiner Kehle drang. O Gott. Wann war ich zu einem solchen Narren der Liebe geworden? Es war auf jener Beerdigung gewesen, die Saat war an jenem Tag gesät worden, damals hatte sie angefangen zu wachsen, tief unten in der dunklen Erde meines Herzens, und ich war ohne jeden Verdacht gewesen, bis sie hervorbarst, kräftig und vital in ihrer Reife – o *Gott*! Ich hob den Kopf, schüttelte ihn energisch und blies die Luft aus meinen Lungen wie ein Walroß. Der Wind hatte sich gelegt, der Mond versteckte sich hinter einer dunklen Wolke; der Himmel war übersät von Sternen. Ich konnte keinen Moment länger im Haus bleiben. Ich riß die Smokingjacke von der Stuhllehne, nahm meinen Stock und polterte so hastig, wie es mir möglich war, die Treppe hinunter und durch die Hintertür auf den Pfad, der durch das Tor am Ende des Gartens zum Rand des Steilufers und zur Treppe hinunter zum Strand führte. Ich hatte sie noch nie bei Nacht in Angriff genommen, erst in der letzten Woche war ich dahintergekommen, daß Spike den Abstieg tatsächlich bewältigen konnte, aber in meiner Verzweiflung, *raus*zukommen, *weg*zukommen, ans Wasser zu kommen, überall zu sein, nur nicht in Elgin, eingeschlossen mit meinen verdammten Erinnerungen, meinen verdammten *Gefühlen* – kam ich nicht einmal auf den Gedanken, daß die Treppe um Mitternacht ein größeres Problem darstellen könnte als in der Dämmerung.

Zuerst tat sie das auch nicht. Immer noch in einem Zustand, der an Panik grenzte, schleifte ich Spike das erste Dutzend Stufen hinunter, bevor ich stehenblieb, um wieder zu Atem zu kommen. Und dann war ich mir ganz plötzlich und eindringlich erstens der Dunkelheit bewußt, und zweitens des Geräuschs des Meeres, das gegen den Strand tief unter mir krachte, und ich sah, daß seine schwarze, wogende Oberfläche, und die glänzenden Felsen, und der Sims der Kieselsteine, und der Streifen aus hartem, feuchten Sand, daß all das einzig im Licht der Sterne kaum auszumachen war. Aber was mir noch eindringlicher zu Bewußtsein kam, war das überwältigende Gefühl, ein unbekanntes und möglicherweise gefährliches Gebiet betreten zu haben; die Steilwand, die mir bei Tageslicht so vertraut war, war nun eine schwarze Masse aus Schatten, in die mein erregter Geist sofort und gegen meinen Willen seine eigenen Schrecken projizierte. Zum ersten Mal fühlte die Steilwand sich lebendig an, fremd, feindselig – wohlwollende Beobachter bei Tag, diese Bollwerke, waren sie jetzt Monster, lebende Ungeheuer, die sich Tausende von Jahren aufgebäumt und aufgetürmt hatten, und es schien mir, als hätte ich, indem ich den oberen Rand der Steilwand verließ und mit diesem Abstieg begann, alles Licht und alle Sicherheit aufgegeben und mich – was? – überlassen? Der Dunkelheit? Der Nacht? Ich lachte laut auf, aber der dünne Klang dieses Lachens wurde auf der Stelle verschluckt und ließ mich ebenso trostlos zurück wie zuvor. Ich setzte meinen Abstieg fort.

Oh, was machst du da, fragte ich mich selbst. Hat das alles nicht etwas überaus Lächerliches – du fütterst deine Besessenheit von dieser Frau mit Morphium, bis du nicht mehr in der Lage bist, an etwas anderes auch nur zu denken, du kannst nicht schlafen, du kannst nicht einmal im Haus bleiben – als sei Elgin dein Kopf, dein Geist – als könntest du, indem du aus Elgin fliehst, den Gedanken und Gefühlen und Erinnerungen entfliehen, die sich *in* diesem Geist unablässig drehen und überschlagen, unablässig – das alles ist kein bißchen romantisch! Aber ich ging trotzdem hinunter, seitlich, wie ein Krebs, erst das gute Bein, dann Spike, dann der Stock, gutes Bein, Spike, Stock, und dann fing ich sogar an, das Entsetzen zu genießen, das dieses Hineinstürzen in ein schwarzes Unbekanntes in mir auslöste. War ich verrückt, fragte ich mich, daß ich mich freiwillig immer tiefer und tiefer in die Dunkelheit hineinstieß – in der meine Anfälligkeit mit jedem Schritt, den ich machte, immer größer wurde. Aber Anfälligkeit für was?

Es gibt annähernd hundert Stufen in dieser steilen Treppe, unterteilt in neun ungleiche Absätze, und jeder dieser Absätze folgt seinem eigenen Kurs die Steilwand hinunter, immer wieder die Richtung ändernd, je nachdem, wie die Wand es erfordert; eine kleine Plattform erleichtert jeden Kurswechsel, so daß das Gebilde im Zickzack nach unten zu führen scheint, eine überaus zerbrechliche Angelegenheit aus Brettern und Nägeln, die sich wie ein Tausendfüßler an die große, breite Masse der Wand klammert. Ich blieb erst wieder stehen, als ich die Hälfte des Weges hinter mich gebracht hatte; ich drehte mich um, um zu sehen, wie weit ich gekommen war, und das obere Ende der Treppe, ein paar Stützpfeiler und ein Stück Geländer, zeichnete sich an der Kante der Wand deutlich vor dem sternenübersäten Himmel ab. Dann blickte ich nach unten: der Mond war immer noch hinter einer dichten Wolkenbank verborgen, und das Meer, der Strand, alles war schwarz, obwohl sich um die buckligen schwarzen Felsen herum, da, wo die Flut gegen sie anstürmte und zischend über den Sand lief, ein schwaches, gischtiges Schimmern abzeichnete. Ein paar Minuten später kletterte ich mühsam von der Treppe herunter und kraxelte über die letzten wenigen Meter einer mit Felsbrocken übersäten Rinne, und dann war ich am Strand.

Die Steilwand machte aus diesem Teil der Küste eine halbmondförmige Bucht, und angesichts der steilen Wände hinter mir und der Flut, die zischend über den Sand lief, hatte ich das eindringliche Gefühl, von einer kleinen, dunklen, wäßrigen Tasche der Nacht umfangen zu sein. Ich hatte meinen Kragen hochgeschlagen und die Schultern gegen den Wind zusammengezogen, meine eine Hand umklammerte den Stock, rammte ihn mit jedem Schritt in die Kieselsteine, die andere Hand hatte ich in die Tasche gesteckt, wo sie sich ballte und wieder lokkerte, im steten Rhythmus der protestierenden Stiche, die Spike von sich gab, und des Pulsierens der See, und des Ebbens und Flutens meiner eigenen Gefühle; und als ich so dahinstürmte, sah ich meine Beziehung zu deiner Mutter plötzlich als das, was sie war – nicht, wie dein Vater es gerne hätte, als die Vernarrtheit eines törichten und fehlgeleiteten jungen Mannes in eine erfahrene, ältere Frau, ganz und gar nicht, nichts hätte der Wahrheit ferner sein können. Die Realität unserer Beziehung könnte nie in den Begriffen gesehen werden, in denen dein Vater dachte, nein, im Zustand romantischer Liebe ist es die *Seele*, die spricht, die romantische Liebe ist ein Gespräch von Seele zu Seele, alles andere ist Verhalten, selbst der Sex.

Denn was ist Sex anderes, als ein Zusammenpflügen und ein Verschmelzen? Das Verschmelzen von zweien zu einem, das Wiederfinden einer *verlorenen Einheit*, und das war es, was ich in jener Nacht sah, daß sie und ich zwei Teile eines einzigen Ganzen waren, nein, sind! Das ist natürlich kein neuer Gedanke, er stammt nicht ursprünglich von mir, es ist ein platonischer Gedanke, er entstammt der Dämmerung unserer Zivilisation: ich bin ein Fragment, ein zerbrochenes Ding; ich bin unvollständig und unvollendet. Blind tastete ich mich durch die Welt, ohne es zu wissen auf der Suche nach dem, was mich vollständig machen würde. Sie machte mich vollständig, aber ich verlor sie. Und nachdem ich Verschmelzung und Ganzheit gekannt hatte, war es unmöglich, ohne sie zu leben – ich hätte lieber *nie gewußt*, daß ein solcher Zustand möglich ist.

Dann dachte ich: worauf kann ich jetzt noch hoffen? Es gibt nur das eine: denn ich liebe nicht aus einem Bedürfnis heraus, sondern aus der Erkenntnis der absoluten spirituellen Kommunikation, die ich habe – mit ihr! Nur mit ihr! Deshalb habe ich London verlassen, deshalb war ihr Verlust, obwohl ich noch ein relativ junger Mann war, als ich das tat, in gewisser Weise das Ende meines Lebens. Aber ich beschloß weiterzumachen; ich beschloß, meinem Ruf zu folgen, ich beschloß zu dienen, und die ganze Bürde dieser Entscheidung ging mir erst in jener Nacht auf, als ich endlich umkehrte und meinen Weg zurückverfolgte und mich unter Schmerzen die Treppe vom Strand nach oben quälte. Denn die Stufen, die vor mir lagen und von denen jede einzelne verlangte, daß Spike hochgehoben wurde, heulend, und wieder abgesetzt, hochgehoben und abgesetzt, diese Stufen waren wie die Tage, die mir blieben, jeder von ihnen mit seinen eigenen Forderungen, seinen Mühen, seinen Schmerzen – und keine Süße als Gegenleistung, kein Friede, keine Liebe, keine Ruhe, keine Anmut. Keine Anmut, bis – bis du kamst.

In jener Nacht auf der Treppe sah ich jedoch nur Plackerei bis zum Tod. Und ich sah, daß alles, was ich hatte, um die Bürde dieser Plackerei zu lindern, ein paar schwache, vage Schatten der Liebe waren: die Lyrik, meine ich, und die Musik, denn das Wesen der Kunst ist, daß sie nur ein Schatten oder ein Echo der Liebe ist, ein Versuch, Liebe darzustellen, aber ein Versuch, der dazu verdammt ist, nur Melancholie hervorzubringen, denn er trägt in sich den Mangel oder den Verlust dessen, was er anstrebt, der Liebe, wie gesagt. Und genau das ist alles, was mir an Trost bleibt – dies erkannte ich, als ich in jener Nacht die Treppe hinaufstieg, die nach Elgin führte – alles, was ich habe, sind die Hülsen und Schatten der Liebe, ich, der ich einst die Sache an sich besaß.

Ich tue meine Arbeit, ich behandle meine Patienten, ich halte jeden Vormittag meine Morgensprechstunde ab und mache jeden Nachmittag meine Hausbesuche. Was immer ich verloren haben mag, und ich habe viel verloren, folgendes habe ich nicht verloren: meinen Willen zu dienen und meine Pflicht zu erfüllen. Ich tue meine Arbeit, ich lese die Dichter, und ich beobachte den sich verändernden Bogen der Sonne am Himmel, der Frühling geht in den Sommer über, und die Abendschatten verdichten sich, während du, lieber Junge, sterbend in meinen Armen liegst –

Jene Nacht kennzeichnete eine wichtige Wende in meinem Denken an deine Mutter. Nach jener Nacht versuchte ich nicht mehr, meine Erinnerungen zu unterdrücken, und auch nicht die Gefühle, die unausweichlich durch diese Erinnerungen geweckt wurden. Ich erkannte, daß unsere Liebesbeziehung mich für den Rest meines Lebens zutiefst beeinflussen – wahrscheinlich definieren – würde, und da dies nun einmal so war, beschloß ich, aus freien Stücken, nicht zu vergessen. Ich würde, so beschloß ich, den Erinnerungen nicht erlauben, zu verkümmern, zu welken und zu vergehen. Ich würde sie lebendig halten, ich würde sie nähren, sie zu einem Gegenstand der Anbetung machen und in meinem Herzen einen Altar bauen, vor dem ich, jede Nacht, meine Andacht verrichten konnte. Ich erkannte, verstehst du, daß ich einer jener seltenen Männer war, die, nachdem sie einmal geliebt haben, zu der Erkenntnis gelangen, daß die Liebe die bedeutsamste spirituelle Aktivität ist, auf die ein Mann sich einlassen kann. Für mich ist die Liebe nicht flüchtig, sie ist kein vergängliches Gefühl, kein vorübergehender Zustand, kein Weg und kein Flug in den Wahnsinn oder die Ekstase; ich sehe sie vielmehr als einen überschwenglichen oder sogar *heiligen* Zustand, einen Zustand, in dem alle höchsten und besten menschlichen Fähigkeiten zum Tragen kommen. Deine Mutter hatte an dem Abend, an dem wir uns kennenlernten, zu mir gesagt, daß Leidenschaft keine Krankheit ist, kein Gebrechen, sondern vielmehr das Beste, dessen wir fähig sind, wir zivilisierten menschlichen Wesen. Ironischerweise war ich es, der sich diesen Gedanken immer mehr zu eigen machte, während sie –

Nichtsdestoweniger war es in den Tagen nach der Dinnerparty bei den Figs schwer, mit den Erinnerungen fertigzuwerden, die sich nun ständig in meine Gedanken drängten. Ich erinnerte mich an ihre Kleider, ihre Gespräche, die Art, wie sie aß, trank, lachte – all das perlte wann immer es wollte in mein Bewußtsein, und trotz der Entscheidung, die ich getroffen hatte, stürzte es mich jedesmal in Verzweiflung. Eines Morgens untersuchte ich einen alten Mann, der ein Lungenleiden hatte, und als ich mich mit dem Stethoskop über den Patienten beugte, sah ich plötzlich das Handgelenk deiner Mutter vor mir – ein schmales, zartes, eher knochiges Handgelenk, ansonsten nicht weiter bemerkenswert, aber es war unauslöschlich in das Gewebe meiner Erinnerung eingeprägt und der Grund dafür, daß ich das Zimmer verlassen und ein oder zwei Minuten darum kämpfen mußte, das plötzliche, überwältigende Aufbäumen des Kummers in mir wieder unter Kontrolle zu bringen. In Augenblicken wie diesem verlor ich alle Zuversicht: warum konnte ich sie nicht aufgeben, fragte ich mich? Warum klammerte ich mich nach allem, was ich durchgemacht hatte, derart fest? Es wäre so leicht, das Negative heraufzubeschwören: den Schmerzen nachzugrübeln, die ich direkt oder indirekt durch sie erlitten hatte; ein prächtiges, rauchendes Feuer der Abneigung zu schüren und auf diese Weise zu versuchen, Erleichterung in der Tatsache zu finden, daß es vorbei war, daß ich dem permanenten Aufruhr heftiger Gefühle entkommen war, den sie in mir hervorgerufen hatte – warum tat ich das nicht, fragte ich mich, warum machte ich die Frau nicht schlecht, warum erkannte ich sie nicht als Ursache und Mittlerin allen Elends, das ich in den letzten Monaten durchgemacht hatte? Sie zu hassen, dachte ich, wäre einfacher, als sie auch weiterhin auf diese Weise zu lieben.

Aber ich konnte es nicht. Ich versuchte es, aber ich konnte es nicht. Warum nicht? Warum beschwor ich ihr Bild nicht einfach herauf und hielt es vor einen Zerrspiegel – keine Schönheit ist so makellos, daß sie, aus einem bestimmten Blickwinkel, in einem bestimmten Licht, nicht ins Groteske verwandelt werden könnte, und die Macht, eine solche Verwandlung zu bewirken, liegt immer beim Beobachter – warum nicht? Aber ich konnte sie nicht verschandeln; der Schrecken der Verschandelung war für mich noch schrecklicher als die tägliche Qual, sie zu vermissen, sie so heftig und mit derart zwanghaft unglücklicher Inbrunst zu vermissen, daß ich manchmal das Gefühl hatte, der Tod sei vorzuziehen: nein, der Schrecken der Verschandelung übertraf den Schmerz. Den Schmerz konnte ich ertragen, *würde* ich ertragen, aber sie verschandeln, sie schwärzen, ihr Bild in meinem Herzen schänden – das konnte ich nicht. Wieso nicht? Weil – und hier seufzte ich und erkannte die scharfe, bissige Ironie des Ganzen – weil ich sie liebte. Und das würde sich nie ändern.

Nein, das würde sich nie ändern – es *hat* sich nie geändert, wie du besser als irgend jemand sonst bestätigen kannst. Wie hätte ich dich mit der Wärme aufnehmen können, mit der ich es tat, wäre auch nur eine Spur von Bitterkeit oder Groll in meinem Herzen gewesen? Oder schlimmer, hätte ich sie vergessen, oder wäre ihr gegenüber gleichgültig geworden? Ich liebte nicht, *was* sie war, sondern *daß* sie war. Denn verstehst du, wenn alles, was deine Mutter je berührt hatte, für mich mit Macht durchtränkt war (die Fliege-im-Glas befand sich damals wie heute zu allen Zeiten in meiner rechten Hosentasche), wie groß, wieviel größer mußte dann erst die Macht des Wesens sein, das sie nicht nur berührt, sondern geschaffen hatte?

Obwohl das, was sie geschaffen hat, jetzt zerstört worden ist.

Armer, geliebter Junge. Armer, *ruinierter* Junge, mit dem Licht des Himmels in deinen sterbenden Augen – schlaf. Was also sollte ich dir sagen – daß es *Ratcliffs* Fehler war? Nein, das wäre zu viel gewesen, zu früh, entschied ich. Zuviel Wahrheit. Du mußt langsam vorgehen, sagte ich mir selbst. Du mußt herausfinden, woraus der Junge gemacht ist. Was er verkraften kann. Mehr denn je war es für mich von lebenswichtiger Bedeutung, daß du verstehen solltest, denn auf irgendeine seltsame Weise fühlte ich, daß ich es *ihr* schuldig war, daß du, trotz allem, mit dem du dich auseinandersetzen mußtest, und obwohl du das Geheimnis deiner eigenen Krankheit zu tragen hattest – die Wahrheit kennenlerntest; und daß, indem ich dir begreiflich machte, was für eine Art Frau sie war, du, genau wie ich, ihre Flamme und ihren Geist weitertragen würdest, und auf diese Weise würde sie nie sterben, nicht wirklich sterben. Kein unedler Impuls, denke ich? Obwohl du traurigerweise keine Gelegenheit hattest zu verstehen, was ich dir zu sagen versuchte, bevor du flammend aus dem Himmel stürztest wie ein sterbender Gott, und jetzt werde ich wieder zurückbleiben, um der einzige Zeuge und Träger zu sein, nicht nur von ihr, sondern auch von dir, oder vielmehr von ihr *in* dir, in dich hineingeschmolzen.

Ein riesiger Flugzeughangar mit einem gebogenen Dach aus Wellblech und massiven, blau gestrichenen Schiebetüren – das war das erste, was man sah, wenn man den Stützpunkt erreichte; und in seinem Schatten die Pilotenmesse. Mit der Zeit lernte ich es gut kennen, dieses ebenerdige Fertigbaugebilde mit seinen wenigen, funktionalen Sesseln, seinem nackten Holzboden, seinen verstreut herumstehenden Tischen und der Theke, die die Länge der einen Wand einnahm, und darüber, wie eine Trophäe, der Propeller irgendeines unglücklichen deutschen Bombers. Am anderen Ende dieses langen, schmalen Raumes stand ein ramponiertes Klavier, und ich weiß noch, daß ich eines Tages auf meinem Weg zum Lazarett daran vorbeiging und verblüfft war, die melancholischen Noten einer beliebten Chopin-Nocturne zu hören, die, unpassenderweise mit den Gerüchen und Geräuschen von Flugzeugen durchmischt, durch die Morgenluft schwebten. Als ich durch das Fenster spähte, sah ich einen jungen Piloten namens Johnny Hart, eine Zigarette zwischen den Lippen, an eben diesem ramponierten Klavier sitzen, auf dem noch die Biergläser der letzten Nacht herumstanden. Ich war ziemlich gerührt.

Aber an jenem ersten Abend, an dem ich in die Messe eingeladen war, war es nicht Chopin, der auf diesem alten Klavier heruntergehämmert wurde, weit davon entfernt – die Piloten feierten eine Party, eine Party, zu der du mich zu meiner großen Freude eingeladen hattest. Ich hatte mir, wie ich mich erinnere, Gedanken über dein Verhältnis zu den anderen Piloten gemacht, und darüber, wie ein komplizierter, empfindsamer

Junge wie du von diesen rauhen, unbändigen Männern behandelt werden würde. Ich hätte mir keine Sorgen zu machen brauchen. Der Geist, der in der Staffel herrschte, war anders als der aller anderen festgefügten Männergemeinschaften, die ich je gekannt oder denen ich je angehört hatte. Denn unter dem rauhen, lauten Gelächter und dem unermüdlichen Hämmern des Klaviers, unter all dem entdeckte ich ein Band intensiver gegenseitiger Zuneigung, eine unausgesprochene Intimität, geboren, so ahnte ich, aus der ständigen, geteilten Gefahr und der Nähe eines plötzlichen, gewaltsamen Todes – eine Form der *Liebe*, obwohl ich so etwas natürlich nie zu einem von euch gesagt hätte, ihr wärt allein über die Vorstellung peinlich berührt und irritiert gewesen.

Du standst an der Theke, als ich hereinkam. Du sahst mich in der Tür und kamst sofort herüber, um mich zu begrüßen. »Hallo, Doktor«, sagtest du herzlich und nahmst meinen Ellbogen. »Kommen Sie und trinken Sie ein Glas mit Gruppe B.« Du stelltest mich drei oder vier Piloten vor, adretten, lebhaften, umgänglichen jungen Männern, die Pfeife rauchten und Bier tranken und in der üblichen RAF-Haltung dastanden, die Beine leicht gespreizt, die Hände tief in den Seitentaschen ihrer Uniformjacken vergraben. Ich bekam einen großen Gin überreicht und stellte ein paar Fragen, aber die Unterhaltung drehte sich schon bald wieder um Flugzeuge und Abstürze und vorgesetzte Offiziere, und ich hörte mit Vergnügen, wie geläufig der Jargon der RAF über eure Lippen kam – eure Kisten und Bruchlandungen, eure Puppen und Aufrisse, eure Spits und eure Abschüsse. Mir war klar, daß du anders warst als die anderen; an jenem Abend sah ich, daß auch sie das spürten und daß sie dir eine gewisse Achtung entgegenbrachten, eine gewisse Galanterie, als verstünden sie, daß dieser feingliedrige junge Mann etwas Besonderes war. Du geselltest dich nicht zu der Gruppe, die am Klavier sang, du zogst es vor, bei den pfeifenrauchenden Rednern an der Theke zu stehen, mit schmalen Schultern und Hüften, ein kleines Lächeln um die Lippen, einen der anderen jungen Männer zu allen Zeiten an deiner Seite, aufmerksam, Bemerkungen murmelnd, deine Zigaretten anzündend – und es fiel mir schwer, nicht an einen anderen Abend zu denken, ein anderes Zimmer und an die gleiche zierliche Gestalt in einem schwarzen Pelzmantel, die mich aus halbgeschlossenen Augen mit einem trägen Lächeln ansah –

Denn sie war zurückgekommen, genau wie ich es gewußt hatte, und sie hatte Geschenke mitgebracht – einen Gedichtband und eine Flasche Gin. Gedichte sollten zu einer unserer gemeinsamen Leidenschaften werden; ich machte deine Mutter bekannt mit den wunderschönen Zeilen

> Ja, erst im Tempel des Entzückens hat
> Melancholie ihr höchstes Heiligtum . . .

Sie liebte die Ode und ließ sie sich oft von mir vorlesen. Es war damals eher unmodern, die Romantiker zu lieben, aber das war uns egal. Und ja, endlich war sie gekommen. Ich war mit jedem Tag mehr verzweifelt, mit jedem Tag, der verging, ohne sie zu sehen, ohne ein Wort von ihr, ich wurde verrückt; stell dir also meine Erleichterung vor, als ich ihre Nachricht erhielt, in der sie mir mitteilte, wann ich sie erwarten durfte. Ich stand am Fenster und sah mit wachsender Ungeduld auf die Jubilee Road hinunter; endlich sah ich ein Taxi vor dem Haus vorfahren, sah die Tür aufschwingen, sah einen schmalen, schwarzen Oxford, ein bestrumpftes Bein, den Saum eines Rocks, die Frau selbst. Ich war die Treppe hinunter und an der Tür, bevor sie klingeln und Desmond Kelly aus dem hinteren Teil des Hauses herbeirufen konnte. Sie kam gerade die Treppe herauf, vorsichtig, denn es war glatt draußen, eine behandschuhte Hand auf dem Geländer, während sie mit der anderen die Päckchen an die Brust ihres Pelzmantels drückte. Sie trug einen eleganten Hut mit einer schmalen Krempe, die sich tief über das eine Auge zog. Sie hob mir ihr Gesicht entgegen; ihre Haut war in der kalten Luft weißer denn je, ihre Augen leicht feucht, sehr blau, und sehr glänzend. »Hallo«, sagte sie; wir umarmten uns in der Diele, sehr sanft, als hätten wir Angst, uns gegenseitig Schaden zuzufügen.

Sie ging vor mir die Treppe hinauf, und für den winzigkleinsten Bruchteil einer Sekunde fiel ein seltsamer Schatten über meine Seele. Lämmer auf dem Weg zur Schlachtbank, dieser Satz schoß aus dem Nichts in mein Bewußtsein, als ich hinter ihr die Treppe hinaufging, obwohl ich ihn natürlich nicht aussprach. In meinem Zimmer ging sie sofort zum Gasfeuer und stellte sich mit dem Rücken davor und fing an, ihre Handschuhe auszuziehen. Ich blieb stehen, wo ich war. »Was kann ich dir anbieten?« fing ich an.

»Nun«, sagte sie, »nimm zuerst einmal das hier« – sie reichte mir die Päckchen –, »und dann kannst du meinen Mantel aufhängen, obwohl es, wenn ich es recht bedenke, ziemlich leichtfertig von mir ist, ihn herzugeben. Ich werde ihn für den Augenblick noch anbehalten.« Dieses *Lächeln*! »Das Buch und die Flasche sind für dich.«

Dann hatte ich erst einmal mit Buch und Flasche zu tun. »Es war absolut gräßlich«, fing sie an, als ich ihr ihren Gin reichte. »Vielen Dank, Liebling.« Sie saß jetzt im Sessel, die Beine übereinandergeschlagen, die Knöchel eng aneinandergeschmiegt, in einem wunderschönen, taubengrauen, streng, fast männlich geschnittenen Kostüm mit breiten Schultern und geradem Rock, und natürlich dem großen schwarzen Pelz, ich konnte dieses verdammte Zimmer nie warm genug für sie kriegen! – aber nach einem nur kurzen Moment stand sie auf und kam zu meinem Sessel herüber und beugte sich vor und nahm mein Gesicht in ihre Hände und sah einen langen, suchenden Augenblick in meine Augen und sagte, es tue ihr leid, daß es mir so elend ergangen sei, sie wolle mich nie wieder elend machen, glaube aber, daß sie es wahrscheinlich tun würde.

Ich wußte nicht, was sie meinte.

»Oh, Liebling, benutze deine Phantasie.«

Der Augenblick ging vorüber, sie setzte sich wieder und fing an zu sprechen. »Ich war so erregt, daß mir die Worte fehlten«, sagte sie, als ich mich vorbeugte, um ihr Feuer zu geben, und blies den Rauch an die Decke. Sie wußte, daß wir sehr vorsichtig sein mußten, denn Ratcliff durfte nie etwas erfahren, aber es machte sie einfach rasend, mich nicht sehen zu können, ihren klugen, edlen, gutaussehenden Geliebten mit der schrecklich schwierigen Entscheidung, die er in bezug auf seine berufliche Zukunft treffen mußte. »Ich habe darüber nachgedacht«, sagte sie, »und ich finde, du solltest nicht in die Chirurgie gehen. Ich weiß, wie Chirurgen sind. Sie verlieren den Blick für das, was zählt. Ihre Patienten sind bewußtlos, wenn sie ihre eigentliche Arbeit tun. Du kannst so gut mit Menschen umgehen, ich finde, in der Allgemeinmedizin könntest du so viel mehr bewirken.«

»Gut mit Menschen umgehen?« Ich war noch nie auf den Gedanken gekommen, daß ich gut mit Menschen umgehen konnte.

»Gut mit mir umgehen. Liebling, es ist so *kalt* hier drin!«

Ich war gerührt, tief gerührt, daß sie über mich und meine Probleme nachgedacht hatte. »Ich weiß«, sagte ich, »aber ich fürchte, ich kann nichts tun, um es wärmer zu machen. Möchtest du woanders hingehen?«

»Oh?« Sie stand auf, schlenderte zu meinen Bücherregalen, berührte den Rücken dieses oder jenes Buches. Ich stand jetzt am Feuer, die eine Hand in die Tasche, während ich mit der anderen mein Glas Gin hielt. Mein Herz raste. »Ich habe einen netten kleinen Pub entdeckt«, sagte ich. »Sehr ruhig.«

Sie kam zurück ans Feuer. »Du siehst aus wie ein Schulmeister«, flüsterte sie, nahm mir das Glas aus der Hand und stellte es auf den Kaminsims. Dann legte sie die Arme um mich und schmiegte sich sanft an mich. Ich schloß die Augen. Eine Hand auf ihrem Rücken – die andere in dem seidigweichen Haar in ihrem Nacken – ihr Parfüm in meiner Nase. Sie schob ihren Oberschenkel zwischen meine. »Was für einen Pub?« hauchte sie in mein Ohr.

»Das Two Eagles«, flüsterte ich, während ich meine Hand über ihren Rücken gleiten ließ, unter ihrer Kostümjacke, und fühlte, wie weich die Seide ihrer Bluse war und wie weich die Haut darunter. »Es ist warm dort.«

»Und ruhig?«

»Immer leer.«

»Niemand geht dort hin?«

»Nur ich.«

»Es wird unser Pub werden.«

Unsere Lippen berührten sich. Sie küßte mich. Es war der sanfteste Kuß, den man sich vorstellen konnte. Ich war bereits hochgradig erregt und spürte Feuchtigkeit in meiner Unterhose. Sie löste sich sanft von mir. Mein Herz raste, mein Atem war flach. Ich war auf eine sehr närrische Art und Weise sehr glücklich. Ich wollte nichts weiter, als sie in meinen Armen halten, für immer und ewig. Das wäre genug. Ich sagte es ihr. »Sollen wir ins Bett gehen?« flüsterte sie.

Anschließend saß sie im Sessel vor dem Feuer und ich auf dem Boden, den Kopf an ihr Knie gelehnt. Immer noch bewahrten wir jene unglaublich exquisite Spannung – wie selten sie ist, und wie süß! Auch sie fühlte es, sie sagte es; sie dachte: das hier ist ein Geschenk, wo ist es bloß hergekommen? »Ich dachte, deine Augen seien grün«, sagte ich.

»Sie werden in der Kälte blau«, sagte sie, und wir lachten! Wie wir lachten! Es war kein bißchen komisch, aber unser

Glück war so groß, daß Gelächter ein Ventil war. Dann tranken wir mehr Gin; er machte keinen Unterschied; wir waren bereits trunken. »Hast du dir dein Buch angesehen?« fragte sie. Es war Keats. Ich schlug es aufs Geratewohl auf. »Sie wird nie welken, wirst auch du nie selig –«, las ich. »Für immer wirst du lieben, und sie schön sein.« Das ernüchterte uns ein wenig. Ich hob den Blick und sah sie an; sie wandte den Kopf ab.

Später erzählte sie mir, was passierte, als sie an jenem Abend nach Hause kam. Im Taxi, sagte sie, puderte sie sich das Gesicht und kam sich verrucht und sündhaft vor, gleichzeitig aber war sie sich auch anderer, stärkerer Gefühle bewußt, Gefühle, die mit mir zu tun hatten, meinem Idealismus, meiner Liebe. Sie blühten in aller Stille, sagte sie, in der Dunkelheit ihres Herzens, aber als sie in dem kalten Taxi saß, auf dem Weg nach Hause in die Plantagenet Gardens und zu Ratcliff – war ihr sehr elend zumute.

Aber dann, sagte sie, schlug ihre Stimmung um. Plötzlich erkannte sie, daß sie keinen Grund hatte, sich so schrecklich sentimental zu fühlen. Ein kleines Aufflackern häuslicher Grausamkeit, oder Gleichgültigkeit, seitens Ratcliff – allein die Erinnerung an ein solches Aufflackern, sagte sie, ein Nadelstich ehelichen Abscheus, nicht mehr, so wie sie ihn Tausende von Malen gefühlt hatte – das war in Anbetracht der Empfindsamkeit ihrer moralischen und emotionalen Verfassung zu diesem Zeitpunkt Stimulus genug gewesen; ich weiß nicht mehr genau, was es war. Aber was immer es war, sie dachte wieder an mich, und ihre Nervosität legte sich. Es hat alles damit zu tun, sagte sie, daß man versteht, wie Versagung funktioniert – wie leicht es ist, sich das eigene Vergnügen zu versagen, aber wie beharrlich, verglichen mit der Mühe der Selbstkasteiung, ist die Erinnerung daran. Sie würde ihre Schuldgefühle verbannen, sagte sie; Weihnachten stand vor der Tür, du würdest nach Hause kommen, es war kaum der richtige Zeitpunkt, das Gespenst des Ehebruchs im Haus umgehen zu lassen.

Dieses Bild im Kopf – das lauernde Gespenst des Ehebruchs – zahlte sie das Taxi und betrat das Haus. Das Licht in Ratcliffs Arbeitszimmer brannte. »Bist du es?« rief er, als sie die Tür leise hinter sich schloß.

Sie blieb vor dem Spiegel in der Diele stehen und nahm ihren Hut ab. »Ja«, rief sie zurück.

»Komm und trink einen Schlummertrunk mit mir.«

O Gott. Das hatte sie befürchtet. Er klang leutselig. Sie hatte gehofft, unauffällig hinauf in ihr Zimmer gehen zu können, und an neun von zehn Abenden wäre das auch kein Problem gewesen; an neun von zehn Abenden wäre die Tür des Arbeitszimmers geschlossen gewesen und er in seine kostbare Einsamkeit eingehüllt wie eine Larve in ihren Kokon. Aber ausgerechnet heute abend war er leutselig. Nur zu einfach für mich, zu rekonstruieren, was folgte; deine Mutter sprach oft mit mir über Ratcliff, denn ich war immer extrem neugierig zu erfahren, was sich zwischen ihnen abspielte. Sie stand in der Tür, die Hand vor dem Mund, um ein vorgetäuschtes Gähnen zu verdecken. »Kein Schlummertrunk für mich, Ratcliff«, sagte sie. »Ich bin völlig erschöpft.«

»Komm einen Augenblick rein«, sagte er. »Ich möchte mit dir reden.« Ein alarmiertes Flackern – *worüber*? Er saß in seinem Ledersessel, einen Scotch in einem Kristallglas neben sich, die Stehlampe auf das Buch in seiner Hand gerichtet. Er trug eine Hausjacke aus grauem Samt und marokkanische Hausschuhe.

Sie ging hinein. Sie schlenderte an seinen Bücherregalen entlang, immer mit dem Rücken zu ihm. Aufs Geratewohl zog sie ein Buch heraus und blätterte müßig darin herum. Der Teppich unter ihren Füßen war dick, die Beleuchtung warm, Spuren der Zigarre, die er nach dem Abendessen geraucht hatte, hingen noch leise in der Luft. »Wie geht es Brenda?«

»Wie immer.«

»Hast du einen angenehmen Abend verbracht?«

»Ja, sicher. Du weißt ja, Damenabend.« Sie drehte sich zu ihm um, immer noch das Buch in der Hand. »Wir reden über unsere Ehemänner, analysieren ihre männlichen Qualitäten.«

Er runzelte die Stirn. Warum tue ich das, dachte sie, warum provoziere ich ihn? So ist das nun einmal in der Ehe, sagte sie zu mir – ständig stichelt man, der Groll schläft nie. »Ich wollte mit dir über James sprechen«, sagte Ratcliff. »Aber wahrscheinlich kann es auch bis morgen früh warten.«

Sie hörte die Kälte in seiner Stimme. »Tut mir leid, Schatz. Ich wollte nicht ekelhaft sein. Ich bin müde, ich glaube, ich gehe lieber nach oben.«

Er nickte. Sie legte das Buch zur Seite, durchquerte das Zimmer und küßte ihn auf die Stirn. »Entschuldige«, murmelte sie, trat hinter seinen Stuhl und fing an, sanft seine Schläfen zu massieren.

»Ah«, sagte er. »Das ist wundervoll.«

»Kopfschmerzen?«

»Seit etwa zwei Uhr heute mittag. Es gibt einfach nichts mehr, was dagegen hilft.«

Sie fuhr fort, seine Schläfen zu massieren, seine Stirn, seinen Nacken. Er war in den letzten Jahren fett geworden; ihre Finger kneteten den dicken Fleischwulst über seinem Kragen. Sie sagte oft, wie sehr es ihr zuwider war, ihn berühren zu müssen. Er stöhnte vor Behagen. »Nichts bringt mir Erleichterung, aber du schaffst es immer wieder.«

»Armer Kerl. Du arbeitest zuviel.« Es war eine vertraute Unterhaltung.

»Ich weiß. Das tut gut, mein Schatz.« Sie fühlte die verkrampften Muskeln unter dem weichen Fett, fühlte, wie sie sich lockerten, während sie die Verspannung mit ihren Fingern löste. »Ich komme später zu dir, darf ich?« fragte er leise.

»Heute abend lieber nicht. Ich bin sehr müde.«

»Wie du willst.« Wieder diese plötzliche Kälte; dieses *Eis.*

»Gute Nacht, Ratcliff«, sagte sie. Es war typisch, erzählte sie mir, daß seine Zärtlichkeit, die so selten erwachte, mit derartiger Plötzlichkeit wieder verschwand, sobald er die leiseste Zurückweisung spürte. Aber er gab sich keine Mühe, schon seit Jahren nicht mehr. Er war fett, und er roch immer nach Formalin. Es war ein Geruch, der sie an Pathologielabors denken ließ, und an Leichen. Er kam nach Tod riechend zu ihr, sagte sie, nach Zigarren, Whisky und Tod. Sie ging nach oben in ihr Zimmer und setzte sich an ihren Frisiertisch. Sie öffnete eine Dose mit Reinigungscreme und fing an, sie sanft mit den Fingerspitzen in ihre Haut einzureiben. Sie fühlte sich ruhig und traurig, und ihr Gewissen machte ihr jetzt überhaupt nicht mehr zu schaffen.

All das schoß mir in den wenigen Augenblicken durch den Kopf, in denen ich in der Messe an der Theke stand und mit halbem Ohr zuhörte, wie ein Jagdflieger die Geschichte eines aufregenden Erlebnisses am Himmel zum besten gab – und gleichzeitig dein Gesicht beobachtete. Oh, du liebtest es, bei ihnen zu sein, das war klar, du sonntest dich, auf deine stille Art, in der Gesellschaft dieser verwegenen, gutaussehenden, tapferen jungen Männer, hattest deine Freude an der robusten, auch körperlich ausgedrückten liebevollen Fröhlichkeit, die sie an den Tag legten, jedoch ohne irgendwie je voll daran teilzunehmen – so zum Beispiel sahst du nur zu, als die Staffel, recht spät am Abend, ein menschliches Krokodil bildete, das durch den Raum kroch und nach den Röcken und Hosen der Besucher schnappte. Es schien mir klar, daß du dem Temperament nach für einen Kampfpiloten ein eher komischer Kauz warst – in fast allen Piloten, die ich auf dem Stützpunkt kennenlernte, gab es einen aggressiven, kompetitiven Zug, der dir zu fehlen schien, und natürlich fragte ich mich, was geschah, wenn du ins Cockpit klettertest, und ob dieser Zug sich dort manifestierte? Erst später verstand ich, daß er dir fast gänzlich fehlte, dieser aggressive Antrieb, und daß du wahrscheinlich um eben jenen Mangel auszugleichen und um dir selbst zu beweisen, daß du ein richtiger Mann warst, Kampfpilot geworden warst.

Im Laufe des Abends wurde ich dem Sanitätsoffizier des Stützpunkts vorgestellt, und am nächsten Morgen fuhr ich den Hügel hinauf und bot ihm meine Hilfe an, ein Angebot, das er dankbar annahm. Viele meiner älteren Patienten waren in der Zwischenzeit gestorben, andere waren einberufen worden, und ich hatte reichlich Zeit; außerdem hatte ich in der ausgedehnten Periode der Verzweiflung, die ich im Herbst und Winter durchgemacht hatte, meiner Praxis vielleicht nicht soviel Aufmerksamkeit gewidmet, wie ich es hätte tun sollen, und sie florierte nicht eben. Aber jetzt hellte meine Stimmung sich auf, und ich wollte wieder arbeiten. Ich weiß noch, daß ich vor dem Lazarett parkte, aber bevor ich hineinging, blieb ich auf meinen Stock gestützt einen Moment am Rand der Rollbahn stehen und sah über das Gras hinweg zur Staffel hinüber, die neben dem Gefechtsstand in Liegestühlen herumlungerte. Es war ein warmer, klarer Tag, der Himmel war tiefblau, mit nur einigen wenigen, hoch dahinziehenden, aufgeplusterten, an Kopfkissen erinnernden Wolken, und ihr wirktet wie der Inbegriff lässiger Nonchalance, wie ihr in euren Liegestühlen lagt und im Sonnenschein vor euch hindöstet. Die Sonne glitzerte auf den Perspex-Hauben der Spitfires, die Tragfläche an Tragfläche auf dem Gras standen, aber noch während ich euch beobachtete, tauchte ein Kopf im Fenster des Gefechtsstands auf und rief einen kurzen Befehl – und ihr wart sofort auf den Beinen. Jetzt war überhaupt nichts Müßiges mehr an euch! Ihr lieft über das Gras (erhebender Anblick!), schnalltet Fallschirmgurte über fliegende Lederjacken, die Hosenbeine in die schweren Stiefel gestopft, enganliegende Lederkappen auf den Köpfen, die

Kinnriemen noch offen, die Schutzbrillen noch hochgeschoben, und binnen Sekunden klettertet ihr in eure Cockpits und warft die Motoren an. Dann holpertet ihr einer nach dem anderen über das Gras, während Flammen aus euren Auspüffen schossen, und binnen Sekunden wart ihr in der Luft, in Formation, und stiegt immer höher hinauf!

Als ich den Stützpunkt eine Stunde später verließ, sah ich eine einsame Spitfire zur Landung ansetzen und beobachtete, wie der Pilot sich aus dem Cockpit hievte und stumm über das Gras trottete, nachdem er vielleicht (so stellte ich es mir vor) mit angesehen hatte, wie ein Mann, der noch vor einer Stunde mit ihm Schach gespielt hatte, in Flammen abstürzte. Es war schon seltsam, daß du ausgerechnet in den Hügeln über diesem moribundesten aller Küstenorte stationiert sein solltest, deine Anwesenheit, so erinnere ich mich, kam mir manchmal vor wie das Flüstern dunkler Nekromantie, als werde, irgendwie, Geist in einen toten Körper eingehaucht.

Es war nicht weiter verwunderlich, daß meine Beziehungen zu deinem Vater im Krankenhaus zunehmend unerfreulicher wurden. Ich wollte den Mann nicht ohne guten Grund verdammen, aber im Licht dessen, was deine Mutter mir darüber erzählte, was in den Plantagenet Gardens vor sich ging, war es schwer, keinen Groll gegen ihn zu hegen. Eines Tages, kurz nachdem Belle Sylvester gestorben war (sie wachte nicht mehr aus dem Koma auf), war ich unten in der Pathologie und sah zu, wie Miggs an der Frau eine Schädelöffnung durchführte. Nachdem er die Kopfhaut abgeschält und die Hautlappen zurückgeklappt hatte, sägte er um den freigelegten Schädel herum und schlug ihn mit einem Meißel auf. Wie er seine Arbeit liebte, dieser grausige kleine Mann! Er grinste mich auf seine wieselige Art an, als das Knacken kam. »Wie bei einer Walnuß, was?« murmelte er und hob die Schädeldecke mit Schwung ab.

Darunter konnte ich deutlich sehen, daß die Dura von einem zuckerartigen, fibrinösen Exsudat überzogen war, und ich wußte, daß meine Diagnose korrekt gewesen war. Meningitis. Nichts, was ich hätte tun können.

Als ich den Sektionsraum verließ, stieß ich fast mit Ratcliff zusammen, der ebenfalls auf dem Weg nach oben war. Er trug eine schwarze Gummischürze unter einem offenstehenden, gestärkten weißen Kittel, hatte eine Zigarre zwischen den Zähnen und gab sich energisch. »Ah, Dr. Haggard«, sagte er. »Hatten Sie Ihren Spaß an der Dame?«

Einen erschrockenen Augenblick lang mißverstand ich ihn, aber er hatte meine Patientin gemeint. »So ungefähr das, was ich erwartet hatte, Doktor«, sagte ich und versuchte, den Eindruck zu erwecken, in großer Eile zu sein, was ich in der Tat war. »Hetzen Sie nicht so«, sagte er. »Wir werden zusammen nach oben gehen. Das hier ist ein Lehrkrankenhaus, wir sind eine intellektuelle Gemeinschaft, wir sollten uns immer die Zeit für ein Gespräch nehmen. Wissen Sie«, sagte er, als wir durch die fensterlosen Korridore des Krankenhauskellers gingen, vorbei am Verbrennungsraum, unter verschalten Rohren hindurch, die ächzten und leckten, »ihr da oben habt oft merkwürdige Vorstellungen davon, was hier unten vor sich geht. Nein, sparen Sie sich die Höflichkeiten. Ich weiß, was alles geredet wird. Aber lassen Sie mich Ihnen sagen, was der große Romberg Snoddie zu mir gesagt hat, vor vielen, vielen Jahren. Es ist das *pathos*, das den *logos* bedingt, verstehen Sie, was ich meine?«

Pathos und *logos*? Leiden und Wissenschaft? Komische Art, eine Unterhaltung zu führen, die dein Vater hatte. Ich war mir des Formalin-Geruchs bewußt, der von ihm ausging – des Geruchs des Todes! –, während ich irgend etwas murmelte, ich weiß nicht mehr was, irgendeinen halberinnerten Fetzen morbider Anatomie.

»Genau. Und jetzt beantworten Sie mir dies: was ist die Medizin?«

Wir gingen die steile, steinerne Treppe hinauf, die in zwei Etappen ins Erdgeschoß führte. Das hölzerne Geländer war mit Messingarmaturen an der Wand befestigt und von Generationen von Ärzten und Laborassistenten und medizinischen Archivaren und Hausmeistern glattgescheuert worden. Was ist die Medizin? Ich hätte schon vor fünf Minuten im OP sein müssen; Vincent Cushing wurde wütend, wenn man ihn warten ließ. Dein Vater wartete meine Antwort nicht ab.

»Die Wissenschaft vom Leben«, sagte er, als wir auf dem Absatz auf der Hälfte der Treppe stehenblieben, damit er seine Zigarre neu anzünden konnte. »Aber das Leben, Doktor, kann nur mit Hilfe von Fehlfunktionen und Schmerzen eine Wissenschaft von sich selbst begründen.«

»Ah«, sagte ich. Die insgeheime Freude, mit der er mich in die Ecke gedrängt hatte – hatte er, dieser Gedanke kam mir plötzlich, einen *Verdacht*? Mein Unbehagen wuchs.

»Ich analysiere die Fehlfunktionen«, sagte er. »Sie kümmern sich um die Schmerzen. Habe ich recht?«

»Ich denke schon.«

»Komplementäre Aktivitäten. Die Therapie kann sich nur auf der Basis der Pathologie entwickeln, aber das hören Sie wahrscheinlich nicht zum erstenmal.«

»In der Tat nicht, Dr. Vaughan.«

»Lassen Sie diese Gönnerhaftigkeit, Dr. Haggard.«

Dies wurde mit äußerster Schärfe gesagt. Ich blieb stehen und drehte mich um, während dein Vater ein kurzes, bellendes Lachen ausstieß und mir auf die Schulter schlug. »Verlieren Sie das *pathos* nicht aus den Augen, Doktor«, rief er und marschierte durch die Halle davon.

Später, als ich mit McGuinness im Kasino für die Assistenzärzte zu Mittag aß, erwähnte ich, was dein Vater gesagt hatte.

»Komische Käuze, diese Pathologen«, sagte McGuinness. »Wirklich sehr komisch. Ich habe noch nie einen getroffen, den ich gemocht hätte. Was für eine Art von Arzt hat schon Lust, den ganzen Tag zwischen lauter Gräbern herumzuhängen? In manchen Kulturen läßt man die Leichen im Haus, bis sie verwest sind. Ich denke, daß es etwas Primitives ist, was einen Mann dazu veranlaßt, in die Pathologie zu gehen. Mir tut nur die Frau leid.«

»Oh?«

»Stellen Sie sich doch nur einmal vor, mit Ratty Vaughan zusammenleben zu müssen.«

An jenem Tag war es auf der Station ruhig, und ich hatte Zeit, über McGuinness' Worte nachzudenken. Ja, was war es, was einen Arzt dazu veranlaßte, sein berufliches Leben Leichen zu widmen, statt lebendigen menschlichen Wesen? Zweifellos ein Defekt im emotionalen Bereich. Und dann fing ich an, das häusliche Verhalten deines Vaters in einem viel klareren Licht zu sehen. Er war ein angesehener Pathologe, aber in emotionaler Hinsicht war er ein Primitiver; und die Vorstellung, daß ein solcher Mann mit einer so wundervollen, zarten Frau wie deiner Mutter verheiratet war – es fiel mir schwer, daran zu denken, es machte mich so wütend. Das tut es immer noch. Denn weißt du, ich glaube nicht nur, daß er *ihre* Chance zum Glücklichsein zerstörte, ich glaube, daß er auch deine zerstörte.

War es Druck von Ratcliff, fragte ich mich, der dich dazu veranlaßte, zur Royal Air Force zu gehen und Kampfpilot zu werden? Er war so absolut und aggressiv männlich mit seinen Lederschürzen und seiner dröhnenden Stimme und seinen dicken Zigarren, daß es nicht schwer war, sich vorzustellen, wie er seinem Sohn sein eigenes, verdrehtes Ideal von Männlichkeit aufzwang. Manchmal wirktest du so jung, praktisch noch ein

Schuljunge, und ich war beeindruckt – ich war voller *Ehrfurcht* –, wenn ich daran dachte, was du tagtäglich am Himmel leisten mußtest. Ich blickte in das frische, jungenhafte Gesicht, die klaren Augen mit ihren schmalen, dunklen Brauen, die über der kleinen, geraden Nase zu einer zarten Pfeilspitze zusammenliefen, und um deine roten Lippen war noch keine Spur der müden Ironie zu sehen, die das englische Gesicht irgendwann unausweichlich stempelt – du hättest eigentlich über nichts anderes als die nächste Lateinarbeit und Kricketschläger und den Gemeinschaftsgeist der Abschlußklasse nachdenken sollen! Nein, es war nicht schwer, sich vorzustellen, wie Ratcliff einen »richtigen« Mann aus dir machen wollte, und wie du nachgabst, wie du dich der Sache mit Eifer verschriebst, aus Angst, ihm, oder vielleicht dir selbst, einzugestehen, wie absolut ungeeignet du deinem Wesen nach für die Arbeit eines Spitfire-Piloten warst. Obwohl ich nie an deiner Liebe zum Fliegen zweifelte – die erkannte ich von Anfang an, an der Art, wie deine Augen aufleuchteten, wenn du darüber sprachst. Einmal sagtest du, an die Erde gebunden zu sein sei so ähnlich, wie blind zu sein, und ich fragte dich, ob *ich* deiner Meinung nach blind sei.

Du zögertest. »Nein, eigentlich nicht«, sagtest du. »Sie sind nicht in Banalitäten verfangen. Sie besitzen Phantasie. Ich denke, daß Sie ihrem Wesen nach ein Pilot sind.«

»Ich fühle mich geschmeichelt.«

Du wurdest rot. »Entschuldigen Sie, war das unverschämt von mir?«

»Nein, mein lieber Junge«, rief ich. »Das war es nicht! Ich bin stolz, daß Sie mich meinem Wesen nach für einen Piloten halten – ich fürchte nur, daß ich mich die meiste Zeit wie eine verkrüppelte Garnele fühle.«

Es war mir ernst damit. Ich hütete das Kompliment wie einen Schatz. Ich trug es bei mir wie die Fliege-im-Glas, die deine Mutter mir zu Weihnachten schenkte ...

...Weihnachten 1937, als wir sehr verliebt, aber durch die Umstände gezwungen waren, unsere Liebe versteckt zu halten und uns immer an ruhigen Orten zu treffen, wo man uns nicht erkennen würde – Liebe im Verborgenen. Ich weiß noch, wie ich deiner Mutter meine seltsame, gezwungene Begegnung mit deinem Vater auf der Treppe des St. Basil's schilderte, und ich weiß noch, daß sie lächelte. »Klingt genau wie Ratcliff«, sagte sie, und ich war bestürzt über die Wärme, die in ihren Worten lag – oder war es Zuneigung? Nein, gewiß nichts derart Intensives. Vertrautheit, ja. Langeweile? Ärger? Schwer zu sagen. Deine Eltern waren seit siebzehn Jahren verheiratet, und ich bin mir natürlich bewußt, daß sich im Laufe langer Perioden oder Intimität komplexe Gefühlsmuster herausbilden, aber trotzdem – oh, ich wußte nicht, was ich davon halten sollte.

Sie würde mich erst nach Weihnachten wiedersehen können; sie drängte mich, ein paar Tage wegzufahren, sie fand, ich hätte Erholung dringend nötig. Ich hatte nur vierundzwanzig Stunden frei, sagte ich ihr. Aber ich hatte einen Onkel, den Bruder meiner Mutter, einen alten Mann, der in einem kleinen Städtchen an der Südküste lebte, und er hatte mir im November geschrieben und mich für den ersten Weihnachtstag zum Essen eingeladen. Auf Drängen deiner Mutter nahm ich die Einladung jetzt an, wenn auch unter Vorbehalten; ich hätte es vorgezogen, in London in den Gefühlen meines liebenden Herzens zu schwelgen, ich hätte es vorgezogen, die Flammen meiner nicht endenden, obsessiven Begierde, bei ihr zu sein, ganz für mich allein vor dem Gasfeuer in der Jubilee Road zu schüren. Heute weiß ich, wie wichtig es war, daß ich fuhr; denn wäre ich in London geblieben, hätte ich Griffin Head nie kennengelernt, noch die Bekanntschaft mit einem Onkel erneuert, den ich das letztemal gesehen hatte, als ich noch ein kleiner Junge war.

Weihnachten im St. Basil's. Der Waschraum vor dem OP war

mit Girlanden und Luftschlangen geschmückt, und alle waren in festlicher Stimmung. Während wir uns vor einer Operation die Hände schrubbten, unterhielten sich die anderen über Deutschland und über die zunehmenden Spannungen zwischen unseren beiden Ländern, und als ich mir die Hände puderte, um die Gummihandschuhe hinterher leichter ausziehen zu können, erkannte ich, daß sich meine Einstellung dem möglicherweise bevorstehenden Krieg gegenüber geändert hatte, daß ich nicht mehr das gleiche grimmige, fatalistische Gefühl der Genugtuung empfand, das ich früher empfunden hatte, denn jetzt hielt die Zukunft Versprechungen für mich bereit. Jetzt fürchtete ich die Umwälzungen und Zerstörungen, die ein Krieg mit sich bringen würde – jetzt hatte ich etwas zu verlieren. Ebenso wie, das erkannte ich jetzt, der Rest des Operationsteams, dies ging aus den Gesprächen deutlich hervor. Cushing behielt natürlich das letzte Wort. »Das alles beweist«, sagte er, als wir den OP betreten hatten, um mit einer komplizierten Sympathektomie zu beginnen, »daß die Briten, politisch gesehen, zwiegespalten sind.« Wir standen mit hochgereckten Unterarmen da, die Hände zur Decke hin gestreckt, während ein Springer uns die Kittel überstreifte und auf dem Rücken zuband. »Rational gesehen«, sagte Cushing, »sind wir den demokratischen Prinzipien treu. Emotional dagegen, imaginativ« – Gefäßklemmen klickten, Nähte wurden gelegt, die Wunde war ein Wald aus scherenartigen, stählernen Instrumentengriffen – »haben wir eine ausgeprägte Sehnsucht nach Kostümen und Ritualen. Von daher unsere Bewunderung für die Monarchie. Bloß daß sie bedeutend gutartiger ist« – hier durchschnitt er die erste der kleinen präganglionischen Fasern, die von den Thorax- und Lumbalsträngen ausgingen – »als das, was die Deutschen tun. Wo wir das Königshaus haben« – jetzt runzelte er die Stirn, bellte ein paar knappe Befehle, verlangte mehr Retraktion – »haben sie die Nazi-Partei.« Dann fing er an, über diastolischen Blutdruck zu sprechen, und über das arterielle Gefäßsystem, und die Operation nahm ihren Lauf. Denk meinetwegen, was du willst, dachte ich. Ich machte mir keine Sorgen um das Königshaus, ich machte mir Sorgen um deine Mutter. Wenn der Krieg kam – was er wahrscheinlich tun würde – und wir ihn verloren – was wir wahrscheinlich tun würden – welchen Platz gab es dann in dieser neuen Welt für die Liebe?

Mein Onkel hieß Henry Bird und lebte in einer kleinen, weißen Villa mit Blick auf die Promenade von Griffin Head. Dir brauche ich den Ort ja nicht zu beschreiben! Oft genug haben wir uns mit Gesprächen über Griffin Head die Zeit vertrieben – erst durch deine Augen war ich fähig, den Ort mit Humor und Zuneigung zu betrachten, bevor du kamst, war ich hier zutiefst unglücklich. Griffin Head ist ein edwardianischer Badeort, und in den Jahren vor dem Krieg waren seine Bewohner größtenteils ältere und gebrechliche Leute, die sich nach einer Laufbahn im akademischen Bereich oder an der Börse oder in den Londoner Banken, oder aber im kolonialen oder diplomatischen Dienst im Ausland an die Küste zurückgezogen hatten. Ruhe und Frieden, das war es, was der Ort ihnen bot, und Genesung in Bequemlichkeit. Etwa ein Dutzend Hotels und Pensionen standen für die geringe Zahl der Feriengäste, die im Sommer kamen, zur Verfügung, aber es gab kaum Attraktionen für den gewöhnlichen Typ von Erholungssuchenden, von daher der Ruf des Städtchens für eine besonders träge Form gesuchter englischer Vornehmheit.

Ich fuhr Heiligabend hinunter. Ein zarter, aber lebhafter Mann, mein Onkel Henry, der sein Leben als eine Art glorifizierter Diener einer wohlhabenden, inzwischen verstorbenen Dame aus der lokalen Aristokratie verbracht hatte, die in ihrem Testament offensichtlich sehr großzügig gewesen war.

Überaus umgänglich, charmant und überschwenglich und wundervoll elegant in einem dunkelblauen Anzug mit weißem Hemd und rosa Fliege, begrüßte er mich mit großer Wärme – »Wundervoll, dich zu sehen, mein lieber Junge!« – und mixte uns einen Cocktail, der es in sich hatte. Als wir in seinem kleinen, ordentlichen Wohnzimmer saßen, hörte ich ihm nur mit halber Aufmerksamkeit zu, während er glückselig über seine Antiquitäten redete. Meine Ankunft war mit einem heftigen Wintersturm zusammengefallen: salzgetränkte Sturmböen peitschten die Gebäude am Ufer, und die Wellen brachen sich mit solcher Wucht an der Ufermauer, daß die Wassersäulen zehn Meter hoch geschleudert wurden, bevor sie zu Gischt und Schaum zerspritzten. Ich sah aus Henrys großem Erkerfenster und spürte eine Art Übereinstimmung zwischen der elementaren Wildheit draußen und der Unruhe in meinem Inneren: dies, so dachte ich voller Selbstgefälligkeit, ist das Wetter meines Herzens. Das war natürlich eine Vermenschlichung der Natur, aber nichtsdestoweniger ein sehr eindringliches Bild. Bei Wildhuhn mit Kartoffelpüree und Rosenkohl und einem feinen Rotwein, den Henry für den besonderen Anlaß aufgespart hatte, und einem schweren Plumpudding und Nüssen und Datteln und Käse und Portwein, hörte ich Henry zu, der in Erinnerungen an die alten Tage in vornehmen Häusern schwelgte. »Heute ist das Leben natürlich ganz anders«, murmelte er, vom Portwein milde und rührselig gestimmt. »So vieles hat sich verändert.« Er seufzte. »Manchmal liege ich abends im Bett und höre den Wellen zu, die sich weit draußen auf dem Meer brechen, und denke, daß alles nur ein Traum und nur das Meer real ist.«

Nach dem Essen machten wir einen Spaziergang. In Hut und Mantel gingen wir hinunter zur Promenade, durch den alten Teil des Städtchens mit seinen steilen, engen, kopfsteingepflasterten Straßen, die in meiner Vorstellung Bilder davon wachriefen, wie Griffin Head in den 1700ern gewesen sein mußte, ein Schmugglernest voller alter Seebären mit Holzbeinen, Dreispitzen und Ohrringen. Der Wind peitschte salzigen Regen in unsere Gesichter, drückte uns die Kleider an den Leib und zwang uns, unsere Hüte gut festzuhalten. Mit einiger Mühe gelang es uns, die Promenade zu überqueren und, vom Sturm umpeitscht, an der Ufermauer stehenzubleiben und zu beobachten, wie die Wellen explodierten und barsten, eine nach der anderen, und sich dann wieder zurückzogen, wobei sie an den losen Schottersteinen saugten und zerrten, die an den verwitterten hölzernen Streben angehäuft waren, die, von Seetang umweht, den Strand in verschiedene Bereiche unterteilten. Ich weiß noch, daß Henrys Schal hinter ihm herflatterte wie ein Banner. Er grinste mich begeistert an und schrie etwas, das ich nicht verstehen konnte.

Nach einigen Augenblicken wandten wir dem Wind den Rücken zu und gingen in östlicher Richtung am menschenleeren Ufer entlang zum Pier, der sich fast vollständig in einem Schleier aus Gischt und Regen verlor. Unter dunklen, drohenden Wolken stiegen Möwen auf und segelten kreischend im Wind. Henry wollte nicht auf der Pier hinausgehen, also stolperte ich allein weiter und klammerte mich hinter dem Pavillon am anderen Ende am Geländer fest, während die Gewalt um mich herum knüppelte und tobte. Mein Haar war so naß, daß die salzige Gischt von ihm heruntertropfte, ein herrliches Gefühl. Ich drehte mich um und sah zum Land zurück, sah durch den Vorhang aus diesigem Regen die sturmgepeitschte kleine Stadt in Terrassen an die Hügel gekuschelt, der ältere Teil zuunterst, die ordentlichen Reihen weißer Regency-Villen weiter oben, und noch höher die Herrenhäuser im neugotischen Stil, die hinter hohen Hecken und alten Bäumen vor sich hinbrüteten. Obwohl das Wetter alles verwischte, ergab sich ein Effekt aus eindringlichen vertikalen Akzenten, scharfen Umrissen und zerklüfteten Profilen, und ich genoß die etwas seltsame, wilde Schönheit des Ganzen, denn sie war, wie bereits gesagt, irgendwie Ausdruck meiner eigenen Verfassung und meiner eigenen Gefühle. Weiter im Osten zeichneten sich die Steilwände vor einem zornigen Himmel ab, gekrönt von mehreren stolzen alten Häusern; eins davon war Elgin, obwohl ich das natürlich noch nicht wußte; dahinter verlor sich die sichtbare Welt im Zwielicht der nahenden Dämmerung.

Als wir wieder im Haus waren, erzählte mir Henry bei Tee und heißen Sauerteigfladen eine merkwürdige Geschichte über das Städtchen. Westlich von Griffin Head, so sagte er, gab es einst eine Kirche, die etwa zwanzig Meter vom Rand der Steilwand entfernt erbaut worden war. Im Laufe der Jahre fraß das Meer sich beharrlich in den Fels hinein, bis die Zerstörung der Kirche unausweichlich schien, ihre Weihe aufgehoben und sie selbst aufgegeben wurde. Das Mauerwerk zerbröckelte, der Turm und die Südwand stürzten ein, und Efeu überwucherte das, was noch übrig war. Wie nicht anders zu erwarten, senkte sich eine Atmosphäre melancholischer Trostlosigkeit über den Ort, und es wurde gemunkelt, daß unirdische Gestalten zwischen den Ruinen umherhuschten. Dann, in einer wilden Winternacht des Jahres 1925, ließ ein heftiger Sturm die Felswand einstürzen und riß die Reste der Kirche mit sich, und am nächsten Morgen lagen die Steine über den ganzen Strand verstreut. Was die Einheimischen am meisten beunruhigte, war jedoch nicht der Verlust der Kirche, den man seit Jahren erwartet hatte; nein, was sie beunruhigte, sagte Henry (dessen Lebensgeister durch unseren Spaziergang belebt worden waren), war die Tatsache, daß das Meer sich in den Friedhof hineingefressen hatte, und in der neuen Fassade der Felswand waren in aller Deutlichkeit die Formen menschlicher Skelette auszumachen. Sie sind immer noch da, sagte er. »Besuch mich bald einmal wieder, mein lieber Junge, dann zeige ich dir die Knochen.«

Zu Weihnachten ist jede öffentliche Institution von einer melancholischen Aura durchdrungen. Allen Bemühungen des Personals zum Trotz dient die Bonhomie einer Anstalt nur dazu, zu unterstreichen, was fehlt: nämlich alles, was vertraut, familiär und häuslich ist. Als ich spät an jenem Abend ins St. Basil's kam, traf ich auf eine Atmosphäre grauer Schwermut. Die Zugfahrt zurück von der Küste hatte bereits viel dazu beigetragen, mein Frohlocken vom Nachmittag zu zerstören. Mein Abteil war schmutzig und unbeheizt, und ich hatte in die Dunkelheit hinausgestarrt, eine Zigarette nach der anderen geraucht und versucht, mein Zittern zu unterdrücken, denn mein Mantel war trotz Henrys galanter Versuche, ihn vor dem Feuer zu trocknen, immer noch feucht. Nur noch ein paar Tage, bis ich deine Mutter wiedersehen würde, aber selbst diesem Gedanken gelang es nicht, meine Phantasie zu beflügeln, so überwältigend antiromantisch ist die Wirkung einer winterlichen Zugfahrt durch den Süden Englands. Mit mir im Abteil saß eine erschöpfte junge Frau mit zwei Kindern, die im Laufe des Tages viel zu viele Süßigkeiten gegessen und jetzt, wie nicht anders zu erwarten, unter den Folgen zu leiden hatten. Wir alle hatten unter den Folgen zu leiden. Noch nie im Leben war ich so froh gewesen, die Victoria Station zu sehen. Wieder in der Jubilee Road kauerte ich mich in meinem paisleygemusterten Morgenmantel mit einer heißen Tasse Tee mit einem Schuß Gin vor dem Gasfeuer zusammen und tat mir selbst leid.

Die Tage zwischen Weihnachten und Neujahr schienen mir seit jeher eine Art schwarzes Loch im Kalender zu sein. Tage der Trostlosigkeit. Aber als der zweite Weihnachtstag etwa zur Hälfte vorbei war, stellte ich fest, daß ich an den bevorstehenden Besuch deiner Mutter dachte, und so nah schien er mir plötzlich zu sein, daß ich das vertraute Aufwallen fühlte, das viszerale Kribbeln, die innere Wärme, und meine Stimmung hellte sich auf. Als ich am neunundzwanzigsten aus dem

St. Basil's nach Hause kam, erwartete mich dort ein Brief in der inzwischen vertrauten Handschrift: würde ich sie im Two Eagles treffen? Ich war enttäuscht, daß sie nicht in die Jubilee Road kommen wollte, verstand aber den Grund dafür, die Kälte natürlich. Vielleicht würden wir später doch noch hierher zurückkommen?

Ich war zu früh dort, sie zu spät – und die rund zwanzig Minuten, die ich alleine dort saß, waren durchsetzt von mehreren heftigen Stichen der Panik, als ich über die Möglichkeit nachdachte, daß sie vielleicht gar nicht kommen würde. Endlich kam sie dann doch, ziemlich nervös, ziemlich aufgewühlt. »Einen großen Gin, Liebling«, sagte sie. »Ich habe ihn nötig.«

»Ich dachte schon, du würdest gar nicht kommen«, sagte ich. »Ich dachte, es sei dir was passiert.«

»Wirklich? Was sollte mir denn passieren?« Sie klappte ihr Zigarettenetui auf. Ihre Augen blieben fest auf mein Gesicht gerichtet, während sie sich die Zigarette zwischen die Lippen steckte. Ich zog Streichhölzer aus meiner Tasche, und als sie sich der Flamme entgegenneigte, waren ihre Augen immer noch auf meine gerichtet. »Tut mir leid«, sagte ich, »benehme ich mich albern?«

Sie inhalierte tief und schüttelte den Kopf. Eine blasse Hand flatterte über den Tisch und ließ sich für einen kurzen Moment auf meinem Ärmel nieder. »Nein, du bist überhaupt nicht albern«, sagte sie mit großem Ernst. »Danke, daß du dir Sorgen gemacht hast.«

»Ich hole dir deinen Gin.«

Als ich mich wieder setzte, sagte sie: »Ich habe ein Geschenk für dich.«

»Ich habe auch eins für dich«, sagte ich. »Du siehst müde aus, war es schwierig für dich?«

»Ich schlafe nicht besonders gut«, sagte sie, während sie in ihrer Handtasche herumsuchte. »Ich weiß auch nicht, wieso.«

»Ist es schwierig zu Hause?« Einen Moment lang sah ich das Gesicht des Chefpathologen vor mir und hörte seinen dröhnenden Bariton – »Es ist das *pathos*, das den *logos* bedingt, Doktor!« – und dann die beißende Stimme von McGuinness – »Es muß etwas Primitives sein, das einen Mann dazu veranlaßt, in die Pathologie zu gehen – *die Frau tut mir leid*.« Sie brachte einen kleinen Gegenstand zum Vorschein, der in grünes Seidenpapier eingeschlagen war. »Ich kann mir nicht vorstellen, daß es dir gefällt«, sagte sie, »aber ich mußte an dich denken, als ich es sah, und da habe ich es gekauft. Es war ein Impuls.«

»Ein Impuls«, sagte ich, als ich es entgegennahm. Sie hatte meine Frage nach dem Stand der Dinge zu Hause nicht beantwortet, aber große Zärtlichkeit erfüllte mich beim Gedanken daran, daß sie an mich gedacht hatte, als sie etwas in einem Schaufenster sah. Daß ich in ihrem Kopf gegenwärtig war, auch wenn wir nicht zusammen waren, so wie sie in meinem gegenwärtig war – das gesagt zu bekommen, es tatsächlich aus ihrem Mund zu hören, statt mich immer nur zu fragen, ob ihre Empfindungen für mich ein Spiegelbild der meinen für sie waren – berührte mich tiefer, als ich es für möglich gehalten hätte. Wir hatten so erbärmlich wenig über unsere Gefühle gesprochen! Und doch war die ganze Zeit in den dunklen Tiefen des Herzens etwas gewachsen: Liebe. Das Wachsen der Liebe. Ich schlug das Seidenpapier auf und fand darin ein Stück Glas, das wie ein Kieselstein geformt war, unten flach, mit einer Fliege darin. »Großer Gott«, sagte ich, »wie haben sie sie nur da hinein bekommen?« Ich hielt sie ins Licht. Perfekt und vollkommen schwebte eine ganz gewöhnliche Stubenfliege, *Musca domestica*, im Glas, wie mitten im Flug eingefroren, so als habe die Luft, durch die sie sich bewegte, sich plötzlich verfestigt und sie für alle Ewigkeit eingefangen. Als ich das Glas in meinen Fingern drehte, blitzten und splitterten Speerspitzen aus Licht auf der glatten, gewölbten Oberfläche. »Ist es nicht merkwürdig?« fragte sie. »Gefällt es dir? Ich dachte, du könntest es vielleicht als Briefbeschwerer benutzen. Oder du könntest in Augenblicken der Wut die Faust darum ballen.«

»Ich werde es in meiner Tasche bei mir tragen«, sagte ich und legte es auf den Tisch zurück in sein zerknittertes Nest aus Seidenpapier. »Es wird mir Glück bringen.«

»Welcher Art auch immer.«

Ich ging um den Tisch herum und bückte mich, um sie auf den Mund zu küssen. Sie wandte den Kopf ein wenig ab und bot mir nur ihre Wange. Ihre Hand hob sich und berührte die Seite meines Gesichts. Der Kuß dauerte ein oder zwei Sekunden; dann folgte ein kurzer Moment der Verwirrung, ich verlor die Beherrschung, küßte ihren Hals, setzte mich dann unvermittelt wieder hin und fuhr mir mit der Hand durchs Haar, während sie mich mit einem kleinen Lächeln beobachtete. »Ich weiß«, sagte sie. »Es ist schwierig. Es tut mir leid, Liebling.« Ich schüttelte den Kopf und hob mein Glas ihr entgegen.

Als es Zeit zu gehen war, hatte sie meine Frage über die Lage zu Hause immer noch nicht beantwortet. Ich stand vom Tisch auf und verstaute die Fliege-im-Glas in meiner Hosentasche, wo ich sie durch den Stoff hindurch hart an meinem Oberschenkel fühlen konnte.

Später am selben Abend war ich in meinem Zimmer und machte mich fertig, um ins St. Basil's zu gehen. Ich zog mir vor dem Spiegel in der Tür meines Schranks ein frisches Hemd an, die Fliege-im-Glas auf dem Tisch hinter mir, die Schreibtischlampe direkt darauf gerichtet. Als ich im Two Eagles die Beherrschung verloren und ihren Hals geküßt hatte, hatte sie gesagt: »Es tut mir leid. Es ist schwierig, ich weiß.« Was hatte sie damit gemeint – *was* war schwierig? Die Leidenschaft unter den Bedingungen der Heimlichkeit zu bewahren? Oder etwas anderes – nicht mit zurück in die Jubilee Road gehen zu können, um mit mir zu schlafen, vielleicht?

Ein wenig später war sie dann plötzlich sicher gewesen, Ratcliffs Stimme aus dem zweiten Schankraum zu hören. Ich hatte die Ohren gespitzt und ihn ebenfalls gehört; er sprach über die Rolle des Pankreashormons beim Glukose-Stoffwechsel. Wir hatten uns angesehen, fassungslos, mehrere Augenblicke – dann ging ich zur Theke und spähte vorsichtig in den nächsten Raum –, nur um eine Gruppe Handlungsreisender zu entdekken, die sich gegenseitig Witze erzählten. Dies war natürlich symptomatisch für die zutiefst heimlichtuerische Natur unserer Beziehung, und es beunruhigte mich. Nie hatte ich mir vorgestellt, daß, wenn ich die Frau traf, die zu lieben mir vorbestimmt war, sie mit einem anderen Mann verheiratet sein könnte – und nicht nur mit einem anderen Mann, sondern mit einem anderen Arzt, einem Kollegen. Oh, aber Ratcliff Vaughan war eine merkwürdige, kalte Kreatur, sagte ich mir selbst, fast nicht menschlich, ein *Pathologe*, um alles in der Welt! Was immer in den Plantagenet Gardens vor sich ging, der Gedanke daran war kaum zu ertragen, diese traurige, schöne Frau und dieser Primitivling. Während mir diese Gedanken durch den Kopf schossen, versuchte ich erneut, meine Krawatte zu binden; meine Finger zitterten, ich schien das verdammte Ding einfach nicht richtig hinzubekommen, und es gibt nichts, was ich mehr hasse als eine schlecht gebundene Krawatte.

Die Krawatte war gebunden, aber ich stand immer noch vor dem Schrankspiegel. O mein Gott. Vielleicht war mein ganzes Denken falsch. Kennst du das Gefühl – vielleicht bist du nicht alt genug – jenes gräßliche Taumeln des Schocks, meine ich, das sich einstellt, wenn man tagelang über eine Sache nachgedacht hat und plötzlich auf eine Sichtweise stößt, durch die sich bislang unvorstellbare Kategorien einstellen, und plötzlich verlagern sich alle Werte –?

Zehn Minuten später verließ ich das Haus und ging die

Jubilee Road entlang (es war ein kalter, windiger Abend) in Richtung St. Basil's. Ich hatte Dienst in der Notaufnahme, aber glücklicherweise verlief meine Schicht ereignislos. Gegen zwei Uhr nahm ich einen Mann auf, dessen Hand bei der Nachtarbeit in einer Fabrik von einer schweren Maschine schrecklich zermalmt worden war. Ich rief McGuinness dazu, denn der Schaden war beträchtlich. Während ich die Wunde mit Fettgaze versorgte, dachte ich an die Handlungsreisenden im Two Eagles; und plötzlich – es schmerzt mich, mich daran zu erinnern – plötzlich wirkte die Affäre mit deiner Mutter im Vergleich mit der Realität eines Mannes, der Schmerzen hatte und Gefahr lief, seine Hand zu verlieren, so närrisch und belanglos, daß ich mir lächerlich vorkam. Aber sie *spielte* eine Rolle, dies konnte ich nicht leugnen, *deine Mutter* spielte eine Rolle, ich liebte sie, und die *Liebe* spielte eine Rolle – wie also konnte sie lächerlich sein? Und doch war sie es. Ich fühlte die harte Rundung der Fliege-im-Glas in meiner Hosentasche. Die Liebe ist das, wonach wir uns verzehren, aber sie verschwindet wie ein Traum, wenn wir sie einer bestimmten Art von Realität aussetzen, das waren meine Gedanken in den wenigen Augenblicken, die ich brauchte, um das blutige Gemantsche aus Fleisch und Knochen mit einem Bausch bakterizider Fettgaze abzutupfen.

Dann kam McGuinness; untersuchte den Schaden; drehte sich zu mir um und schüttelte den Kopf. Wir brachten den Mann nach oben in den OP. Die Prozedur ist einfach und unkompliziert: man muß einen Hautlappen übriglassen, damit man etwas hat, was man über den Stumpf nähen kann, dann sägt man mit einem schweren Amputiermesser die Schweinerei unterhalb des Hautlappens ab, wirft alles in einen Eimer (dessen Inhalt später in den Verbrennungsraum im Keller gebracht wird) und näht zusammen, was übrig ist. Es war das erste Mal, daß ich die Hand eines Mannes abschnitt, und es ließ mich schaudern. Aber wir machten unsere Sache gut. Wir retteten seine Greiffähigkeit. Er würde immer noch Gegenstände mit Daumen und Zeigefinger halten können, den einzigen Gliedern, die er an dieser Hand übrig behielt.

Als ich das St. Basil's am nächsten Morgen verließ, war ich zwar müde, aber in meinem Herzen und in meinem Gewissen herrschte wieder Klarheit, denn eine längere Phase chirurgischer Aktivität hatte die Ängste zerstreut, die das Treffen im Two Eagles in mir ausgelöst hatte. Und jetzt kommt etwas Merkwürdiges. Wußtest du (aber wie solltest du?), daß chirurgische Arbeit auf manche Ärzte eine aphrodisische Wirkung hat? Ich finde es schwer, das nachzuvollziehen. Vor allem Amputationen erfüllen mich mit Widerwillen gegen alle Körperfunktionen, und wenn ich die Station hinter mir ließ, galt mein Verlangen im allgemeinen nichts Körperlicherem als einem Gedichtband und einem Glas Gin. So war es auch an diesem Morgen. Ich kehrte in die Jubilee Road zurück, zog meinen Schlafanzug und meinen Morgenmantel an und fiel nach ein paar Minuten mit Keats in einen tiefen, traumlosen Schlaf. Am späten Nachmittag wurde ich durch ein Klopfen an der Tür geweckt. Es war Desmond Kelly mit einem Brief von deiner Mutter. Zart parfümiert, in ihrer eleganten, spinnenfeinen Handschrift geschrieben, sagte der Brief, es tue ihr leid, daß sie gestern abend so langweilig gewesen sei, konnte ich ihr noch einmal verzeihen? Sie liebte mich und würde mich sehr bald wiedersehen.

Bald trafen wir uns bei jeder sich bietenden Gelegenheit. Es war für keinen von uns leicht; deine Mutter haßte es zu lügen, während ich, wenn ich das Krankenhaus auch nur für eine Stunde verlassen wollte, dafür sorgen mußte, daß ein anderer Arzt mich vertrat, meistens McGuinness, und obwohl ich eine Geschichte über ein betagtes, schwer erkranktes Familienmitglied erfand, wurde er bald skeptisch, und es wurden Witze über »Dr. Haggards krankes Tantchen« gemacht. Dabei war es Henry, den ich im Sinn hatte.

Aber obwohl es sich vielleicht nur um zwanzig Minuten im Two Eagles handelte, oder in irgendeinem Café, diente jedes dieser Treffen dazu, das straffgespannte Band der Emotionen zu erhalten, das uns miteinander verband. Wir saßen ganz hinten in irgendeinem Café, hielten uns über heißen, gebutterten Teekuchen bei den Händen und murmelten unsere Gespräche, unsere Liebesworte, während unsere Knie sich unter dem Tisch berührten und deine Mutter aus einem ihrer Schuhe schlüpfte und einen kleinen, seidigen Fuß an meinem Bein rieb, was mich sofort in Erregung versetzte. Treffen dieser Art dienten nur dazu, meine Ungeduld, endlich wieder mit ihr allein zu sein, neu zu entzünden. Natürlich ging ich nie in die Plantagenet Gardens, sie kam immer in die Jubilee Road. Ich habe dir von diesem Zimmer erzählt, es war ein großes, unordentliches, hohes Zimmer mit ein paar großen, dunklen, ramponierten Möbelstücken. Auf dem Fußboden stapelten sich Bücher und Papiere, ein Schädel diente mir als Aschenbecher. An der Wand, zwischen meinen Landschaften und Sonnenuntergängen, hing ein elegant gerahmter Vesalius-Druck, den mein Vater mir kurz vor seinem Tod geschenkt hatte.

Dieses Gelehrtenzimmer fing nun an, sich zu verändern. Es fing an, deine Mutter widerzuspiegeln. Der grelle Schein der Glühbirne an der Decke wurde mit der Ankunft zweier hellblauer Keramiklampen durch ein gedämpftes, weiches, schattiges Licht ersetzt. Sie brachte mir einen wunderschönen persischen Läufer, auf dem wir gemeinsam vor dem Gasfeuer lagen. Sie drapierte ein Stück Stoff über die Schlafzimmertür, ersetzte die Laken und stellte Kerzen auf. Töpfe und Döschen mit Salben erschienen, Cremes und Lotionen und Parfüms. Meine Räume wurden feminisiert. Meine Zelle wurde zu einem Boudoir.

Das also war unser privates Heiligtum; unsere Intimität, unsere Liebe, unsere Leidenschaft, das alles fand seinen Ausdruck hier. Deine Mutter war zu Zeiten unersättlich, katzenhaft, gierig nach mir; zu anderen Zeiten langsam, sinnlich und sorglos; sie war eine Frau vieler Stimmungen. Ich weiß noch, wie sie eingekuschelt in ein Nest aus Kissen und Laken auf meinem großen Bett lag, in einem Zustand süßester Mattigkeit, die eleganten Kleider in schamloser Unordnung, eine blasse, schöne Kreatur, durchdrungen vom Schein höchster körperlicher Befriedigung. Ich weiß auch noch, wie wir manchmal im Two Eagles saßen, und die Ungeduld, die durch ihr drängendes, sexuelles Bedürfnis nach mir erzeugt wurde, war so groß, daß wir in die Jubilee Road zurückhasteten, und sei es auch nur für acht oder zehn Minuten, und es kaum schafften, die Tür hinter uns zu schließen, bevor wir auf dem Boden lagen und an ihrer silbrigen, seidenen Unterwäsche zerrten. Hinterher lag ich da und rauchte und starrte an die Decke und spürte, wie eine verschwommene, verwehende Empfindung über mich hinwegzog wie Nebel. Ich weinte ein wenig und lachte dann verlegen auf, während deine Mutter ermattet und mit schweren Augenlidern in meinen Armen lag und mich mit kleinen Küssen bedeckte und zärtliche Worte flüsterte, Liebling, Geliebter, kostbarer Edward. Sie sagte mir, wie sehr es sie erregte, wenn ich erregt wurde, wie die Tatsache, daß sie so heftig begehrt wurde, die Begierde in ihr weckte, und wie mein Schweigen, und meine Intensität, ihr manchmal das Gefühl gaben, einen Fremden vor sich zu haben, und daß es sie ängstigte und gleichzeitig faszinierte, daß mein sexueller Charakter sich so kraß von meinem gesellschaftlichen Wesen unterschied. Sie hatte sich noch nie (sagte sie) als Objekt einer derartigen Leidenschaft erlebt.

Eine kurze Periode fast ungetrübten Glücks. Die wenigen Trübungen, die es gab, waren die Trübungen, die alle Liebenden kennen. Alles war so bedeutungsschwer! Ich weiß noch, daß wir uns einmal über Hitler stritten. »So schwarzseherisch«, sagte sie eines Abends, als wir das Two Eagles nach einem schnellen Drink verließen und ihr Blick im Vorbeigehen auf die Zeitung eines Mannes fiel. »All dieses Gerede über einen Krieg mit Deutschland. Hitler will keinen Krieg.«

»Jedenfalls nicht dieses Jahr«, sagte ich. Wir standen auf dem Bürgersteig und hielten Ausschau nach einem Taxi.

»In keinem Jahr«, sagte sie. »Er hat für Ordnung und Stabilität im Land gesorgt. Das wird er nicht aufs Spiel setzen.«

»Aber der Mann ist ein Ungeheuer!« rief ich. »Er ist größenwahnsinnig! Ein Mörder!«

»Er ist autoritär», sagte sie, »und das ist unserer eigenen politischen Kultur fremd, aber in Deutschland macht man nun einmal vieles anders.«

»Das tut man tatsächlich!«

»Ihre Geschichte hat ihnen nicht dieselbe Demokratieerfahrung gebracht wie unsere.«

»Liebling, das alles hat nichts mit Geschichte zu tun!«

»Gibt es etwas, was nichts mit Geschichte zu tun hat?«

»Ja. Der Faschismus.«

Ich nehme an, derselbe Streit wurde in den Monaten vor München, in den Monaten vor Prag, jeden Abend an Tausenden von Tischen ausgetragen. Aber daß *wir* uns stritten, und wenn auch nur über Politik – hinterließ in mir ein Gefühl absoluter Trostlosigkeit, so als hätte ich sie verloren. Ich fühlte mich elend, bis ich sie wiedersah. Sie tat das Ganze mit einer achtlosen Handbewegung ab. »Aber Liebling«, sagte sie. »Wir haben uns doch nur über Hitler unterhalten. Was für eine empfindsame Seele du doch bist – du darfst das alles nicht so ernst nehmen.«

Das tat ich aber. Mein Leben enthielt jetzt nur noch zwei Arten von Zeit, Zeit mit ihr und Zeit ohne sie; die eine Paradies, die andere Hölle. Es gab kleine Qualen: das Warten auf sie und die Panik, wenn sie sich verspätete. Es war eine Tortur. Ich versuchte, mir ihre Abwesenheit zu erklären, bis es schließlich unmöglich wurde, nicht zu denken, daß eine Katastrophe eingetreten und sie für immer für mich verloren war. Dann kam sie, und ich gab mich gleichgültig, versuchte, meine Freude darüber, sie endlich zu sehen, zu verbergen, und vergeudete auf diese Weise kostbare Minuten der wenigen, flüchtigen Stunden, die uns vergönnt waren. Außerdem war da noch mein Hang, nach jedem Treffen jedes Wort und jede Geste von ihr zu sezieren und zu analysieren, sie samt und sonders in der zitternden Befürchtung zu untersuchen, daß sie Ungeduld ihrerseits bedeuteten, oder Langeweile, und von daher drohende Zurückweisung. Es gab sogar Momente (der Mann mit der zermalmten Hand war einer davon), in denen ich *zweifelte* – in denen das ganze, zarte Gewebe der Gefühle irgendwie unwirklich wurde und ich es nicht festhalten konnte, obwohl die Zweifel im selben Augenblick verflogen, in dem ich sie wiedersah.

Dann wurden wir unvorsichtig. Versponnen im Traum der Liebe, im Gefühl der Unangreifbarkeit, angerührt von der Gnade, wurden wir unvorsichtig. Vielleicht war es unvermeidlich. Vielleicht hatten wir, unbewußt, das Bedürfnis, eine Krise herbeizuführen – vielleicht *mußten* wir dies tun! Ich weiß es nicht. Ich weiß nicht, was sie dazu veranlaßte, an jenem Abend ins Krankenhaus zu kommen. Sie war manchmal anfällig für schwarze Stimmungen, kurze Phasen der Melancholie, und ich bin zu der Überzeugung gelangt, daß Ratcliff dieses Unglücklichsein in ihr provozierte, daß er die Ursache ihres Schmerzes war und daß sie zu mir kam, um Trost zu suchen. Ich tat, was ich konnte, glaube mir. Ich fühlte mit ihr, und es war eine Tortur für mich, sie leiden zu sehen, so wie es eine Tortur ist, *dich* leiden zu sehen, teurer Junge –! Jedenfalls war ich eines

Nachts auf Station, als ein Pförtner erschien und mir mitteilte, eine Mrs. Piker-Smith warte unten auf mich.

Ich hastete hinunter in die Halle; es war natürlich deine Mutter. Sie trug den schwarzen Pelz und einen enganliegenden schwarzen Hut mit einem Netzschleier, der mit winzigen schwarzen Sternen übersät war. »Eigentlich dürfte ich die Station nicht verlassen«, flüsterte ich. Sie hob eine behandschuhte Hand und legte einen Finger auf meine Lippen.

Die Halle des St. Basil's ist ein widerhallender Säulengang mit einem Fußboden aus Marmor und den Porträts ehemaliger und gegenwärtiger Direktoren an den Wänden. Tagsüber ist sie wie ein Bahnhof, wimmelnd von Menschen, erfüllt von Geräuschen; nachts ist sie völlig still und voller Schatten, verlassen bis auf eine Putzfrau mit ihrem Eimer und ihrem Schrubber. Am hinteren Ende der Halle führt eine steinerne Treppe in zwei Etappen hinunter in die Pathologie, ins Krankenblattarchiv und in den Verbrennungsraum. Neben der Treppe, an der hinteren Wand, durch eine Säule allen Blicken entzogen, steht eine hölzerne Bank, und ich folgte deiner Mutter, einer winzigen, verschleierten Gestalt in einem riesigen schwarzen Pelz, deren Absätze auf dem Marmorfußboden klapperten, durch die Halle und hinter die Säule zu dieser Bank. Wir setzten uns. Sie drehte sich zu mir um, hob den Schleier und schlug ihn vorsichtig nach hinten über ihren Hut. Ihr Gesicht lag im Schatten, denn nur wenig Licht drang in den Raum hinter der Säule. Ihr Lippenstift sah in diesem Halbdunkel schwarz aus. Ich versuchte, sie in die Arme zu nehmen, aber sie wich zurück, wandte mir den Rücken zu und kramte nach ihren Zigaretten. Ich zündete zwei an, gab ihr eine, und wir rauchten; den ganzen Abend, sagte sie, war sie unruhig und nervös gewesen. In ihrer Stimme lag eine nüchterne, atemlose Dringlichkeit. Ratcliff war zu irgendeiner Veranstaltung der Königlichen Gesellschaft für Innere Medizin gegangen und hatte sie allein im Haus zurückgelassen, und schließlich hatte sie nicht mehr lesen können und war hinauf in ihr Zimmer gegangen, um ihren Mantel anzuziehen und einen Spaziergang zu machen. Dabei kam ihr plötzlich die Idee, mich im St. Basil's zu besuchen.

Nach einem ersten erschrockenen Zusammenzucken über die Kühnheit dieser Idee und das damit verbundene Risiko, war sie auf den Gedanken gekommen, einen Schleier zu tragen. Als sie das Krankenhaus betrat und in der Halle auf mich wartete, war sie ängstlich gewesen, aber jetzt, sagte sie, war sie ganz ruhig. Sie beugte sich zu mir, warf ihre Zigarette weg und erlaubte mir endlich, sie zu küssen. Der alles durchdringende Krankenhausgeruch nach Reinigungs- und Desinfektionsmitteln vermischte sich in meiner Nase mit ihrem Parfüm. Ich ergriff ihre behandschuhten Hände und sagte ihr mit leiser Stimme, daß ich am liebsten die ganze Nacht mit ihr verbringen würde. Sie umfaßte mein Gesicht und küßte mich mehrere Male, kleine, hastige Küsse, murmelte nein, sagte, ich müsse zurück zu meiner Arbeit und sie zurück nach Hause. An diesem Punkt verlor ich die Beherrschung, und ihr ging es genauso, und während wir uns mit leidenschaftlicher Dringlichkeit küßten, machten wir uns an unseren Kleidern zu schaffen, zerrten an Knöpfen und Schnallen, und irgendwie gelang es uns, meine Hose zu öffnen und ihren Rock hochzuschieben, und immer noch in ihrem großen Pelzmantel, kletterte sie auf meinen Schoß, und dort, auf der Bank im hinteren Teil der Halle eines der großen Londoner Lehrkrankenhäuser, liebten wir uns so hastig und leidenschaftlich, daß wir benommen und keuchend zurückblieben und uns in zerzauster Mattigkeit aneinander klammerten, und ich fing (wie üblich) an zu weinen, was deine Mutter in die Realität der Situation zurückrief, und während sie meinen Kopf streichelte und kleine, zärtliche, glucksende Laute von sich gab, schob sie mich sanft von sich fort und ordnete ihre Kleider und fing an, im Licht ihres Feuerzeugs und mit Hilfe des Spiegels in ihrer Puderdose ihr Gesicht zurechtzumachen. Meine eigene Erregung ließ nach. Ich knöpfte meine Hose zu und fischte mein Stethoskop unter der Bank hervor. Mir wurde bewußt, wie friedlich es in der Halle war, die Stille und die Lautlosigkeit wirkten seltsam ruhevoll, so als befänden wir uns in einer Kathedrale. Ich drehte mich wieder zu ihr um. Die Flamme ihres Feuerzeugs flackerte, als ein leiser Luftzug zwischen den Pfeilern hindurchkroch, und für einen Augenblick wirkte ihr verschwommenes, flackerndes Spiegelbild im winzigen Spiegel der Puderdose geisterhaft verzerrt. Endlich damit zufrieden, daß keine Spur der kürzlichen, kurzen Leidenschaft mehr zu sehen war, klappte sie die Puderdose zu. »Und jetzt zurück an die Arbeit«, flüsterte sie, und wir standen auf. Nach einer letzten Umarmung ging ich durch die Schatten davon.

Plötzlich Schritte! Auf der Treppe erschien Miggs mit einem Gestell mit Reagenzgläsern, und ich sah, wie deine Mutter sich zu ihm umdrehte. »Guten Abend, Mrs. Vaughan«, sagte er ohne erkennbare Überraschung und ging weiter. Guter Gott, ihr Schleier! Sie hatte ihn völlig vergessen! Sie hatte den Schleier nicht wieder über ihr Gesicht gezogen!

Später erzählte sie mir von der Fahrt zurück in die Plantagenet Gardens. Miggs hatte sie gesehen – dieser Gedanke beherrschte sie natürlich in allererster Linie, aber das Seltsame war, daß sie, statt zutiefst beunruhigt zu sein, voll ruhiger Heiterkeit war – wieso? Weil sie im Traum der Liebe schwebte und nichts sie berühren konnte, weil nichts anderes zählte – war das der Grund? Oder gab es einen anderen Grund, eine perverse Sehnsucht nach der Krise, nach der Ekstase des Abgrunds – James, ich *weiß es nicht*!

Vielleicht weißt du es. Vielleicht verstehst du sie besser als ich. Wir haben das Problem, wie wir miteinander über sie reden sollten, nie richtig gelöst, nicht wahr? Nach dem Abend, an dem du mich fragtest, ob sie sich mir »an den Hals geworfen« hätte, wurde mir klar, daß es unmöglich war – daß es unmöglich war, daß der Sohn einer wunderschönen Mutter mit dem Geliebten dieser Frau eine wie auch immer geartete gemeinsame Sprache sprechen sollte, wenigstens nicht *direkt*. Ich konnte mit dir nicht über die sexuelle Seite unserer Liebe sprechen. Ich konnte dir nie sagen, was mit mir geschah, wenn ich sie einfach nur *ansah* – einfach nur sah, wie sie vor mir ein Zimmer betrat, ein Café, die Bar des Two Eagles, oder auch nur, wie sie in der Jubilee Road ans Fenster ging – sie war so gerade und schmal und schön, daß ich mich mit jeder Zelle meines Körpers nach ihr sehnte. Sie drehte sich um und sah es in meinen Augen, und wenn sie es sah, fühlte sie, wie die Begierde in *ihr* geweckt wurde, und dann lagen wir uns in den Armen. Ich liebte sie als Frau, ihre Haut, ihre kleinen, perfekten Gliedmaßen, ihre Lippen, ihre Haare. Sie liebte mich als Mann, sie liebte meinen unproportionierten Körper, sie liebte meinen Penis, liebte es, wie er sich mit Blut füllte, dick geädert, mit großem Kopf – mir selbst nicht unähnlich! – ihre Finger machten sich geschickt an meinen Hosenknöpfen zu schaffen, und allein ihre Berührung durch den Stoff hindurch steigerte meine Erregung derart, daß ich, wenn sie mich endlich aus den Kleidern befreit hatte, ebenso begierig war auf ihren kleinen, weichen, zärtlichen Mund, ihre kleinen Zähne, wie sie nach mir gierte, und dies dauerte nur so lange, bis es so unerträglich wundervoll wurde, daß es nichts anderes mehr gab, als in ihr zu sein, und dies bewerkstelligte sie mit ihren schnellen, geschickten Fingern, und dann klammerten wir uns aneinander und waren eins, bis der Orgasmus uns auf eine andere, höhere Ebene hinauftrug – wen wollte es wundern, daß ich hinterher weinte! Nichts davon konnte ich dir je erzählen, obwohl ich es wollte, denn es war die direkte erotische Manifestation unserer spirituellen Verbundenheit.

Wie auch du es, in gewisser Weise, bist.

Ich weiß noch, daß es Mrs. Gregor war, die mich, nachdem du eines Nachmittags zum Tee dagewesen warst, ins Grübeln brachte. Sie hatte uns ein Tablett nach oben gebracht und darauf einen Teller mit Makronen und einem ganzen Mandelkuchen. Ich selbst bin sehr für Süßigkeiten zu haben und arbeite oft den ganzen Tag, ohne etwas anderes als ein Stück Schokolade zu mir zu nehmen, und so merkte ich nicht einmal, daß wir beide sämtliche Makronen *und* den Kuchen aufaßen – aber Mrs. Gregor bemerkte es, sie hatte dich gern. »Dieser junge Mann hat wirklich was für Kuchen übrig«, bemerkte sie, als ich, nachdem ich dich verabschiedet hatte, ins Haus zurückkam und sie in der Diele traf, wo sie vor dem Spiegel ihren Mantel anzog. Ich selbst wollte ins Sprechzimmer gehen. »Oh?« sagte ich, und ich weiß nicht, woran es lag – nenn es meinetwegen ärztliche Intuition –, aber ich blieb stehen und achtete aufmerksam auf das, was sie mir sagte. Ich nehme an, daß eine Art Warnglocke in mir ausgelöst wurde. Mrs. Gregor rückte ihren Hut zurecht. Ohne den Blick von ihrem Bild im Spiegel abzuwenden, sagte sie: »Ich hätte gedacht, der Kuchen würde uns die ganze Woche reichen.«

»Haben wir ihn ganz aufgegessen, Mrs. Gregor?«

»Ich wüßte nicht, daß Sie groß an diesem Aufessen beteiligt gewesen wären, Doktor. Sie hatten nie viel für Mandelkuchen übrig.«

Ich ging ins Sprechzimmer und machte die Tür hinter mir zu. So. Noch etwas, was ich über dich wußte. Du hattest große Ähnlichkeit mit deiner Mutter, du wurdest leicht rot, du flogst Spitfires – und du liebtest Süßigkeiten. Ich glaube, auf irgendeiner Ebene meines Unterbewußtseins fing ich an, eine nebelhafte, zögernde Hypothese aufzustellen. Ich betone unterbewußt; es dauerte noch Wochen, bis ich ein klares klinisches Bild vor Augen hatte. Aber ich denke, daß ich schon in den Anfangstagen unserer Freundschaft empfänglich war für die Symptome, die sich im Laufe der Zeit zu einem diagnostischen Gesamtbild ordnen würden, einem äußerst beunruhigenden Gesamtbild, nicht nur für dich, sondern auch für mich, als deinen Freund und Arzt.

Ja, vielleicht hätte es mir früher auffallen müssen. Oh, aber es war ein kalter, kalter Winter, dieser letzte, der kälteste in fünfundvierzig Jahren, und nie hatte Spike mir solchen Kummer gemacht, nicht seit den Anfangstagen – mein Gott, war er bösartig! Ich verstehe natürlich den Grund dafür – beschädigter Knochen knirscht gegen die Gelenkpfanne –, aber dieses Wissen hilft leider nicht viel. Noch war Spike, anders als sonst, nur am späten Abend so schlimm, in diesem Winter war er den ganzen Tag über aktiv, und die ganze Nacht. Ich war gezwungen, dem Morphium intensiver als üblich zuzusprechen; ich brauchte einen Schuß, nur um die Vormittagssprechstunde durchzustehen, und einen weiteren nach dem Mittagessen für die Hausbesuche am Nachmittag, falls ich meinen Patienten (den wenigen, die ich noch hatte) überhaupt etwas nützen wollte. Es war also kein einfacher Winter, und seine Nachwirkungen machten sich bis in den Frühling und den Sommer hinein bemerkbar. Was mich zu der Frage veranlaßt, ob ich nicht früher hätte erkennen müssen, daß etwas ernstlich nicht in Ordnung war.

In den Parks von London kamen die Osterglocken zum Vorschein – die Nazis marschierten im Triumph in Wien ein –, und für deine Mutter und mich zeichneten sich die ersten Omen der Katastrophe ab. Es konnte nicht unbemerkt bleiben, daß ich mich weniger zielstrebig auf meine Arbeit konzentrierte, als es früher der Fall gewesen war, und das lag nicht nur an den gelegentlichen Stunden, die ich mich zu kurzen Begegnungen mit deiner Mutter wegschlich, während McGuinness mich deckte. Alle Ärzte treffen derartige Arrangements, wenn sie überhaupt ein Privatleben haben wollen. Nein, es war mehr eine Frage der Einstellung. Mein Herz hing nicht mehr daran, und diese traurige Tatsache wurde dem ganzen Krankenhaus durch den gräßlichen Schlamassel vor Augen geführt, das ich eines Morgens aus einer einfachen Blinddarmoperation machte.

Es ist eine delikate Angelegenheit, den Bauch eines Menschen zu öffnen. Man zieht das Messer über die Haut, das Fleisch teilt sich, man klammert die durchtrennten Gefäße ab, tupft das Blut auf, näht und bindet ab, durchschneidet das gelbe Fett darunter, dann die Faszie, Klammer, Tupfer, Naht, Abbinden, dann das Bauchfell und so weiter. Aber ich legte einen derartigen Elan an den Tag, daß ich gleich mit dem ersten Schnitt die Faszie durchtrennte und dabei zahlreiche Blutgefäße öffnete, und dann, während ich sie abband, irgendwie den Zipfel meines Gummihandschuhs in der Wunde festnähte. Ich war darüber sehr erschüttert und vermasselte den Rest der Operation. Der Patient erholte sich zwar, aber seine Genesung war mit Komplikationen verbunden, und sein Bauch blähte sich schrecklich auf, mit dem Ergebnis, daß das Pflegepersonal ihn als »Dr. Haggards schwangeren Mann« bezeichnete. Was Vincent Cushing ganz besonders irritierte, war die Tatsache, daß die Geschichte mit dem Gummihandschuh im ganzen St. Basil's die Runde machte, und da ich zu seinem Team gehörte, war er indirekt ebenfalls der Lächerlichkeit preisgegeben. Dies wurmte ihn.

Er rief mich in sein Büro. Er stand am Fenster und sah auf den Hof hinaus, die fetten kleinen Hände auf dem Rücken verschränkt. »Dr. Haggard«, sagte er nach einer Weile, »Sie sind jetzt seit sechs Monaten in meiner Abteilung.«

»Ja, Sir.«

Er drehte sich um. Er runzelte die Stirn. Dann: »Die Chirurgie ist der anspruchsvollste Zweig der Medizin.«

Eine weitere Pause. Er ging zu seinem Schreibtisch und setzte sich. Ich rechnete mit weiteren Bemerkungen dieser Art, aber statt dessen hob er den Kopf, sah mich an und sagte: »Ich könnte Sie schon morgen in die Innere Abteilung versetzen, und Sie würden ein beeindruckendes Empfehlungsschreiben mit auf den Weg bekommen.« Großer Gott, wurde ich *rausgeschmissen*? Das war ein Schock. »Ist es das, was Sie wollen, Doktor?«

»Nein, eigentlich nicht, Sir«, sagte ich. »Ganz und gar nicht. Ich würde meine Assistenzzeit bei Ihnen gerne beenden.«

»Ich verstehe.« Pause, Hüsteln, Stirnrunzeln. »Wieso haben Sie dann anscheinend das Interesse an der Arbeit verloren, Doktor? Sie wissen doch, was von Ihnen verlangt wird.«

»Ja, ich weiß.« Ich fuhr mir mit der Hand durchs Haar. »Ich war von anderen Dingen in Anspruch genommen. Ich weiß, daß ich nicht zulassen dürfte, daß meine Arbeit durch diese Dinge beeinträchtigt wird, aber ich fürchte, daß es so war. Es wird nicht wieder vorkommen.«

»Von anderen Dingen in Anspruch genommen –?«

»Familiäre Probleme.«

»Oh?«

»Mein Onkel ist krank.«

»Etwas Ernstes, nehme ich an?«

»Krebs. Inoperabel.«

»Das tut mir leid. Stehen Sie ihm sehr nahe?«

»Meine Eltern sind tot, Sir. Er ist der einzige mir verbliebene Verwandte.«

Er war ein harter, aber kein herzloser Mann, sagte er, und er setzte in seiner Abteilung hohe Maßstäbe, weil es seine Aufgabe war, fähige Chirurgen auszubilden – obwohl ich die Geschichte mit Eddie Bell nicht vergessen hatte. »Ich habe vollstes Verständnis«, sagte er. »Gleichzeitig aber, und ich bin sicher, daß ich Sie nicht daran erinnern muß, darf sich ein Arzt, wenn es um seine Patienten geht, nicht den Luxus erlauben, sich von seinen persönlichen Problemen ablenken zu lassen.«

»Ich weiß.«

»Ich will nicht sagen, daß aus Ihnen nicht doch noch ein Chirurg werden könnte, Dr. Haggard, ich schließe diese Möglichkeit nicht aus. Aber offengestanden bin ich mit Ihren Leistungen nicht sehr glücklich. Ich werde Ihre Arbeit in Zukunft sehr genau beobachten.«

Das war alles. Ich war kein glücklicher Mann, als ich Cushings Büro verließ. Ich schien im Begriff, eine Laufbahn in der Chirurgie aus Liebe zu deiner Mutter wegzuwerfen. Das darf nicht passieren, mahnte ich mich selbst, obwohl es mir in Wahrheit, tief im Inneren meines Herzens, völlig egal war. Es war mir egal. Jeder professionelle Ehrgeiz war im Schatten dieser großen Leidenschaft verblaßt und verdorrt, und ich hätte frohen Herzens ein ganzes Leben der chirurgischen Arbeit gegen vierundzwanzig ununterbrochene Stunden allein mit ihr eingetauscht.

In den folgenden Tagen gab ich mir alle Mühe, meine Sache besser zu machen, aber es war nicht leicht. Meine Gedanken schweiften unaufhörlich ab. Angesichts eines eitrigen Abszesses sah ich die glatte, weiße Haut der Brüste deiner Mutter. Als ich einen schmutzigen Verband entfernte und darunter einen schwarzen Flecken brandigen Gewebes fand, stellte ich mir vor, wie ich zarte Küsse auf ihren Bauch plazierte. Als ich dem Tod begegnete, erinnerte ich mich daran, wie sie sich auf der Bank am Ende der Krankenhaushalle an mich geklammert und vor Genuß gestöhnt hatte. Wohin immer mein Auge fiel, wo immer ich Krankheit sah, oder Verletzungen, oder Tod, fand ich auch Andeutungen und Spuren von Schönheit, und das Problem lag darin, meine Aufmerksamkeit auf das Krankhafte zu konzentrieren, wo doch meine ganze Seele nach Liebe schrie.

Aber welchen Platz gab es in dieser Welt für die Liebe?

Später erfuhr ich, daß Ratcliff fast sofort erfahren hatte, daß deine Mutter in jener Nacht im Krankenhaus gewesen war, aber mehrere Tage gewartet hatte, bevor er eine Erklärung verlangte. Warum hatte er gewartet? Nach dem, was sie mir erzählte, hatte ich den Eindruck, daß er die Wahrheit fürchtete, sich davor fürchtete herauszufinden, wie zutiefst unzufrieden sie mit dieser Ehe war, oder, anders ausgedrückt, wie sehr er versagt hatte. Aber dann, als die Tage vergingen und sie immer noch kein Wort sagte, muß er mit wachsender Gereiztheit über den Vorfall nachgegrübelt haben. Entweder war das Ganze bedeutungslos, muß er vermutlich gedacht haben – was unwahrscheinlich war –, oder aber sie verheimlichte es ihm. Aber wenn sie es verheimlichte, mußte sie doch wissen, daß Miggs reden würde, im Falle dessen sie das Thema ganz gewiß angeschnitten hätte, um jeden möglichen Zweifel oder Verdacht seinerseits zu zerstreuen, und dies hatte sie nicht getan.

Der April kam, der Himmel war blaß wie Perlen, und die Bäume in den Plantagenet Gardens waren diesig vor Blüten. An einem warmen Abend im April, so erzählte mir deine Mutter, versuchte Ratcliff zum ersten Mal, sich der Kluft zu stellen, die sich seit Jahren zwischen ihnen aufgetan hatte und in den letzten Monaten mit so alarmierender Geschwindigkeit immer größer geworden war. Das Eßzimmer war ein düsteres Zimmer, kein Zimmer, das zu Vertrautheit aufforderte, und deine Mutter hatte es nie gemocht, obwohl sie in letzter Zeit, wie sie sagte, dort häufig an *mich* gedacht hatte, und das, so sagte sie, hatte seine Assoziationen verändert, hatte über die formlose Masse der Erinnerungen an gleichgültige Mahlzeiten mit Ratcliff die Vorstellung der *Liebe* gelegt, schimmernd wie der Nebel über einem Sumpf: an diesem Tisch, auf diesem Stuhl hatte sie gesessen und an ihren Geliebten gedacht, und jetzt besaßen die Möbelstücke Glanz.

Ratcliff wußte natürlich nichts von all dem. »Hast du«, fing er an, »schon über Schottland in diesem Sommer nachgedacht?«

Das letzte Mal, als er das Thema angeschnitten hatte, war deine Mutter beim Gedanken, London verlassen zu müssen, deutlich irritiert gewesen und hatte irgend etwas Vages und Belangloses geäußert. »Schottland«, murmelte sie jetzt, legte ihr Besteck ab und betupfte ihre Lippen mit einer Serviette; Iris hatte ihnen ein schönes Stück Lammschulter aufgetischt. »Nein, noch nicht. Ich finde, wir sollten darüber reden, wenn James hier ist.«

»Oh, den werden wir diesen Sommer nicht viel zu sehen bekommen. Ich habe ihm gesagt, daß er anfangen kann, Flugstunden zu nehmen.«

»O nein, Ratcliff! Das ist nicht wahr!«

Es war ein Schock. Die Vorstellung, daß du ein Flugzeug fliegen würdest – du warst (für sie) immer noch ein Kind. Sie sagte dies zu Ratcliff. »Nein, das ist er nicht«, sagte er. »Er ist kein Kind mehr. Das müssen wir akzeptieren.«

»Aber es ist so gefährlich!«

»Er muß es versuchen. Wenn er nicht mit unserem Segen fliegen kann, wird er ohne ihn fliegen.«

Und dann geschah etwas Seltsames. Aller Widerstand gegen die Idee, die Woge der mütterlichen Sorge, die sie ausgelöst hatte – das alles löste sich einfach in Luft auf und ließ sie mit einem seltsamen Gefühl der Gleichgültigkeit zurück. Soll er also fliegen, dachte sie. Wenn er unbedingt fliegen will – wenn

Ratcliff will, daß er fliegt –, dann soll es eben so sein. Sie zuckte die Schultern. »Also gut«, murmelte sie und griff nach der Minzsauce. Ratcliff runzelte die Stirn, während er sich ein Stück Brot abbrach. Was bedeutete dies, dieses plötzliche Abgleiten in die Interesselosigkeit? (Sie war natürlich verliebt, das bedeutete es, und genau wie ich konnte sie an kaum etwas anderes denken.) »Dann hast du also keine Einwände?« fragte er.

»Was spielt es für eine Rolle, ob ich Einwände habe oder nicht? Du scheinst die Sache doch bereits entschieden zu haben.«

»Frances, was ist dieser Tage bloß mit dir *los*?« Eine Spur von Gereiztheit an dieser Stelle. »Du scheinst dich für nichts mehr zu interessieren. Schuldest du mir nicht wenigstens die Höflichkeit einer Erklärung?«

Bei diesen Worten zog sie die Augenbrauen hoch. »Offengestanden finde ich nicht, daß ich das tue.« Sie sah ihn über den Tisch hinweg an, und nach einem kurzen Augenblick nahm er seine Brille ab und rieb sich die Augen mit Daumen und Zeigefinger. Ein leiser Hauch von Formalin wehte zu ihr herüber. Wie trächtig die wenigen Sekunden des Schweigens gewesen sein müssen, die auf diesen freimütigen Blick folgten! Was für eine komplexe private Geschichte untermalte dieses Schweigen, die langen Jahre der emotionalen Verhandlungen, die sie durchgestanden hatten, bis sie den gegenwärtigen Zustand der gegenseitigen, ausgewogenen Toleranz gefunden hatten! Die Membran der ehelichen Ordnung konnte nur ein bestimmtes Quantum an Belastungen ertragen, nicht mehr, dessen waren sie sich beide seit einiger Zeit bewußt, und keiner von ihnen schien bereit, diese Membran zerrissen zu sehen. Aber etwas hatte sich verändert, soviel war klar, und Ratcliff ließ nicht locker. »Es ist etwas passiert«, sagte er. »Ich weiß nicht, was es ist, und ich bin mir nicht sicher, ob ich es wissen möchte. Aber du schuldest mir dies, wie du weißt, du schuldest mir zumindest ein Minimum an Aufrichtigkeit.«

Wieder zog sie die Augenbrauen hoch und sagte nichts. Ihr Schweigen schien ihn zu erzürnen. »Nun? Was sagst du dazu? Wie lautet deine Antwort?«

»Wie lautet deine Frage?« gab sie zurück. Plötzlich war sie schrecklich erschöpft, erzählte sie mir hinterher. Alles war so ermüdend, so vorhersehbar.

Ratcliff seufzte. Er schenkte sich noch etwas Wein ein. Iris kam herein, um die Teller abzutragen. Im allgemeinen gingen sie nach dem Hauptgericht gleich zu Käse und Obst und Kaffee über, wenn sie keine Gäste hatten. Als Iris das Zimmer wieder verlassen hatte, sagte Ratcliff mit ausdrucksloser Stimme: »Wieso warst du an dem Abend, an dem ich bei der Königlichen Gesellschaft für Innere Medizin war, im Krankenhaus?«

»War ich?« fragte sie zurück. »Könnte ich bitte die Trauben haben, Ratcliff?«

»Du hast Miggs getroffen. Er hat es mir natürlich erzählt. Er fand es seltsam, daß du zu dieser späten Stunde da warst. Ich übrigens auch.«

»Um Himmels willen!« Sie würde sich auf keinen Fall wie ein x-beliebiger Medizinstudent ins Kreuzverhör nehmen lassen! »Wie kannst du es wagen, so mit mir zu sprechen? Wie kannst du es wagen, dazusitzen und mir zu erzählen, daß Miggs und du, daß ihr mein Verhalten merkwürdig findet? Was hat Miggs denn sonst noch über mich zu sagen?«

»Ich spreche keineswegs mit Miggs über dich, wie du sehr wohl weißt. Ich frage dich nur: was hast du im Krankenhaus gemacht?«

»Und ich sage dir, daß ich dir die Anspielung, daß ich dort etwas ›gemacht‹ haben könnte, was mich verpflichten würde, dir eine Erklärung zu geben, zutiefst – *zutiefst* – verübele.«

»Trotzdem verlange ich eine Erklärung.«

»Und aus Prinzip weigere ich mich, dir eine zu geben.«

Sie saßen beide kerzengerade auf ihren Stühlen, erzählte sie mir, angespannt und zornig. Und was geschah dann, wollte ich wissen? Deine Mutter zuckte die Schultern. Er machte einen Rückzieher, sagte sie. Aber wieso, rief ich? Das Ganze kam mir höchst merkwürdig vor. Ich nehme an, weil er es nicht wirklich wissen wollte, sagte sie. Sie beschrieb, wie er sich in seinen Stuhl zurücksinken ließ. »Also gut«, sagte er mit verkniffenem Mund, seinen Zorn mühsam beherrschend. Er faltete seine Serviette sehr korrekt, rollte sie fest zusammen und schob sie in ihren Ring. »Wir unterhalten uns später weiter.«

»Ich gehe nach oben«, sagte deine Mutter kalt. »Würdest du Iris bitten, mir meinen Kaffee nach oben zu bringen?«

»Frances.«

Sie blieb in der Tür stehen.

»Es tut mir leid, daß ich die Beherrschung verloren habe.«

Sie ging stumm aus dem Zimmer. Das letzte Wort war noch nicht gesprochen. Oh, alles wurde viel zu kompliziert, sie wünschte sich, daß es wieder einfach wäre. Der Teufel sollte ihn holen! Der Teufel sollte ihn holen, weil er den Braten gerochen hatte.

»Dieser verdammte Ratcliff. Was für ein Ärger. Warst du sehr durcheinander, mein Liebling?« Es war elf Uhr morgens an einem schönen Tag im April, und deine Mutter und ich waren in meiner Wohnung in der Jubilee Road. Sie hatte nicht gewußt, ob sie mir überhaupt etwas über den Vorfall erzählen sollte, und nicht sofort davon gesprochen; aber ich hatte schnell gemerkt, daß etwas nicht in Ordnung war, und nach ein paar besorgten Fragen meinerseits erzählte sie mir alles, oder fast alles; um ehrlich zu sein, hatte ich angefangen zu vermuten, daß sie mir nie alles erzählte, was sich zwischen ihr und Ratcliff abspielte, vielleicht weil sie mir das unergründliche und subtile

Muster des Gewebes jener langen, komplizierten Beziehung nicht vermitteln konnte, die widersprüchlichen Muster aus Verbundenheit, Abneigung und Vernachlässigung. Ich war verzweifelt darüber, aus dem hermetischen Gewebe dieser Ehe ausgeschlossen zu sein. Was mir einfach nie in den Kopf wollte, war die Vorstellung, daß die Liebe erlahmen kann, sogar sterben, während Verbundenheit bestehenbleibt. In diesem Stadium wünschte ich mir sehnlichst, daß sie Ratcliff verlassen würde, um mit mir zu leben, um welchen Preis auch immer; aber obwohl ich dies vielleicht angedeutet hatte, hatte ich es noch nie offen und eindeutig ausgesprochen.

Auf dem Tisch standen Blumen, ein großer Strauß Tigerlilien, die sie mitgebracht hatte. Sie hatte gleich zu Beginn unserer Beziehung Blumen in meine Wohnung gebracht. Es waren knollige Lilien mit blättrigen Stielen und nach hinten zurückgeschlagenen, gefleckten, hellorangen Blütenblättern, so daß der zitternde Stempel steif aus seinem Nest aus feinen, fadenförmigen Staubblättern hervorragen konnte, und ein heller Strahl der Morgensonne hatte sie mit unfehlbarer Sicherheit dort aufgespürt, wo sie in üppiger Fülle aus einer weißen Porzellanvase hervorquollen, die ebenfalls ein Geschenk deiner Mutter war.

»Ob ich sehr durcheinander war? Ja, ich war sehr durcheinander. Ich kam mir vor wie eine Verbrecherin.«

»Ich wäre froh –«

»Ja?«

»Nichts.« Sie saß in einem Sessel, ich auf dem persischen Läufer, den Rücken an ihre Beine gelehnt, und sah zur Decke auf. Unsere Finger waren ineinander verschlungen, spielten und tändelten miteinander. »Denkst du daran, ihn zu verlassen?«

Die Frage wurde zögernd gestellt. »Ach, Liebling«, murmelte sie. »Was sollte ich denn dann tun?«

»Mit mir leben?«

Sie sagte nichts, obwohl unsere Finger das Gespräch fortsetzten. Jeder von uns spürte, was es heißen würde, diesen Gedankengang fortzusetzen. Ich war nervös und ordnete diese Nervosität als Herzensschwäche ein, und verachtete mich dafür. Ich wußte, daß diese Unterhaltung bald stattfinden mußte, und wenn es soweit war, würde ich meinen ganzen Mut zusammennehmen und so wie es sich gehörte genau die Sache vorschlagen, die mir jetzt, wenn ich nur daran dachte, eine derartige Angst einjagte. »Was sollen wir also tun?« sagte ich leise.

»Ich will jetzt nicht an ihn denken«, sagte deine Mutter, rutschte aus dem Sessel und kniete sich neben mich auf den Läufer. »Leg dich hin«, sagte sie, und ich streckte mich mit hinter dem Kopf verschränkten Armen auf dem Teppich aus. Ich trug einen ärmellosen Schottlandpullover mit V-Ausschnitt und eine graue Flanellhose; sie ein elegantes, hellgrünes Tweedkostüm mit breiten Schultern und dazu einen enganliegenden Filzhut. Sie knöpfte meine Hose auf. Dann schob sie ihren Rock hoch und ließ sich rittlings auf mir nieder und sah mit halbgeschlossenen Augen auf mich herunter, und das Lächeln, das um ihre Lippen spielte, war genau das gleiche Lächeln, an das ich mich von jener Beerdigung erinnerte. Ihre Finger machten sich an den Schließen ihres Strumpfhalters zu schaffen. Ich rieb die Spitze meines Penis an der weichen Haut der Innenseite ihres Oberschenkels, über dem Rand ihres Strumpfs. »Was machst du da?« fragte sie leise. »Schmier mich bloß nicht völlig voll. Ich bin noch zum Essen verabredet.«

»Ich führe eine ärztliche Untersuchung durch.«

»Oh, tatsächlich?« Sie hob sich leicht an und nahm irgendeine Veränderung an ihrer Unterwäsche vor, so daß ich gerade eben die Spitze meines Penis in sie einführen konnte. »Mehr gibt es heute nicht«, sagte sie. »Es ist mehr, als du verdient hast.«

Ich stieß leise nach – ein kleines Luftholen. »Hör auf«, flüsterte sie. Ihre Augen waren geschlossen, ihr Kinn hochgereckt, ihre Lippen leicht geöffnet. »Ich komme sonst zu spät.«

Noch ein kleiner Stoß: quälend süß! »Mit wem bist du verabredet?« Das Gasfeuer zischte in meinen Ohren.

»Das geht dich nichts an.« Immer noch mit geschlossenen Augen sank sie plötzlich mit einem langen, leisen Stöhnen auf mich herab. Eine Welle der Wärme flutete durch meinen Körper. »Das wirst du noch bereuen«, hauchte sie. Ominöse Worte.

Während du hier in meinen Armen liegst, während diese Erinnerungen an mir vorbeiziehen, während diese Geschichte sich entfaltet, Schritt für Schritt, sich in meinem Geist öffnet wie eine komplexe Blüte – bin ich von bösen Vorahnungen erfüllt. Denn wie die Wolken des Krieges, so zogen auch die Wolken des Endes, der Trennung, des Kummers, immer näher heran. »Die Liebe wächst oder ist voll entfacht« – dies hatte ich erlebt, und es hatte mein Herz mit Frohlocken erfüllt – »*Ein* Augenblick nach Mittag ist schon Nacht.« Diese Nacht kam nun näher.

Verrat. Ich bin nicht frei davon, keiner von uns ist es. Ich verriet Henry Bird, und die erste dunkle Ahnung, die ich davon hatte, kam am Tag, nachdem deine Mutter und ich uns auf dem Fußboden in der Jubilee Road geliebt hatten. Sie kam von Peter Martin. Am Morgen hatte ein Milchmann die Flasche vom Tag zuvor immer noch vor Henrys Tür gefunden. Er hatte Alarm geschlagen, ein Polizist war durch die Hintertür ins Haus eingedrungen und hatte den alten Mann bewußtlos auf dem Küchenboden entdeckt. Er wurde ins Cottage-Krankenhaus gebracht und hatte das Bewußtsein noch nicht wiedererlangt. »Ich bin sein Arzt«, sagte Dr. Martin. »Meines Wissens nimmt er keine Medikamente, also denke ich, daß wir eine Überdosis ausschließen können. Ich brauche Ihnen wohl nicht zu sagen«, fuhr er fort, »daß es sich wahrscheinlich um einen Schlaganfall handelt.« Ich bedankte mich bei ihm und hängte ein. Die Nachricht nahm mich sehr mit. Nicht weil Henry einen Schlaganfall gehabt hatte (in seinem Alter sind Hirngefäßsklerosen nichts Ungewöhnliches), sondern weil ich, um meiner Liebesaffäre frönen zu können, überall erzählt hatte, er sei ernstlich krank. Das Ganze war natürlich reiner Zufall, sagte ich mir selbst, konnte mich aber dennoch der irrationalen Überzeugung nicht erwehren, daß das Vorgefallene meine Schuld war – daß ich, indem ich dem alten Mann eine Krankheit angedichtet hatte, diese Krankheit herbeigeführt hatte –, *ich* hatte ihn krank gemacht.

Peter Martin rief mich am nächsten Tag noch einmal an. »Ich glaube«, sagte er, »daß wir mit Gewißheit sagen können, daß er einen massiven zerebralen Insult hatte. Was soll ich Ihrer Meinung nach unternehmen, Doktor?«

Ich konnte mir alles nur allzu deutlich vorstellen. Henry in seinem Bett im Cottage-Krankenhaus, seine Haut weiß wie Porzellan, seine Haare fein wie Seide, einen Ausdruck auf dem Gesicht, als schlafe er fest und träume von hochherrschaftlichen Häusern. Einen Augenblick lang wurde ich von einer Welle schuldbewußten Kummers fast überwältigt. Peter Martin brach das Schweigen. »Er kommt mir«, sagte er, »ein wenig asthmatisch vor. Gut möglich, daß wir die ersten Anzeichen einer Pneumonie vor uns haben.«

Ich verstand, was von mir verlangt wurde. Lungenentzündung – die Freundin alter Männer. »Ich würde davon abraten, ihm Sulfonamide zu geben«, sagte ich.

»Nein, das hätte wohl keinen Sinn. Sie kommen also her?«

»Ja.«

»Dann freue ich mich darauf, Sie kennenzulernen. Ich wohne in Elgin, ganz oben auf der Steilwand.«

Mehr gab es nicht zu sagen. Henry würde in Frieden sterben dürfen, und ich würde mich um die Beerdigung kümmern. Ich hängte den Hörer ein und fühlte mich wirklich sehr schlecht. Eine Woche später nahm die Lungenentzündung ihn mit sich, aber ich fuhr nicht nach Griffin Head, um mich um die Beerdigung zu kümmern, noch nahm ich daran teil. Ich lag im Streckverband.

Es war ein nasser, windiger Abend, und der Pub war fast leer. Ein Mädchen stand hinter der Theke, trocknete Gläser ab und sah dabei gedankenverloren und geistesabwesend im Raum umher. Sie war meilenweit entfernt. Die wenigen Lampen, die in Form staubiger Kugeln von der Decke hingen, warfen ein trübes, gelbliches Licht, das von Müdigkeit und Verlust zu sprechen schien. Eine Frau mit Parkinson saß mit einem Glas Stout, das sie mit den zitternden Fingern beider Hände an ihre Lippen hob, an einem Tisch in der Nähe des Kamins. Die Uhr hinter der Theke tickte kummervoll, niemand sagte ein Wort. Ich war erschöpft, weil ich zweiundsiebzig Stunden Dienst hinter mir hatte, und deine Mutter war in sehr gedrückter Stimmung. Ich brauchte dringend Schlaf – und wenn schon nicht Schlaf, dann Fröhlichkeit, Anregung –, aber weder das eine noch das andere war zu haben, und mit dem letzten bißchen Energie, das ich aufbringen konnte, machte ich einen Versuch, sie aufzumuntern. Ich stützte die Ellbogen auf den Tisch, beugte mich vor und nahm ihre Hände. Für einen kurzen Moment flackerte Gereiztheit in ihren Augen auf, dann wurden sie etwas weicher. Irgend etwas in ihrem traurigen Gesicht versuchte, mich zu erreichen, schaffte es aber nicht, hervorzukommen oder die Verbindung zu knüpfen. Ich hatte sie noch nie so gesehen. »Müde?« fragte ich.

Sie machte ihre Hände frei und schüttelte den Kopf. »Nein. Ach, ich weiß nicht, es ist alles so mühselig.«

»Was ist denn?« Es war für keinen von uns leicht, weil Ratcliff so mißtrauisch war. Sie berührte ihr Haar, sah dabei aber nicht mich an, sondern zur Seite, wich meinem Blick aus. »Allmählich frage ich mich, ob das alles die Mühe wert ist«, sagte sie. »Ich« – sie hielt inne und stieß eine Art Seufzen aus, als sei allein das Sprechen eine Last – »ich halte das nicht mehr lange aus.« Immer noch ohne mich anzusehen, tastete sie nach meinen Händen. »Und was ist mit mir?« flüsterte ich. War das das Ende? In diesem Augenblick prasselte eine Regenschwade gegen das Fenster, und sie zuckte nervös zusammen. Nach einer Weile fuhr sie mit ruhiger Stimme fort: »Ich habe keine Kraft mehr, Liebling. Er weiß, wie er mich mürbe machen kann, und er wird es tun, er wird dich vertreiben, egal was du tust. Egal wie sehr du versuchst, mich festzuhalten, er wird dich vertreiben. Er weiß nicht, wer du bist, aber er weiß, daß es dich gibt, und er wird es nicht tolerieren. Er ist zu stark für mich.«

»Dann verlaß ihn.«

»Ach, Liebling.« Sie zündete sich eine Zigarette an. In ihrer Stimme lagen Ungeduld und Verachtung. »Ihn verlassen? Für was denn? Um von dem Gehalt eines Assistenzarztes zu leben? Liebe in einer Hütte? Nicht einmal das. Du könntest nicht im St. Basil's bleiben, wenn du mit mir zusammenleben würdest. Benutz deine Phantasie.«

Ich schwieg, in meinem Kopf drehte sich alles.

»Du gibst mir nicht einmal mehr Feuer. Es kann nicht weitergehen, das mußt du doch einsehen.«

»Nein!« Ein Schrei der Qual, dieses Nein. Sie wandte sich mir zu, und ihre Augen füllten sich kurz mit Tränen. »Es tut mir leid, mein Liebling, aber wir müssen vernünftig sein. Außerdem muß ich auch an James denken.«

Von diesem Augenblick an kam ich nicht mehr zu ihr durch. Sie hatte nicht viel Zeit. Wir verbrachten weitere zehn Minuten in diesem trübsinnigen Pub, und es waren schlimme zehn Minuten. Keine Art der Intimität schien mehr möglich. Ich versuchte in ihr die vertrauten Bande der Zuneigung zu wecken – der Komplizenschaft – wenigstens des Erkennens – ich wollte nur, daß sie mich erkannte, mir einen Schimmer von etwas Realem zurückgab – aber es war, als sei ihr wahres Selbst in sich zusammengesunken wie eine verlöschende Flamme, und alles, was an seiner Stelle zurückblieb, war dieses gräßliche, spröde Gerede von Vernünftigsein, und diese Ausdruckslosigkeit in ihren Augen und ihrer Stimme, als seien die Worte, die sie sprach, losgelöst von aller Bedeutung und allem Gefühl. Nie zuvor hatte sie mir dieses Gesicht gezeigt. Und sie zeigte es mir nicht nur, sie benutzte es als Projektionswand für eine Leere, die nichts hervorbrachte als dieses glatte, gefühllose Gerede davon, Schluß zu machen. Nur einmal zeigte sie ein Gefühl, stellte sie eine Verbindung zu mir her, und das war, als sie mich eindringlich bat, nicht zu versuchen, sie umzustimmen. Das würde es für sie nur noch schlimmer machen. Außerdem wäre ich ohne sie sowieso besser dran, sagte sie. Ich solle froh sein, sie los zu sein, sagte sie, sie würde mir nur Schmerzen bereiten – und sie nahm mir das Versprechen ab. Dort, in der schäbigen kleinen Bar des Two Eagles, während eine alte Uhr tickte und eine einsame alte Frau mit zitternden Händen in einer Ecke vor sich hinmurmelte, gab ich nach und versprach ihr, daß ich nicht versuchen würde, sie umzustimmen. Wieso tat ich das? Weil ich in diesem Augenblick, besorgt, erschöpft und deprimiert, wie ich es nun einmal war, keinen Ausweg sah. Also gab ich ihr das Versprechen. Ich brach es nur ein einziges Mal, aber oh, mit welch katastrophalen Folgen!

Von da an ging alles sehr schnell. Am folgenden Nachmittag sezierte dein Vater eine Leiche, die ein Stück unterhalb der Lambeth Bridge aus der Themse gefischt worden war. Sie hatte mindestens zwei Monate im Fluß gelegen, und der Gestank breitete sich schnell im ganzen Krankenhaus aus. Ratcliff brauchte für die Autopsie etwas mehr als eine Stunde, dann lagen das ganze Herz und Proben aller anderen Organe auf einem Tablett, das, mit einem feuchten Tuch abgedeckt, in den Kühlschrank kam, um am nächsten Morgen genauer untersucht zu werden. Die meisten Pathologen tragen beim Sezieren Gummihandschuhe, aber längst nicht alle. Manche bevorzugen die nackten Hände. Dein Vater gehörte zu dieser Gruppe. Obwohl, falls er sich schnitt, während er an einem erkrankten Organ arbeitete, das Risiko bestand, sich die wie auch immer geartete Infektion zuzuziehen, die dieses Organ befallen hatte, war er der Meinung, daß Gummihandschuhe sein Tastgefühl beeinträchtigten, und von daher die korrekte Interpretation der pathologischen Veränderungen.

Oben in der chirurgischen Abteilung war ich mir, wie alle anderen auch, des Gestanks der Wasserleiche bewußt, der nicht gerade dazu beitrug, die dunkle Wolke zu vertreiben, die mich seit dem Treffen mit deiner Mutter im Two Eagles niederdrückte. Ich konnte einfach nicht akzeptieren, daß ich sie nicht wiedersehen sollte. Ich konnte es einfach nicht glauben. Wir waren müde und deprimiert gewesen, sagte ich mir selbst, in ein paar Tagen würden wir ganz anders darüber denken. Dazu kam die Sorge um Henry. Folglich schlich ich trübsinnig durch das Krankenhaus, die Hände tief in den Taschen vergraben, den Kopf gesenkt, die Schultern zusammengezogen, ein Bild der Zurückweisung, Welten von meinem üblichen, energischen Selbst entfernt. Vielleicht, dachte ich plötzlich, fühlte sie genau wie ich, vielleicht fand auch sie den Gedanken, daß wir uns nie wiedersehen sollten, unerträglich? Ich machte gerade Verbandsvisite mit einer Krankenschwester, ging von Patient zu Patient, nahm alte Verbände ab und legte neue an. Die Arbeit war einfach, und meine Gedanken wanderten ziellos umher, während ich mit einer Schere an fleckigen, blutigen Verbänden herumschnippelte. Sollte ich sie zu Hause anrufen? Es war riskant, aber schließlich handelte es sich um einen Notfall. Ich *mußte* sie sehen. Ratcliff war offensichtlich noch bei der Arbeit, der Gestank, der aus dem Keller nach oben drang, war reichlich Beweis dafür.

Ich irrte mich. Ratcliff war schon zu Hause, als das Telefon klingelte. Er war schon vor zwanzig Minuten gekommen und, ohne sich bemerkbar zu machen, sofort in sein Arbeitszimmer gegangen. Er wollte deine Mutter nicht gleich sehen. Seit Tagen herrschte eine angespannte Stimmung zwischen ihnen, die keiner von ihnen versucht hatte zu entschärfen. Ich könnte mir vorstellen, daß er, nachdem er die Wasserleiche seziert hatte, nichts anderes wollte als einen Drink und ein bißchen Mozart. Dann hatte das Telefon geklingelt. Er hatte gehört, wie sie oben abnahm. Einem Impuls folgend, dem zu widerstehen er nicht einmal den Versuch machte, griff er nach dem Telefon auf seinem Schreibtisch, nahm den Hörer sehr sanft von der Gabel und hielt ihn an sein Ohr. Er hörte deine Mutter sagen, es sei unmöglich (was war unmöglich?), und die Stimme eines Mannes antworten, er bitte nur um eine Stunde, und er war so schockiert, daß er den Hörer fast unverzüglich wieder auflegte. Aber er hatte zwei Namen gehört. Der eine war sein eigener, der andere war meiner.

Das Essen an diesem Abend war, wie ich mir vorstellen könnte, eine verkrampfte Angelegenheit. Nachdem er sich vom ersten Schlag moralischen Schocks erholt hatte, der dadurch ausgelöst worden war, daß er hörte, wie seine Frau am Telefon heimliche Verabredungen traf, dachte Ratcliff wahrscheinlich sorgfältig darüber nach, was er als nächstes tun sollte. Deine Mutter hatte mir einmal erzählt, daß er auf seine Weise ein leidenschaftlicher Mann war, aber keinen Wert auf den Ausdruck dieser Leidenschaft außerhalb von Situationen legte, in denen er sie für angemessen hielt. Sie war angemessen im Zusammenhang ehelicher Sexualität, fand er. Sie war angemessen, wenn man die notwendigen Kämpfe ausfocht, die ein verantwortungsbewußtes Berufsleben mit sich brachte. Sie war nicht angemessen in der Politik, noch war sie angemessen in der Situation, in der er sich jetzt befand. Folglich war er nicht nach oben gestürmt, um deine Mutter mit dem, was er gehört hatte, zu konfrontieren. Statt dessen hatte er als Mann der Vernunft versucht, über seinen Zorn hinauszudenken. Der Impuls, sich zu rächen, mußte überwunden werden. Der Wunsch, sie zu bestrafen, war keine Handlungsgrundlage, und unter Aufbietung aller Willenskraft wartete er, bis der erste Sturm der Wut und der Kränkung sich gelegt hatte, damit er dann entscheiden konnte, was das beste war. Außerdem war da noch, wie ich glaube, sein Zögern, der Wahrheit ins Gesicht zu sehen, sich einzugestehen, in welchem Ausmaß er bei deiner Mutter versagt hatte.

Als er die Klingel zum Abendessen hörte, stand sein Entschluß, nichts zu sagen, fest. Ich glaube nicht, daß er seine Ehe aufgeben wollte. Und ich halte es für mehr als wahrscheinlich, daß er seine pathologischen Prinzipien auf die unglückliche Situation anwandte, in der er sich jetzt befand. Die Funktion wurde durch ihr Versagen offenkundig gemacht. Das *pathos* bedingte den *logos*. Er konnte nicht länger mit deiner Mutter in einem Zustand der emotionalen Entfremdung leben. Zu lange hatte er zugelassen, daß sie parallele Leben führten. Diese augenblickliche Fehlfunktion bewies das. Er würde jede Mühe auf sich nehmen, um die Gesundheit seiner Ehe wiederherzustellen, und er erwartete, daß er Erfolg haben würde – hatte er nicht immer Erfolg gehabt, wenn er seine Absichten durchsetzen wollte, sobald er sie richtig formuliert hatte? Er kannte deine Mutter (dachte er), er kannte ihre Schwächen, er verstand sie auf eine Weise, auf die sie sich selbst nicht verstand. So dachte er. Oder zumindest stelle ich mir vor, daß er so dachte.

Und so saßen sie beim Abendessen in diesem düsteren Eßzimmer, in dem nur das Ticken der Uhr auf dem Kaminsims und das Klirren des Bestecks das gewichtige Schweigen zwischen ihnen brach. Es gab Fisch. Er fragte sie, ob sie nach dem Essen Lust auf eine Partie Schach hätte, aber sie hatte versprochen, für eine Stunde bei Brenda vorbeizusehen. Er nickte und sagte nichts mehr. Deine Mutter blieb nicht bis zum Kaffee, sondern entschuldigte sich und ging nach oben, um ihren Hut anzuziehen. Ratcliff war in seinem Arbeitszimmer, als sie zehn Minuten später das Haus verließ. Vielleicht erfüllte ihn der Gedanke, daß sie ihrer Ehe Schaden zufügte, mit Traurigkeit. Vielleicht erfüllte ihn der Gedanke, daß er in gewisser Weise für dieses Unglück verantwortlich war, mit Traurigkeit. Aber jetzt bestand das Problem, das schwierige, heikle Problem darin, die Quelle dieses Unglücks auszulöschen, den Schaden wiedergutzumachen und sie nach Hause zurückzuholen.

Er rief Brenda an, beschämt über sich selbst, könnte ich mir vorstellen, weil er das tat, aber er tat es. Brenda improvisierte tapfer. Fanny hatte gesagt, sie würde vielleicht vorbeikommen, war aber noch nicht da. Sie steckte also mit Fanny unter einer Decke, dachte Ratcliff, als er den Hörer einhängte. Dann lehnte er sich in seinem Sessel zurück, legte die Hände flach zusammen, so daß die Fingerspitzen seine Lippen berührten, und runzelte die Stirn. Edward. Edward. Wo hatte er diesen Namen erst vor kurzem gehört? Wer hatte mit ihm über jemand namens Edward gesprochen? Dann hatte er es: Vincent Cushing. Einer von Vincent Cushings Leuten hatte seinen Gummihandschuh in den Bauch eines Patienten eingenäht: Edward Haggard. Gütiger Gott, er kannte den Mann! Sie hatten sogar am selben Tisch gesessen, in Cushings Haus. Haggard hatte am anderen Ende gesessen und Fanny den ganzen Abend zum Lachen gebracht!

Ratcliff rief im St. Basil's an. Er fragte, ob Dr. Haggard Dienst habe. Ja, hatte er, aber er war im Augenblick nicht auf der Station. Er war für eine Stunde weggegangen. Wollte er vielleicht mit Dr. McGuinness sprechen? Nein, sagte Ratcliff, das sei nicht nötig.

Ich ging mit deiner Mutter durch eine menschenleere Straße voller baufälliger Häuser im georgianischen Stil hinter dem Krankenhaus. Es war ein kühler Abend. Der Himmel war nicht schwarz, sondern hatte jene seltsame Schattierung von Dunkelblau, die einen an die Stunde vor Tagesanbruch denken läßt. Wolkenfetzen huschten über einen dreiviertelvollen Mond wie Girlanden und Luftschlangen im Gefolge einer geisterhaften, nächtlichen Parade. Deine Mutter hatte sich bei mir untergehakt und preßte sich, eng an mich geschmiegt, beim Gehen an mich. Ich hatte ihr von Henry Bird erzählt, der ohne Bewußtsein im Krankenhaus von Griffin Head lag, und allein das Sprechen über meine Befürchtung, seine Krankheit verursacht zu haben, ließ sie absurd erscheinen. »Wahrscheinlich ein Aneurysma«, sagte deine Mutter. »Es saß lange bevor du mich auch nur kennengelernt hast in seinem Gehirn.« Sie war nicht verärgert, weil ich mein Versprechen gebrochen und sie angerufen hatte. Sie sagte, es gefalle ihr, daß ich sie brauche. Ratcliff brauche sie nie, sagte sie, er war selbstgenügsam, hatte immer alles unter Kontrolle. Er hatte noch nie eine Schwäche gezeigt. Wieso diese Tatsache sie so unglücklich machte? Sein Verhalten erdrückte sie. Seine Kraft erdrückte sie und engte sie ein, so daß sie höchstens das Gefühl hatte, von ihrem Kind gebraucht zu werden, von dir, und sogar du warst jetzt dabei, dich ihr zu entziehen, und wurdest zum Mann, mit allem, was dazugehörte.

Wie traurig sie an jenem Abend war, fast als wüßte sie, was passieren würde, als wüßte sie um all das Schreckliche. Ich hatte nicht gewagt, sie zu fragen, ob sie ihre Meinung geändert hatte, und so wußte ich nicht, ob wir weitermachen würden wie bisher oder ob dies unsere letzten Augenblicke waren. Wir blieben unter einer Straßenlaterne stehen. Ich nahm ihr Gesicht in meine Hände, die immer noch nach Desinfektionsmittel rochen, und küßte ihre Augen und ihre Stirn und ihre Nasenspitze und fühlte, wie die vertraute machtvolle, unstete Welle durch mich hindurchströmte und mich zitternd zurückließ, denn das, was ich für sie empfand, war manchmal einfach zuviel. Die Straßenlampe badete ihre Züge in einen gelben Schein: ihre geteilten Lippen, ihre Augen, die mein Gesicht erforschten, das Stirnrunzeln der Angst und der Traurigkeit. »Liebster Edward«, murmelte sie. Wir gingen weiter. Die Szene ist in meinen Geist eingeätzt.

Als sie ins Haus zurückkam, brannte im Arbeitszimmer Licht, und die Tür stand offen. »Bist du das?« rief Ratcliff, und sie blieb in der Tür des Arbeitszimmers stehen. »Wie geht es Brenda?«

»Gut.«

»Und Anthony?«

»Den habe ich nicht gesehen.«

»Hast du Lust, dich zu setzen und ein Glas mit mir zu trinken?«

»Lieber nicht, Ratcliff. Ich gehe nach oben.«

»Wie du willst.«

Ärger seinerseits, ganz gewiß, eine schwarze Woge, die er wahrscheinlich nur mit äußerster Mühe beherrschte. Sie wollte sich nicht einmal zu ihm setzen und ein Glas mit ihm trinken! Aber er beherrschte diesen Ärger. Er hatte sich für eine bestimmte Vorgehensweise entschieden, und er würde seinen Kurs nicht durch unkontrollierte Ausbrüche sabotieren, ganz gleich, wie groß die Provokation war.

An diesem Punkt verstand von uns dreien nur Ratcliff voll und ganz, worauf wir uns zubewegten, nur er wußte, daß dies in gewisser Weise die letzten Tage waren. Deine Mutter muß es geahnt haben, aber wir hatten uns in einer eher zwiespältigen Stimmung getrennt. Was nun mich selbst anging, so sollte das, was geschehen würde, das, was Ratcliff tun würde, als entsetzlicher Schock kommen und die weitreichendsten Konsequenzen haben – ich fühle sie bis zum heutigen Tag.

O Gott.

Hast du mich deswegen verlassen, hast du mich deswegen verleugnet und fortgeworfen und gebrochen zurückgelassen, in *jeder* Hinsicht gebrochen – verstoßen, ignoriert, elend, ohne Freunde, allein? Sicher nicht, sicher würdest du das, was wir beide hatten, nicht so leicht aufgeben, und doch hast du es getan, du hast zugelassen, daß er einen Keil zwischen uns trieb –!

O Gott.

Er rief dich noch einmal in sein Arbeitszimmer, war es nicht so? Er rief dich herein – du wolltest ihn nicht sehen, er hatte bereits angedeutet, daß er alles wußte, und ich könnte mir vorstellen, daß Brenda in der Zwischenzeit angerufen und dir von seinem Anruf bei ihr erzählt hatte – du mußt also gewußt haben, was kommen würde. Er stand am Kamin. »Was ist, Ratcliff?« sagtest du und wichst seinem Blick aus, als du das Zimmer durchquertest und zu der Zigarettendose auf dem niedrigen Tischchen gingst und dich dort zu schaffen machtest. Du trugst an jenem Abend Grau, das graue Kleid aus weicher Wolle, langärmelig und in der Taille eng gegürtet, das ich so liebte – du gingst in jenem enganliegenden Kleid durch das Zimmer, in jener Hülle aus grauer Wolle, und deine Stirn war gerunzelt, als du dir selbst Feuer gabst und Ratcliff zum Angriff überging. *Warum* hast du nachgegeben? Oh, er ist ein Mann mit einem starken Willen, das weiß ich, ich habe die Macht seiner Persönlichkeit selbst erlebt, ich habe gesehen, wie er durch die Korridore des St. Basil's stürmte, also verstehe ich, wie einschüchternd er sein kann. Aber auch du bist stark!

Und hast du denn nicht an mich gedacht – daran, daß ich *bei dir* war und dir jede Unterstützung geben konnte, die du vielleicht brauchtest? Du hättest nichts weiter tun müssen, als diese wenigen Minuten standzuhalten, dich gegen ihn zu wehren, dich zu weigern, unter seinem Verhör zusammenzubrechen – wieso, wieso, mein Liebling, mußte das so schwer sein, wo du doch *wußtest*, daß ich wartete, wo du die Stärke meiner Verbundenheit doch *kanntest* –? Aber du tatest es. Du ließest dich von ihm überwältigen, und obwohl ich dadurch zerbrochen und vernichtet wurde, hege ich keinen Zorn gegen dich. Du warst nicht stark genug – ich verstehe. Er sagte, er wisse, daß du nicht bei Brenda warst; er bluffte nur, aber das konntest du nicht wissen.

O Gott –

O Gott, nicht du, geliebter Junge, deine *Mutter*! Deine *Mutter*! O mein Engel, mein kostbarer Junge –

Vor meinem inneren Auge sehe ich, wie deine Mutter abends in dein Zimmer kommt, du sitzt an deinem Tisch, eine Lampe auf das Modellflugzeug gerichtet, an dem du gerade bastelst, und sie bleibt in der Tür stehen, rauchend, ihre dunkle Gestalt eingerahmt vom Licht des oberen Treppenabsatzes, beobachtend, schweigend, während du mit schmalen, präzise arbeitenden Fingern vorsichtig eine Tragfläche zusammenfügst –

Das Fliegen – wie sehr du das Fliegen liebtest –

Erinnerst du dich an die Abende, die wir in Elgin verbrachten und an denen wir über den Geist sprachen, und den höheren Willen, und das Dienen? Und die Suche nach dem Unendlichen? Du kamst nach der Abendsprechstunde, leistetest mir vielleicht bei dem kalten Abendessen Gesellschaft, das Mrs. Gregor vorbereitet hatte, und dann gingen wir nach oben. Ich las dir im Arbeitszimmer vor, oder wir unterhielten uns einfach. Oft machten wir das Licht nicht an, sondern beobachteten, wie der Sonnenuntergang am Horizont schwelte und den

Rand des Meeres in Gold tauchte. Ich bot dir einen Drink an, aber meistens lehntest du ab. Oh, es war etwas in der Atmosphäre jenes großen, leeren Hauses beim letzten Glühen des Sonnenuntergangs, dem Zwielicht, den Gedichten, die wir gemeinsam gelesen hatten – ein Zusammenwirken von Eindrükken, das für uns beide berauschend war, erinnerst du dich? Einmal, nachdem wir ein bißchen Swinburne gelesen hatten, sagte ich schelmisch, daß wir den Krieg unweigerlich gewinnen würden, weil wir so viel grausamer seien als die Deutschen, und als du mich (ein wenig verblüfft, wie ich vermute) fragtest, wieso ich dieser Meinung sei, klappte ich den Swinburne zu, fuchtelte damit in der Luft herum und rief: »Deshalb!« Darüber mußtest du lachen, nicht wahr?

Oh, und ich marschierte im Zimmer auf und ab, ich humpelte hin und her und redete von diesem und jenem – in einer gewissen Stimmung, mit einer gewissen Art von Zuhörer, umgeben von meinen Büchern, bin ich ein Mann, der stundenlang ununterbrochen reden kann, ohne sich auch nur einmal zu wiederholen oder langweilig zu werden, und du bist natürlich ein ausgezeichneter Zuhörer, das habe ich an dir immer geschätzt, und du hörtest zu, du liehst mir das mitfühlende Ohr, das ich brauchte, du ermutigtest mich dazu, intellektuell von Thema zu Thema zu schweifen, und gelegentlich schweifte ich dabei unweigerlich in den Bereich des rein Persönlichen ab. Ich weiß noch, daß ich dir einmal ein Bild zeigte, das ich ganz besonders liebte, die Reproduktion eines romantischen Gemäldes, das Berge eisiger Schollen in einer leeren, polaren Unendlichkeit zeigte, und dir sagte, diese Landschaft sei ein Ausdruck der Seele; und als du mich zweifelnd ansahst, sagte ich, die Malerei dürfe nie ein Akt der Nachahmung sein, sondern vielmehr eine Weigerung, nachzuahmen, weil die Kunst letztendlich nach Leidenschaft streben muß – und du sagtest: »Leidenschaft?«

Ich unterbrach mein Hin- und Herlaufen, ich humpelte zum Fenster und sah hinaus. »Sie glaubte, es sei das Beste, dessen wir fähig sind«, sagte ich. »Wir zivilisierten, menschlichen Wesen.«

»Wer glaubte das?«

Die Frage wurde mit denkbar leiser Stimme gestellt, sie war nur ein Hauch aus dem Schatten kommend. Ich sagte nichts. Ich legte meinen Unterarm an den Fensterrahmen und meine Stirn auf meinen Arm und verlagerte mein Gewicht auf mein gutes Bein, während ich auf das Meer hinaussah, von dem inzwischen selbst der letzte Rest des Sonnenuntergangs verschwunden war. Keiner von uns brach das Schweigen. Du wußtest, von wem ich gesprochen hatte. Ich sagte dies. Du sagtest: »Sie dachte, daß es nichts Besseres gibt als die Leidenschaft? Die körperliche Leidenschaft?«

Die moralische Askese der Jugend. »Ich denke nicht, daß es ganz so einfach war«, sagte ich, wandte mich vom Fenster ab und sah dich durch die Dunkelheit an. »Ich denke nicht, daß Sie sie vorschnell verurteilen sollten.«

»Sie wollte nicht, daß ich mit dem Fliegen anfing«, sagtest du. Du saßest im hinteren Teil des Raumes, tief im Schatten, in einem alten Ohrensessel mit hoher Lehne, der Peter Martin gehört hatte. »Sie wollte mir einreden, daß es keinen Krieg geben würde.«

»Sie liebte Sie«, sagte ich. »Sie wollte Sie schützen. Das ist der natürliche Instinkt einer Mutter.«

»Ich fragte sie, ob sie gegen den Faschismus sei. Sie sagte, natürlich sei sie das, aber sie sei auch gegen den Krieg.«

»Und?«

»Ich sagte, sie könne nicht gegen beides sein.«

Plötzlich erkannte ich, und zwar mit vernichtender Klarheit, daß ich dich verlor, daß du nach diesem Abend nie wiederkommen würdest. Du warst im Hinblick auf deine Mutter und die Rolle, die ich in ihrem Leben gespielt hatte, zu einem Entschluß gelangt, und es gab nichts mehr, was du noch wissen wolltest, obwohl ich noch kaum damit angefangen hatte, dir alles zu erklären. »Ich glaube, daß sie einfach nicht verstanden hat, was auf dem Spiel stand«, sagtest du, und zum ersten Mal hörte ich in deiner Stimme, und in deiner Denkweise, den unverkennbaren Tonfall Ratcliffs, und das Herz wurde mir schwer. Der Gedanke, daß du, vielleicht für den Rest deines Lebens, Ratcliffs Vorstellung von ihr mit dir herumtragen würdest, und sein verächtliches Abtun unserer Liebesaffäre und all dessen, was sie bedeutete – es war einfach undenkbar. Im Geiste suchte ich verzweifelt nach einem Mittel, egal welchem, um dies zu verhindern. »Hat Ihr Vater mit Ihnen über ihre Krankheit gesprochen?« fragte ich.

Ich sah, wie du dich im Dämmerlicht zu mir umdrehtest. Eine Pause.

»Wieso fragen Sie?«

»Weil ich froh wäre, ich hätte sie sehen können, das ist alles.«

»Aber weshalb?«

Ich zuckte die Schultern und wandte mich wieder dem Fenster zu – oh, ich hatte mir selbst das Versprechen gegeben, niemals mit dir über dieses Thema zu sprechen, aber ich war verzweifelt, verzweifelt bemüht, dich nicht zu verlieren! »Ach, nichts«, sagte ich leise. »Diese Fälle – diese obskuren Nierengeschichten – sie sind kompliziert. Schwer, korrekt zu diagnostizieren.«

Wieder eine Pause. »Sie glauben, daß sie falsch diagnostiziert wurde?«

»Nein, nein, nein. Nein, ich bin sicher, daß alles getan wurde, was getan werden konnte. Ich hätte sie nur gerne selbst untersucht, das ist alles.«

Was dachtest du in diesem Augenblick? Ich hatte keine Ahnung; du warst natürlich viel zu feinfühlig, um mir ein unehrenhaftes Motiv zu unterstellen. Schweigend vergingen die Augenblicke, und ich haßte mich für das, was ich tat – eine Saat des Unbehagens säen, das war es, was ich tat, Mißtrauen in dich pflanzen, ein Mißtrauen, das schwären würde, bis es dich zu mir zurückführte.

Kurz darauf standst du auf, um zu gehen, beunruhigt, das konnte ich sehen, über unsere Unterhaltung, aber nicht sicher, weshalb genau. An der Haustür gab ich dir die Hand, und du warst immer so reizend, wenn du gingst, ein bißchen formell, ein bißchen entschuldigend, weil du einen so großen Teil meiner Zeit in Anspruch genommen hattest. Als ob ich etwas Besseres zu tun gehabt hätte! Du stiegst auf dein Fahrrad, und ich sah dir nach, wie du in der Dämmerung die Auffahrt hinunterholpertest, mit auf dem Kies knirschenden Rädern, klein und schmal und aufrecht im Sattel. Dort, wo die Auffahrt auf die Küstenstraße stößt, drehtest du dich um, um zu winken, und sahst mich in meiner schwarzen Cordjacke mit dem schneeweißen Hemd darunter, eine seidene Krawatte um den Hals gebunden, in der Tür meines dunklen, emporstrebenden, schmalen Hauses stehen und grüßend die Hand heben, dann drehte ich mich um und ging hinein und machte die Tür hinter mir zu, und weiter ins Sprechzimmer, um Spike zu versorgen. All das natürlich, bevor unsere Beziehung zu einer zwischen Arzt und Patient wurde.

Arzt und Patient . . . ich bin mir, ab und an, der Erhabenheit meines Geistes bewußt. Dann finde ich es absurd, daß er in diesem schwächlichen Körper wohnt, der, seit Spike, zu einer Ruine geworden ist. Deshalb verliebte ich mich in Elgin, es bot mir eine Struktur, die mir entsprach, denn *geistig* bin ich kein kleiner Mann. Es ist eine Kapriole der Natur und eine Ironie der Umstände, daß ich in diesem von Makeln behafteten, schwächlichen Gebilde gefangen bin, obwohl mir, wie ich glaube, bevor ich dich kennenlernte, oder vielmehr, bevor du anfingst, an dieser seltsamen Drüsenstörung zu leiden, nie so ganz deutlich zu Bewußtsein gebracht wurde, wie weit genau diese Neigung der Natur für Patzer und Irrtümer gehen kann. Denn meine Sorge, dir die Natur meiner Beziehung zu deiner Mutter verständlich zu machen, sollte bald durch meine Sorge um *dich* überschattet werden, um dich und das, was mit dir vorging, während du Tag für Tag der Möglichkeit eines gewaltsamen Todes ins Auge sehen mußtest.

Meine letzte wirkliche Begegnung mit deinem Vater ereignete sich, als ich eines Nachmittags vom Keller her in die Krankenhaushalle kam, ganz in der Nähe der Bank, auf der deine Mutter und ich uns geliebt hatten. Er trug eine dunkelgrüne Lederschürze unter seinem weißen Kittel und war im Begriff, die Treppe hinunterzugehen. Er blieb wie angewurzelt stehen und funkelte mich erbost an. Ich glaube, daß mein Anblick ihn erzürnte. Ich glaube, daß er sich in einen Zustand derart eifersüchtiger Wut hineingesteigert hatte, daß er sich nicht mehr beherrschen konnte. Er packte meinen Arm. Er nannte mich einen widerlichen Wurm. Er sagte, ich sei heimtückisch, hinterhältig und verachtenswert. Er sagte, ich sei unfähig, auch nur ansatzweise zu begreifen, welches Unheil ich anrichtete, welchen Schaden ich verursachte: all dies zischte er mir mit leiser Stimme zu, die niemandes Aufmerksamkeit erregte, eine Zigarre zwischen den Zähnen, meinen Oberarm so fest umklammert, daß ich mich nicht von ihm lösen konnte. Erst als er mir vorwarf, deiner Mutter zu schaden, widersprach ich ihm, und in Anbetracht all dessen, was ich dir erzählt habe, verstehst du sicher, daß ich sehr zurückhaltend reagierte, was mir jedoch nicht das geringste nutzte. Alles, was ich sagte, war, daß *er* es war, der ihr schadete, und daß er ihrer nicht würdig war. Er verstummte. Er ließ meinen Arm los und wandte sich ab, dann aber drehte er sich plötzlich noch einmal zu mir um und versetzte mir mit einer heftigen, tückischen Bewegung, wie wenn man nach einer Fliege schlägt, mit dem Handrücken einen sehr kräftigen Schlag ins Gesicht. Der Angriff erfolgte so schnell, daß ich völlig überrascht wurde. Ich bin ein kleiner Mann, und der Schlag brachte mich aus dem Gleichgewicht. Meine Brille flog davon. Ich weiß noch, daß ich in jenem ersten Bruchteil einer Sekunde, in dem der Geist mit irgendwie wahnsinniger Klarheit operiert, dachte, daß ich mein Gleichgewicht wiederfinden könnte, indem ich mit den Armen herumfuchtelte. Und so stand ich denn mit flatterndem weißem Kittel und vor meiner Brust auf- und abhüpfendem Stethoskop steil nach hinten geneigt am Kopf der Treppe und ruderte wild mit den Armen – vergeblich. Ich stürzte unglücklich und schlug auf dem Absatz auf der halben Höhe der Treppe auf.

An den Sturz selbst habe ich keine Erinnerung. Eben stand ich noch mit wild rudernden Armen am Kopf der Treppe, im nächsten Augenblick lag ich wie ein Häufchen Elend auf dem Treppenabsatz, und als ich versuchte, mich zu bewegen, flammte in meiner Hüfte ein Schmerz auf, wie ich ihn nie zuvor erlebt und nie für möglich gehalten hatte. Noch während ich dort lag, von Schwindel ergriffen, nicht einmal die kleinste Bewegung wagend, weil ich fürchtete, daß sie den Schmerz zurückbringen würde, war mir völlig klar, was geschehen war. Ich hatte ein klares Bild des Krankheitsgeschehens vor Augen, es war wirklich ganz offensichtlich, nach einem Sturz wie diesem: der Oberschenkelhals war frakturiert. Ich hatte mir die Hüfte gebrochen.

Ich nehme an, daß ich das Bewußtsein verlor. Eine vage Erinnerung an Gesichter und Stimmen, daran, auf eine Trage gehoben und nach oben gebracht zu werden, und alles, was die Hüfte erschütterte, ließ mich vor Schmerz aufschreien. Erst als ich auf einem Bett lag, gab jemand mir eine Morphiuminjektion, und dann – welche Gnade – nichts mehr. Das letzte, was mir durch den Kopf ging, als die Nadel eindrang, war der Ausdruck »Drahtextension«.

Eine gebrochene Hüfte ist nichts weiter Kompliziertes. Man macht auf, schiebt den Muskel beiseite und haut einen Stahlnagel in den Knochen. Man nennt diese Prozedur Smith-Petersen, sie fügt die gebrochenen Stellen wieder zusammen. Bei kaltem Wetter, oder wenn ich müde bin, oder wenn ich zu lange auf den Beinen war, verursacht der Nagel eine Entzündung des Hüftgelenks, genau dort, wo der Hals des Oberschenkelbeins in das Becken eingepaßt ist. Dann habe ich höllische Schmerzen und brauche einen Schuß Morphium, um mich bei Laune zu halten – du weißt ja, wie ich bin, wenn Spike sich wieder einmal unmöglich aufführt. Und wenn dein Vater mich an jenem Tag nicht die Treppe hinuntergestoßen hätte, hätte ich das Vergnügen von Spikes Gesellschaft nie kennengelernt.

Die Ironien des ganzen Geschehens fingen an, nur so auf mich herunterzuprasseln. Nicht die geringste dieser Ironien war, daß ich nun als Patient im St. Basil's lag, und dazu noch ein Bett auf meiner eigenen chirurgischen Station zugewiesen bekam und McGuinness mein behandelnder Arzt war. Ich lag in einem Krankensaal, fünfzehn Betten zu beiden Seiten eines langgestreckten Raumes mit hoher Decke, und an jedem hing an einem Haken am Fußende ein Klemmbrett mit der Fieberkurve des Patienten. Der Fußboden war aus Holz und knarrte, die Wände waren bis in Schulterhöhe hellgrün und darüber weiß gestrichen, und in jeder Wand befanden sich drei Fenster mit Topfpflanzen auf dem Fensterbrett. Der Geruch von Antiseptika durchdrang alles. Es herrschte ständige Unruhe, Patienten schlurften in Morgenmänteln herum oder wurden für diesen oder jenen Test fortgebracht – Schwestern liefen hin und her – Visiten am Morgen und am Abend, bei denen McGuinness in Begleitung einer Schwester von Bett zu Bett ging – und zweimal die Woche Chefvisite mit Cushing selbst.

Gott, wie ich lernte, das Geräusch seiner Schritte zu fürchten, wenn er aus dem Kasino für die Oberärzte nach oben gepoltert kam! Ich bin mir durchaus bewußt, wie Chirurgen zu Bruchpatienten stehen, offen gestanden sind Bruchpatienten eine Plage, ermüdend und zeitraubend und nicht sehr interessant. Sie brauchen Röntgenaufnahmen, neue Gipsverbände, Justierungen des Streckverbands, ständig sind tausend Kleinigkeiten für sie zu erledigen, und nie hat man seine Ruhe, denn obwohl das Nageln einer Hüfte im Rahmen einer Frakturversorgung das Normalste von der Welt ist, wächst, sobald mit der Operation begonnen wurde, die Gefahr einer Infektion im fast direkten Verhältnis zur Länge der Zeit, die der Eingriff dauert. Der Körper toleriert den Nagel nur so lange, wie das Gewebe um ihn herum nicht infiziert ist, und wenn es zu einer Infektion kommt, kann sie erst dann ausheilen, wenn der Nagel wieder entfernt wurde, und dann muß man wieder ganz von vorn anfangen. Deshalb muß man die Sache gleich beim ersten Mal richtig hinkriegen, und zwar so schnell wie möglich. Es bereitete Cushing ein grimmiges Vergnügen, mir all das vor Augen zu führen.

Aber das dominierendste Merkmal der Zeit unmittelbar nach dem Angriff deines Vaters war der Schmerz. Cushing operierte am nächsten Tag, wobei er, wie ich mir sagen ließ, ununterbrochen Puccini pfiff, und dann kam ich in einen Streckverband, mein Bein wurde am Knie aufgehängt und am Knöchel mit Gewichten beschwert, um zu verhindern, daß die Muskeln den Nagel aus der Ausrichtung zogen. Die Schmerzen begannen mit jeder Rückkehr ins Bewußtsein und erreichten schnell einen Höhepunkt, auf dem sie mit derart qualvoller Intensität verharrten, daß ich mich von einer Seite auf die andere warf und alles versuchte, um nur ja nicht zu schreien, was mir jedoch nicht immer gelang. McGuinness wurde gerufen (das alles schien ewig zu dauern), aber wenn er dann endlich auftauchte und durch den Saal auf mich zukam, wurde ich, statt über sein Kommen Erleichterung zu empfinden, nur noch panischer, und wenn er dann endlich mein Bett erreichte, *bettelte* ich geradezu um meine Spritze, und nicht einmal das verächtliche Zucken auf seinem Gesicht konnte mich zum Schweigen bringen, so schlimm stand es mit mir.

Oh, maße dir nie an, die Schmerzen eines anderen Menschen zu beurteilen! Maße dir nie an zu beurteilen, was sich ertragen läßt – mein lieber Junge, *dir* brauche ich das wohl kaum zu sagen. McGuinness saß an meinem Bett und runzelte die Stirn, während er die Flüssigkeit in den Kolben der Spritze zog, und murmelte: »Beruhigen Sie sich, Mann, Sie bekommen ja Ihren Schuß« – und selbst in meiner verschwommenen Erbärmlichkeit konnte ich seine Gedanken lesen, er fand es verachtenswert, daß ein Mann (und dazu noch ein Arzt) sich in einem öffentlichen Saal derart demütigte. Mir war das völlig egal. Ich wollte nur die Nadel. Endlich spürte ich den Einstich, dann das Prickeln, dann fing ich an zu schwitzen, mein Mund wurde trocken, der Schmerz ließ nach, und ich lag schweißgebadet da, sah zu dem Gerüst aus stählernen Stangen und Rollen über dem Bett auf und hauchte in den jetzt nebligen Resten meines Bewußtseins ein Dankgebet. Kurz darauf fiel ich in einen flachen, ruhelosen Schlaf.

Ich blicke über das Flugfeld hinweg und versuche, die Scham abzuschütteln, die der Erinnerung an diese Tage anhaftet. Es war schrecklich, schrecklich – die Würdelosigkeit, die damit verbunden war, im Hinblick auf die Funktionen von Blase und Darm auf eine Schwester angewiesen zu sein. Unfähig zu sein, sich im Bett umzudrehen oder nach einem Buch oder einer Zigarette zu greifen. Krümel zwischen den Laken.

Aber am allerschlimmsten, die Schmerzen. Ich versuchte, die Injektionen auf zwei pro Tag zu beschränken, aber ich brauchte immer mehr. Ich versuchte, die Schmerzen unter Kontrolle zu halten – ich ertrug sie so gut ich konnte –, aber wenn sie wirklich anfingen, an mir zu fressen, wenn sie sich auf den Kamm der Welle hinaufschwangen und einfach *nicht brechen wollten* – spürte ich, wie meine Willenskraft schwand und sich wie die Fasern eines alten Gummibandes in Fetzen auflöste. McGuinness kam, irgendwann, sein Gesicht eine Maske professioneller Neutralität, aber ich konnte das Mitleid und die Verachtung sehen, die hinter dieser Maske verborgen waren. Wortlos und routiniert gab er mir meine Injektion, und nach ein oder zwei Augenblicken verebbte der Schmerz, das Licht wurde heller, und ich fing an, mich besser zu fühlen, obwohl der Schmerz seltsamerweise nicht verschwand, er war immer noch da, aber er hatte die Macht verloren, das Bewußtsein so zu dominieren, daß nichts anderes mehr zählte, er war irgendwie nicht mehr wichtig, er tat nicht mehr *weh*.

Dann machte sich in mir eine wachsende Verwunderung breit; die Stimmen auf der Station schienen aus einer Entfernung von tausend Meilen zu kommen, ich dachte an deine Mutter, und mein Herz wurde weich. Selbst da, verstehst du, selbst in jenem äußersten Zustand des Leidens, war sie bei mir, sie war meine Inspiration, und ich bin zu der Überzeugung gelangt, daß ohne sie – ohne das Wissen, daß sie auf dieser Welt war und mich liebte – woran ich vorbehaltlos glaubte, sie besuchte mich natürlich nie – jene ersten Tage unmöglich gewesen wären. Denn ich glaube (das habe ich von Peter Martin gelernt), daß der Geist zu therapeutischen Zwecken mobilisiert werden kann. Mein Wille, wieder gesund zu werden, das Zusammenwachsen der Bruchstücke meines Oberschenkels zu bewirken, basierte in jenen ersten Tagen nur auf den Gedanken an deine Mutter, und so war ich in einem sehr realen Sinn *durch sie* in der Lage, die Ressourcen meines Körpers dazu zu bringen, die Bruchstücke zu einem Ganzen zu verschweißen.

Aber sie waren seltsam und schrecklich, jene Tage und Nächte im Streckbett. Einmal wachte ich in der Dunkelheit auf, in der Gewißheit, daß die Drähte meines Gerüsts die Rahen und Takelagen eines Schiffes waren, eines unheimlichen Totenschiffs, das im nächsten Augenblick ablegen und mich über ein unterirdisches Meer zu einer Insel der Toten bringen würde, von der es keine Wiederkehr gab. Ich kämpfte verzweifelt darum, das Schiff zu verlassen, und brachte in meiner Panik das ganze Gerüst ins Wanken, das ganze komplizierte System der Gewichte und Rollen, und hätte dabei um ein Haar Spike aus meiner Hüfte herausgerissen. Die Nachtschwester erzählte mir später, sie seien nur mit äußerster Mühe imstande gewesen, mich niederzuhalten und mit einer Injektion zu beruhigen, denn in meiner Verzweiflung, von jenem Schiff herunterzukommen, hatte ich irgendwie die Kraft von zehn Männern gefunden.

Als ich endlich aufstehen durfte und anfing, auf Krücken über die Station zu humpeln, war ich eine hagere, graue Kreatur mit tief in den Höhlen liegenden Augen, teilnahmslos und mißmutig, anfällig für Kopfschmerzen und Juckreize und plötzliche Wellen der Qual – und in meinem Haar hatte ich diese wilde, weiße Strähne. Wegen der Schmerzen und der Morphiuminjektionen, die ich brauchte, um ihrer Herr zu werden, sahen meine Arme aus wie Nadelkissen, die Einstiche drängten sich dicht an dicht, daß sie wie ein Ausschlag wirkten. Ich wußte, daß Henry Bird tot war, was mich nicht gerade aufmunterte, aber, wie bereits gesagt, glaubte ich in diesem Stadium immer noch an deine Mutter und dachte an unsere letzte Unterhaltung, in der sie so geschickt die Schuldgefühle zerstreut hatte, die ich Henrys wegen hatte. Ich war sogar fähig, den Schock zu verkraften, daß Vincent Cushing zu mir kam und mir barsch mitteilte, daß er meine Dienste nicht länger benötigen würde. Selbst damit konnte ich umgehen, denn ich hatte vorhergesehen, daß Ratcliff mit ihm sprechen und auf meine Entlassung drängen – und sich natürlich durchsetzen würde, denn schließlich teilte er sich mit Cushing eine schier unantastbare Position hoch oben in der Hierarchie des St. Basil's. Das Demütigendste daran war, daß ich kein Wort zu meiner Verteidigung vorbringen konnte. Ich konnte ihn nicht beschuldigen, mich die Treppe hinuntergestoßen zu haben, denn dadurch wäre deine Mutter in die Sache hineingezogen worden, was undenkbar war. Doch ja, ich konnte mit all dem umgehen, weil ich dachte, daß sie mich liebte, an mich glaubte und auf mich wartete.

Ich lag sechs Wochen im Streckverband, dann dauerte es noch einmal sechs Wochen, bevor ich das Bein mit meinem Gewicht belasten konnte. Ich veränderte mich. In jenen schrecklichen Wochen veränderte ich mich. Der hagere, graue Mann, der im Sommer des Jahres 1938 aus dem St. Basil's hinkte, war eine völlig andere Kreatur als der leidenschaftliche Mensch, der noch im Frühjahr seinen Mann gestanden und dem Chefpathologen gesagt hatte, welchen Schaden er seiner Frau zufügte. Leiden hinterläßt Spuren; wie heißt es noch mal bei Wordsworth?

> Das Leiden ist
> Beständig dunkel, unerklärbar, ja,
> Es gleicht im Wesen der Unendlichkeit.

Mein Leiden war zweifellos beständig; und was seine Dunkelheit und Unerklärbarkeit anging, so war die Zurückweisung durch deine Mutter der allergrößte Schock, den ich ertragen mußte – alles andere hätte ich mannhaft ertragen, hätte sie zu mir gestanden. Das tat sie nicht; und obwohl meine Liebe nicht das kleinste bißchen nachließ – sie wurde sogar noch stärker –, war ich gezwungen, meinen Weg von nun an allein zu gehen. Dies härtete mich. Es machte mich reifer. In diesen kurzen Wochen alterte ich um viele Jahre, ich lernte viel über den Geist und über jenes birnenförmige, faustgroße, vierkammerige Ding, das wir das menschliche Herz nennen. Die Dichtung war in jenen dunklen Nächten meine große Hilfe, das Wissen, daß das, was ich erlebte, schon zuvor erlebt worden war, von Männern, die fähig waren, diese Erfahrung in Schönheit umzuwandeln:

> Die meisten Leidbeladenen erzieht
> Das Mißgeschick zu Dichtern, denn im Lied
> Singen sie uns, was sie im Unglück fühlten.

James, mein gefallener Engel; das hier ist mein Lied.

Ich habe noch den Brief, den sie mir schickte. Ich hatte vor, ihn dir eines Tages zu zeigen, aber wahrscheinlich spielt das jetzt keine Rolle mehr. Er war vernichtend. Ich glaube, er hätte mich auch dann am Boden zerstört, wenn ich bei kernigster, bester Gesundheit gewesen wäre. Er hätte jeden Mann am Boden zerstört. Es stand nicht viel darin geschrieben. Wir durften uns nie wiedersehen. Ich mußte mein Versprechen halten und nicht versuchen, sie umzustimmen. Das mit uns konnte nicht funktionieren – das, so schrieb sie, mußte ich doch gewußt haben. Sie hatte einen Sohn, ein Heim, eine Ehe. Es war vorbei. Keine Zärtlichkeit. Kein Wort der Liebe. Als ich den Brief das erste Mal las, hatte ich das Gefühl, jemand kippe mir einen Eimer mit kaltem Meerwasser ins Gesicht. Spike fing sofort an, sich unmöglich aufzuführen, und ich mußte nach McGuinness rufen, obwohl er erst vor einer Stunde bei mir gewesen war. Was sollte ich tun? Was konnte ich tun? Ich roch Ratcliffs Hand überall auf diesem Brief. Es war nur zu leicht, mir ihre Lage vorzustellen: er würde derjenige sein, der das Telefon beantwortete, er würde die Post abfangen, er würde sie beobachten wie ein Habicht; jeder Versuch meinerseits würde alles nur noch schlimmer machen. Ich hatte keine Angst vor Ratcliff, das darfst du nicht denken. Trotz allem, was er mir angetan hatte, darfst du das nicht denken. Aber ich hatte Angst davor, was er deiner Mutter antun könnte, sollte ich mich nicht an ihre Anweisungen halten.

Einmal rief ich sie trotzdem an. Es war hellichter Nachmittag, und Ratcliff würde mit fast absoluter Sicherheit unten in der Pathologie sein. Ich schleppte mich auf Krücken zur Telefonzelle am Ende der Station. Ich trug meinen Morgenmantel und meine Pantoffeln und war völlig geschwächt vor Schmerz und böser Vorahnung. Ich wählte die Nummer. Beim vierten Klingeln wurde abgehoben. »Ja?« sagte sie. Wie flach ihre Stimme klang. Ohne jeden Ausdruck, schmerzlich, erschütternd gefühllos – dazu also hatte er sie gebracht. »Ich bin's«, sagte ich. »Kannst du sprechen?«

»Wer ist da?«

»Edward.«

»Oh.« Eine lange Pause. Dann: »Ja?«

»Ich habe deinen Brief bekommen. Ich weiß, daß du es nicht so gemeint hast.«

»Es tut mir leid, aber ich kann nicht mit dir reden«, sagte sie mit dieser kalten, toten Stimme und hängte ein. Sie war von mir abgeschirmt, eingeschlossen in einem finsteren Kerker, den Ratcliff geschaffen hatte. Am nächsten Nachmittag geschah etwas sehr Schlimmes. In meinem Bett liegend, merkte ich plötzlich, daß er am Ende der Station stand, in einer schwarzen Gummischürze, die Ärmel hochgekrempelt, und mich anstarrte. Dann war er neben mir! »Sie kleiner Narr, sie will Sie nicht«, zischte er. »Verstehen Sie das nicht? *Sie will Sie nicht!*« Ich versuchte, den Kopf von meinem Kissen zu heben, konnte es aber nicht – der Versuch erschöpfte mich – ich war schweißgebadet – eine Welle der Übelkeit schlug über mir zusammen – und als ich die Augen wieder öffnete, war er weg. Sie hatte es ihm also gesagt. Ich versuchte nicht, sie noch einmal zu erreichen.

Oh, ich dachte daran. Eine Weile dachte ich, es sei meine Pflicht, sie zu erreichen, sie irgendwie von Ratcliff wegzuholen und ihr vor Augen zu führen, was er ihr antat; ich konnte den Tonfall nicht vergessen, mit dem sie gesagt hatte: »Es tut mir leid, aber ich kann nicht mit dir reden.« Sie hallten in meinem Kopf wider, diese toten, ausdruckslosen Worte, in den schmerzgepeinigten Tagen und Nächten, die ich im St. Basil's verbrachte. Sie vernichteten mich, und eine ganze Woche verging, bevor ich endlich anfing zu versuchen, die Tatsache zu akzeptieren, daß ich sie gehen lassen mußte. Ich muß sie gehen lassen, ich muß sie gehen lassen: ich humpelte auf meinen Krücken durch die Station, und diese Worte hallten in meinem Kopf wider wie der Singsang eines Mobs, du mußt sie gehen lassen, du mußt sie gehen lassen – Armeen marschierten durch Europa, und während sie marschierten, sangen sie: du mußt sie gehen lassen, du mußt sie gehen lassen. »Aber ich *kann* sie nicht gehen lassen!« – eines Nachts wurde ich mit diesem Schrei auf den Lippen wach und weckte die ganze Station (schlimmer noch, ich weckte auch Spike), aber es nutzte nichts, die marschierenden Armeen machten einfach weiter: du mußt sie gehen lassen, du mußt sie gehen lassen.

Schließlich wurde ich aus dem St. Basil's entlassen. Inzwischen war ich soweit, daß ich mich nur mit der Hilfe eines Stocks bewegen konnte; die Schmerzen waren immer noch schlimm, und das abgegriffene lederne Etui mit den Spritzen und Ampullen, das ich immer bei mir trug, war, wenn nicht das Zentrum meiner Existenz, so doch notwendig für mein Gefühl der Sicherheit. Ich hatte das Unvermeidliche akzeptiert und das Gefühl, jemand, den ich geliebt hatte, sei plötzlich gestorben: ich befand mich in einem Zustand der Trauer. Mein Interesse an der Außenwelt war gleich Null, ich war zu keiner Aktivität fähig. Ich verbrachte meine Tage und Nächte damit, unglücklich in meinem Zimmer in der Jubilee Road umherzuschlurfen und gelegentlich einen Blick in einen Gedichtband zu werfen, nur um ihn dann mit müder Teilnahmslosigkeit wieder beiseite zu legen. Ich wußte, daß ich nie wieder lieben würde. Ich würde nie wieder irgend etwas tun. Alles, was ich tun konnte, war trauern.

Ich sagte mir selbst, daß ich sie vergessen mußte, aber ich dachte ständig an sie. Alles erinnerte mich an sie. Die Lampen. Der Läufer. Die Fliege-im-Glas in meiner Hosentasche – ich trug sie immer auf Spikes Seite, sie schienen irgendwie miteinander verbunden zu sein, Spike und die Fliege. Ich nahm sie dutzendmal am Tag hervor und drehte sie in meinen Fingern, bis das Schluchzen kam, bis der Kummer mich aufs neue schüttelte, und das rief Spike auf den Plan, und ich mußte nach dem abgegriffenen Lederetui greifen, um mich um die Schmerzen zu kümmern, denn der eine Schmerz rief unausweichlich den anderen hervor, so als flösse eine Strömung von Herz zu Hüfte, von Hüfte zu Herz. Der Keats, den sie mir geschenkt und den wir gemeinsam vor dem Feuer gelesen hatten – er war praktisch kristallin vor Assoziationen, wie auch die Porzellanvase, die Blumen (ich erlaubte Mrs. Kelly nicht, ihre Blumen wegzuwerfen) – verdorrt inzwischen, nach all den vielen Wochen, und ihr Wasser stank, aber ich sammelte die spröden, abgefallenen Blütenblätter auf einem Teller und starrte sie stundenlang an: *denn sie hatte sie berührt*! Ihre Stimme war in meinen Träumen, obwohl ich kaum jemals schlief, aber in dem halbbewußten Dämmerzustand, in den ich fiel, wenn ich Spike Erleichterung verschafft hatte – in diesem Dämmerzustand war ich am anfälligsten für ihre Gegenwart, den Klang ihrer Stimme, ihre Schritte auf dem Treppenabsatz vor meiner Tür – ich hievte mich mitten in der Nacht aus meinem Sessel und schleppte mich mit dem grotesken Schlingern – halb Hinken, halb Wanken – des aufgeregten Krüppels zur Tür und riß sie weit auf, und vor mir war – nichts!

Nichts. Ich versank tiefer in eine teilnahmslose Depression. Dann kam mir der Gedanke, daß ich, wenn ich die Erinnerung an jede Gelegenheit wachriefe, die wir beisammen gewesen waren – was wir getan hatten, was wir gesagt hatten –, dieser Erinnerung irgendwie die Macht nehmen könnte, mich zu verwüsten und zu vernichten. Ich könnte sie entschärfen. Es nutzte nichts. Schlimmer noch: es intensivierte den Schmerz, was Spike auf den Plan rief, woraufhin ich eine Injektion haben mußte, und dann hörte ich sie, und alles fing wieder von vorn an.

Ich wurde verrückt.

Ich mußte etwas tun – gütiger Gott, ich mußte schließlich meinen Lebensunterhalt verdienen. Ich zwang mich, den Tatsachen ins Auge zu sehen. Die Chirurgie war mir verwehrt, folglich mußte ich an die Allgemeinmedizin denken. In London selbst gab es kaum offene Positionen, aber ich konnte sicher leicht eine Assistentenstelle in einer Praxis auf dem Lande finden und fünfhundert Pfund im Jahr verdienen. Und in Anbetracht all dessen, was geschehen war, in Anbetracht meiner geistigen Verfassung, weckte der Gedanke, London zu verlassen, zum ersten Mal seit Wochen ein kleines, schwaches Aufflackern des Interesses – bis mir die Realität einer Praxis auf dem Lande bewußt wurde. War das wirklich das Beste, was ich mir erhoffen konnte? Ich, der vielversprechende junge Arzt, der einen der begehrten Plätze in einem der großen Londoner Lehrkrankenhäuser ergattert hatte – sollte ich jetzt der überarbeitete und unterbezahlte Assistent irgendeines Landarztes werden? Es sah fast so aus.

Dies bewirkte neue Verzweiflung, Lethargie, Selbstvorwürfe. Ich war wertlos und verachtenswert, ich verdiente das ganze Unglück, das mich befallen hatte. Ich war nie etwas anderes als wertlos und verachtenswert gewesen, und es war unmöglich, daß deine Mutter mich je geliebt haben konnte. Sie hatte recht, mich zu verlassen. Ich war unfähig zu lieben, ich war unfähig, irgend etwas von Wert zu erreichen, ich war engstirnig, narzißtisch, unehrlich, schwach, und mein einziges Streben hatte immer nur darin bestanden, meine Schwäche zu vertuschen – dies schien unleugbar wahr, denn offensichtlich war ich jetzt dazu auch noch morphiumsüchtig. Es überraschte mich nur, daß ich so tief hatte fallen müssen, um das alles zu erkennen.

Das hervorstechendste Merkmal dieser Tage war also eine tiefe Unzufriedenheit mit mir selbst, die, wenn sie besonders heftig wurde, Spike in Aktion rief, was dazu führte, daß ich nach meinem Etui greifen mußte, und in den kurzen, träumerischen Stunden der Erleichterung, die darauf folgten, war deine Mutter mir aufs lebhafteste gegenwärtig, was den ganzen, traurigen Ablauf aufs neue in Bewegung setzte. Die tote, ausdruckslose Kreatur, die in einem Gefängnis gefangen war und ihm nicht entfliehen konnte, war nicht, wie ich dann erkannte, deine Mutter – sondern ich selbst. Kein Wunder, daß sie mich verlassen hatte. So verliefen meine Gedanken. Jedes Mitleid, das ich für sie aufgebracht hatte, hätte, wie ich sah, eigentlich auf mich selbst gerichtet sein müssen: *ich* war derjenige, der schwach und machtlos war! So haderte ich mit mir selbst, so machte ich mich selbst leiden und zog aus diesem Prozeß eine krankhafte, selbstkasteiende Befriedigung. Irgendwann kam mir der Gedanke, daß deine Mutter, wenn ich starb, gezwungen sein würde, sich einzugestehen, was ich für sie empfunden und was sie selbst aufgegeben hatte. Oh, ich war eine offene Wunde, und ohne Schlaf konnte ich nicht gesund werden.

Dann erkannte ich, daß ich als erstes von diesem Morphium loskommen mußte. Spike schmerzte, dies war eine unumstößliche Tatsache, selbst nachdem das Zusammenwachsen der Knochen in meiner Hüfte bewerkstelligt war; und er schmerzte am schlimmsten, wenn ich kurz vor dem Einschlafen war, wenn meine Muskeln sich entspannten und der beschädigte Knochen wie ein Bohrer in seiner Halterung im Becken knirschte. Eine Nadel linderte diesen Schmerz, linderte ihn nicht nur, sondern brachte in ihrem Gefolge Wellen des Friedens und der heiteren Gelassenheit – nichtsdestoweniger konnte ich das Morphium nicht für den Rest meines Lebens als Krücke benutzen, mit weiß Gott was für Auswirkungen auf meine moralischen und intellektuellen Funktionen. Also hörte ich damit auf. Eines Morgens hörte ich einfach auf.

Zuerst ging alles gut. Ich war zu meiner üblichen Zeit aufgestanden, hatte auf meine Morgeninjektion verzichtet und die nächsten Stunden damit verbracht, die Zeitung zu lesen. Gegen Mittag – zwölf Stunden nach der letzten Injektion – fing ich an, unruhig zu werden. Mir wurde bewußt, daß ein Gefühl der Schwäche langsam und allmählich an mich herangekrochen war. Ich fing an zu gähnen und merkte dann, daß ich nicht mehr aufhören konnte zu zittern. Ich hängte mir eine Decke um die Schultern. Ich schien zu weinen, aber nicht aus Verzweiflung, es war kein echtes Weinen, es war vielmehr eine heiße, feuchte Absonderung, die unaufhörlich und in Strömen aus meinen Augen und meiner Nase floß. Ich kroch in mein Bett – jenes riesige, knarrende Bett, das ich so oft mit *ihr* geteilt hatte – und fiel in einen unruhigen Schlaf.

Den ganzen warmen Sommernachmittag hindurch warf ich mich unter den Laken hin und her und wurde von grotesken Träumen gequält. Ich sah Ratcliff, der in seiner schwarzen Gummischürze auf mich zukam, sein Gesicht ein Riktus der

Wut, ein Amputiermesser in der Hand. Ich sah mich auf dem Stahltisch im Sektionsraum liegen, während Ratcliff und Miggs und Cushing hämisch lachend über mir standen. Mein Brustkorb war offen, meine Innereien waren säuberlich auf meiner Brust aufgehäuft, und mein Penis rollte auf dem Boden umher. Ich richtete mich halb auf, um meinen Penis zurückzuholen, und meine Innereien rutschten herunter und fielen auf den Boden, und alle lachten.

Um sechs Uhr abends wachte ich auf: achtzehn Stunden seit der letzten Injektion. Ich konnte nicht aufhören zu gähnen – ich gähnte so heftig, daß ich fürchtete, mir den Kiefer auszurenken. Armeen von Ameisen krabbelten unter meiner Haut herum. In Decken eingewickelt, während mir die Tränen über das Gesicht liefen und wäßriger Schleim aus meiner Nase quoll, gelang es mir mit Mühe, eine Zigarette zu rauchen. Ich zitterte unkontrolliert. Einmal quälte ich mich zum Kamin hinüber und betrachtete mich im Spiegel. Meine Pupillen waren erweitert und mein Gesicht von einer Gänsehaut überzogen. Dann wurde mir schrecklich schlecht. Ich hatte keine Zeit, das Badezimmer am Ende des Flurs zu erreichen und mußte mit dem Nachttopf vorliebnehmen. Das Erbrechen war explosiv. Das Erbrochene blutig. Während ich noch über meinem blutigen Auswurf kniete, öffnete ich mein Hemd und sah, daß die Haut meines Bauchs verknotet und gewellt war, so als wimmele darunter ein ganzes Nest von Schlangen. Durchfall folgte. Aber ich gab nicht auf.

Die Stunden schlichen dahin. Ich rief den Namen deiner Mutter, er gab mir Kraft. Ich tat das alles für sie, das war die einzige Möglichkeit durchzuhalten. Am nächsten Morgen befand ich mich in einem wahrhaft erbärmlichen Zustand. In einem verzweifelten Versuch, die Kälteschauder zu lindern, die mich quälten, war ich wieder ins Bett gegangen und hatte mich mit jeder Decke zugedeckt, die ich in die Finger bekam. Mein ganzer Körper zitterte und zuckte unter diesem Berg aus Bettdecken, und der Schmerz, nicht nur in meiner Hüfte, sondern in all meinen Muskeln, hinderte mich daran, Schlaf oder auch nur Ruhe zu finden. Ich kletterte aus dem Bett und hinkte eine Weile im Zimmer auf und ab, um warm zu werden. Ich schlug ein Buch auf und versuchte zu lesen; hoffnungslos, natürlich. Unter Tränen der Enttäuschung und des Elends kletterte ich wieder ins Bett: Laken und Decken waren bis auf die Matratze durchgeschwitzt. Dann ein Klopfen an der Tür! Schmutzig, unrasiert, mit Erbrochenem besudelt, rief ich durch die geschlossene Tür: »Wer ist da?« Meine Stimme war schwach und krächzend wie die eines alten Mannes. Nur mit Mühe gelang es mir, den besorgten Desmond Kelly davon abzuhalten, hereinzukommen und nachzusehen, was los war.

Die Zeit verging mit unerträglicher Langsamkeit, und keine Erleichterung kam. Ich konnte weder essen noch trinken und wurde im Lauf dieses zweiten Tages zusehends schwächer, je mehr meine körperlichen Reserven sich verzehrten und meine Vitalität nachließ. Ich dachte, daß ich, wenn ich nicht bald Erleichterung fand, mit Sicherheit sterben würde; und das schien mir ein hoher Preis dafür, eine Krücke loszuwerden. Gegen Mittag brach ich zusammen. Ich gab auf. Ich hatte kaum noch die Energie, mich aus meinem Sessel zu hieven und mit zitternden Fingern eine Spritze aufzuziehen. Aber dreißig Minuten später (so schnell ging meine Genesung vor sich), war ich unten, rasiert und sauber, und scherzte, immer noch ein bißchen schwach, mit Desmond Kelly über die schrecklichen Geräusche, die in der Nacht aus meinem Zimmer gedrungen waren. Acht Stunden später fühlte ich erneut die Unruhe, die dem kürzlichen Alptraum vorangegangen war, und beschloß, meinen Urlaub von der Hölle zu verlängern. Dies habe ich seitdem immer getan.

Drei Tage später klopfte es erneut an meiner Tür. Es war

früher Abend, es wurde gerade dunkel. Desmond Kelly stand mit einem Brief in der Tür. Ich riß ihn auf. Er war von Hugh Fig, dem Anwalt in Griffin Head. Anscheinend war Henrys Testament verlesen worden: er hatte alles mir hinterlassen, auch das Haus. Ich hob den Kopf – blickte mit einem aufkeimenden Lächeln in das milde, traurige Gesicht von Desmond Kelly –, und in jenem Augenblick wußte ich, daß ich gerettet war. In die Mitte meiner Dunkelheit war dieser eine, reine, gesegnete Strahl der Gnade gedrungen. Trotz allem, was ich ihm angetan hatte, war Henry mir verbunden geblieben. Ungebeten war die Gnade zu mir gekommen, und meine nächsten Schritte waren klar, sicher und natürlich.

Ich spürte, wie meine Lebensgeister erwachten – ich hatte das Gefühl, wieder handeln zu können! Dies sagte ich zu Desmond Kelly. »Das können Sie ganz gewiß, Doktor«, sagte er. Er war nicht überrascht. Eine Welle der Euphorie stieg in mir auf. Ich nahm seine Hand – ich muß auf ihn wie ein wildgewordener Wahnsinniger gewirkt haben, grauhäutig und ungepflegt, dessen Stimmung binnen eines Augenblicks von tiefster Depression in wilde Erregung umschlug. Desmond Kelly blieb unbewegt. Er kannte das menschliche Herz.

Ich beschloß, ohne Verzögerung nach Griffin Head zu fahren. Ich rief Hugh Fig an und sagte ihm, daß er mich am nächsten Nachmittag erwarten dürfe. Er fragte mich, ob ich im Haus meines Onkels übernachten wolle – oder besser gesagt, *meinem* Haus. Nein, sagte ich, lieber nicht; konnte er mir ein gutes Hotel empfehlen? Oh, das Ship, sagte er, Sie möchten sicher im Ship absteigen.

Am späten Vormittag des nächsten Tages fädelte ich mich durch die Menschenmengen der Victoria Station, mit Schritten, die so energisch waren, wie Spike es zuließ. Der Tag war warm, und ich trug meinen Leinenanzug, den ich den ganzen

Sommer über noch kein einziges Mal angehabt hatte, war ich doch kaum aus dem Haus gekommen, und wenn ich das Haus doch einmal verließ, hatte ich mich kaum um mein Aussehen gekümmert. Nicht so heute! Ich war frisch rasiert, ich trug meinen guten Panama, eine dunkle Brille, um die Schatten unter meinen Augen zu verbergen – noch eine schlaflose Nacht, obwohl es dieses Mal die Aufregung war, die mich wachgehalten hatte –, und einen leichten Sommermantel, den ich mir über die Schulter gelegt hatte. Ich hatte meinen Stock, meine Fahrkarte, meine leichte Reisetasche, und Spike war unter Kontrolle. Ich fühlte mich wie ein Mann auf der Schwelle eines neuen Lebens. Ich fühlte mich, als stehe ich am Beginn einer großen Reise – und so war es ja auch, einer Reise, die mich zu diesem Augenblick führte, diesem Flugfeld, dieser Pflicht, diesem Ende – diesem seltsam glorreichen Ende –

Am Bahnhofskiosk kaufte ich mir eine Zeitung. Die Lage in der Tschechoslowakei war kritisch. Ich saß am Fenster und rauchte, den Stock zwischen meine Beine geklemmt, meine Tasche auf der Ablage über meinem Kopf. Wie schön England an diesem Tag aussah! Die Downs, üppige, grüne, wogende Hügel mit glatten, buckeligen Rücken, wie Begräbnishügel, und dazwischen Schafe, die im Schein der Sonne grasten. Felder aus goldenem Getreide, ein hoher, blauer Himmel und eine warme Sonne, verschlafene Dörfer, große, herrschaftliche Anwesen – was kümmerten mich die dunklen Vorzeichen des Krieges, die mir unbekannten Menschen in jenem fernen Land? Und dann kommt jener erhebende Augenblick: der erste Salzgeruch in der Luft. Man verläßt die Hügel und erreicht die Küstenebene, da ist der Leuchtturm, die Klippen, das Meer, das unter diesem tiefblauen Himmel glitzert, und dann schließlich dampft man in Griffin Head ein.

Ich nahm mir ein Taxi in die Stadt, und nachdem ich mich im Ship eingerichtet hatte, begab ich mich zu Hugh Figs Büro, das in der Nähe des Strandes lag. Wir sprachen über den Verkauf von Henrys Haus und über das ansehnliche Aktienpaket, das er mir hinterlassen hatte. Alles war ganz unkompliziert. Wir kamen zum Ende des geschäftlichen Teils, und dann, gerade als ich gehen wollte, fragte Fig, ob ich mich an Peter Martin erinnern könne. Natürlich konnte ich, sagte ich, ich hatte während Henrys letzter Krankheit mehrmals mit ihm telefoniert, er war sein Arzt gewesen. Was Hugh Fig als nächstes sagte, sollte einen weitreichenden Einfluß nicht nur auf mein Leben, sondern, wie ich denke, auch auf deines haben. »Peter Martin«, sagte er, »ist ein alter Mann. Offen gestanden ist er zu alt, um die Praxis noch sehr viel länger allein bewältigen zu können. Und da habe ich gedacht, ob Sie nicht vielleicht jemanden wüßten, der daran interessiert wäre, sie zu kaufen.«

Ich blieb mit der Hand auf dem Türknauf stehen – und du weißt ja, was dann geschah, ich stattete Elgin einen Besuch ab und verliebte mich in das Haus; ich verliebte mich in das Haus und machte es zu einem Museum der Nostalgie, einem Tempel der Erinnerung an deine Mutter, in dem ich ihrem Geist huldigte und das zweifellos auch weiterhin getan hätte, wärst *du* nicht gekommen und hättest mich in den Strom des Lebens zurückgezogen. Bist du deswegen zu mir gekommen? War das deine Absicht? Mir die Möglichkeit eines Lebens nach dem Tod aufzuzeigen? Einer Versöhnung von Geist und Natur? Einer *Wiedervereinigung*?

Obwohl ich seit unserer letzten Unterhaltung, in der Ratcliffs Tonfall in deiner Stimme gelegen hatte, das Gefühl hatte, dich zu verlieren – dich so zu verlieren, wie ich einst sie verloren hatte! Diese Aussicht traf mich härter, als ich es je für möglich gehalten hätte, und aus diesem Grund hatte ich meine Saat des Unbehagens gesät. Indem ich die Frage nach der Krankheit deiner Mutter aufgeworfen hatte, hatte ich dir einen Zweifel eingepflanzt, der dich, wie ich hoffte, irgendwann nach Elgin zurückführen würde. Nicht, daß dein Zweifel unbegründet gewesen wäre; ich hatte in langen Nachtstunden oft darüber nachgedacht, was wohl in den letzten Wochen des Lebens deiner Mutter geschehen war. Ärzte sind bekannt dafür, daß sie, wenn es um die Diagnostizierung und Behandlung ihrer eigenen Familienangehörigen geht, eher unzuverlässig sind, dies ist erwiesen. Wieviel mehr mußte das dann erst für einen Arzt gelten, dessen Frau ihn hintergangen und betrogen hat? Ratcliff Vaughan war ein grausamer, aggressiver Mann – tat er die anfänglichen Symptome deiner Mutter (und bei Nierenerkrankungen können diese seltsam verquer sein) – als »Nerven« ab? Ließ er, bewußt oder unbewußt, zu, daß sie immer kränker wurde, während er ihr, und dir, versicherte, daß kein Grund zur Beunruhigung bestehe? Der Durchfall, die Müdigkeit, die zunehmende Blässe – alles nur »Nerven«? Bestrafte er sie auf diese Art dafür, daß sie ihn betrogen hatte? Es wäre nicht unvorstellbar. Als ich meine Saat des Unbehagens säte, geschah dies also nicht aus reiner, willkürlicher Boshaftigkeit; ich hatte ernsthafte Gründe für mein Mißtrauen.

Denn ich hatte sie gesehen, im Frühling des Jahres 1939, und da war noch alles in Ordnung gewesen. Eine Frau auf einer Dinnerparty hatte mich in einen Sturm des Elends gestürzt, indem sie nur ihren Namen erwähnte – »Fanny«! hatte sie gerufen. »Sie kennen doch Fanny, nicht wahr?« Das war der Auslöser gewesen, der Auslöser, der das Fieber erneut hervorrief.

Es war der Tag, an dem Hitler in Prag einmarschierte. Sie erwartete mich nicht. Sie hätte mich nicht eingelassen, hätte sie gewußt, daß ich kommen würde. Fast ein Jahr war seit dem Abend vergangen, an dem wir unter einem Dreiviertelmond durch eine leere Straße hinter dem Krankenhaus gegangen waren . . . Ich war nach dem Frühstück in Elgin losgefahren, hatte London gegen Mittag erreicht und unter einer knospenden Kastanie auf der anderen Straßenseite des Hauses in den Plantagenet Gardens geparkt, nachdem ich vorher an einer Telefonzelle angehalten und mich vergewissert hatte, daß Ratcliff im St. Basil's war. Ich hatte keine klare Vorstellung, was ich tun würde. Warten, bis sie aus dem Haus kam, oder vielleicht die Treppe hinaufgehen und unter dem Vordach stehenbleiben, zwischen den Säulen, und die Klingel betätigen, dort stehen, bis die schwere, schwarze Vordertür sich nach innen öffnete und mich in ein Haus einließ, das ich nie zuvor betreten hatte, in eine Diele mit gewachstem Holzboden und einem großen Spiegel über einem Wandtisch –

Ich saß im Humber, rauchte und beobachtete die Tür. Irgendwann kam eine Frau in mittleren Jahren heraus, die einen unförmigen braunen Mantel trug und einen Korb in der Hand hatte, und ging über den Bürgersteig davon. Jetzt ist sie allein, dachte ich. Ich muß mein rasendes Herz beruhigen, mich fassen, aus dem Auto aussteigen, die Straße überqueren, an die Tür klopfen –

Es dauerte mindestens eine halbe Minute, bevor sie geöffnet wurde. »Edward«, sagte sie – nicht kalt, sondern voller Überraschung, Neugier, einem Hauch von Verdrossenheit – dann: »Was ist mit deinem Haar passiert?« Ich weiß nicht mehr, was ich sagte. Ich hatte, seit wir uns das letztemal gesehen hatten, so oft an sie gedacht, daß die Tatsache, daß ich tatsächlich bei ihr war, mich lähmte. Ich weiß noch, daß ich in meiner Verwirrung ein paar feine Fältchen in ihren Augenwinkeln bemerkte – ihre Haut war so klar und weiß wie eh und je, in ihren Augen leuchtete immer noch ein feuchtes Licht, aber ich konnte mich nicht erinnern, diese feinen Linien vorher gesehen zu haben. Vielleicht lag es nur am Sonnenlicht. Es war ein heller Tag. Und was sah sie? Eine Ruine. »Darf ich reinkommen?« fragte ich.

Ein leichtes Stirnrunzeln. »Also gut.«

Sie führte mich durch die Diele. Hinter ihr zu gehen hatte mich immer erregt, und es erregte mich auch jetzt. Wir betraten ein Wohnzimmer mit aquamarinfarbenen Vorhängen, Lampen mit seidenen Schirmen und üppig gemusterten Teppichen auf einem glänzenden Parkettboden. Auf der anderen Seite standen Verandatüren offen, so daß das Sonnenlicht ins Zimmer flutete. Auf dem Couchtisch stand eine Vase mit flammenfarbenen Tulpen, auf dem Kaminsims eine silberne Zigarettendose. Sie nahm eine Zigarette heraus und zündete sie sich an. »Leider kann ich dir keinen Tee anbieten«, sagte sie. »Iris ist zum Einkaufen gegangen.«

»Ja, ich habe sie gesehen.«

»Oh, tatsächlich? Edward, was willst du? Es kommt mir wirklich sehr ungelegen, dich hier zu haben.«

Das Gefühl, verbotenes Territorium betreten zu haben, war so stark, daß das Sprechen mir schwerfiel. Ich kann mich in emotionsgeladenen Situationen nie gut ausdrücken. »Es gibt etwas, was du wissen solltest. Vielleicht macht es für dich nicht den geringsten Unterschied, aber ich muß es dir trotzdem sagen.«

Sie holte Luft. Sie fand das alles ermüdend. Sie empfand mich als störend. Langweilig. Es nahm mir den Wind aus den Segeln. Ich hatte diese Kälte nicht vorausgeahnt. Ich hatte damit gerechnet, daß sie vielleicht ärgerlich sein würde, aber nicht kalt. Nicht gelangweilt. »Nun?«

Wie sollte ich es ausdrücken? Wie einen Eindruck auf sie machen? In gewisser Weise spielte es keine Rolle. Ich wußte bereits, daß es hoffnungslos war. Im nächsten Augenblick würde sie mich vor die Tür setzen, aber ich war *bei* ihr, und das war genug. Zornig, gleichgültig, verächtlich – es spielte keine Rolle. Ich war bei ihr. »Es war nicht leicht für mich. Ich habe dich nicht vergessen können.«

Sie saß auf dem Sofa, halb der Verandatür zugewandt, rauchte, wartete. Sah mich nicht an. Ein Gewebe kleiner Geräusche füllte das Zimmer, ein Vogel, eine Uhr, eine Stimme aus einem anderen Garten. Das, was wir Stille nennen. »Ich habe jetzt eine Praxis an der Südküste«, sagte ich. »Ich habe ein Haus. Ich verdiene ganz anständig.« Keine Reaktion. Ich sagte nicht, daß ich morphiumsüchtig war. »Ich führe ein zurückgezogenes Leben, ich halte zweimal am Tag Sprechstunde und mache nachmittags Hausbesuche.« Nichts. Heiland, was *redete* ich da? »Aber ich empfinde nichts«, rief ich. »Ich habe an nichts mehr Freude, ich lebe nicht richtig, ich weiß nur, daß du nicht bei mir bist, und der ganze Rest ist leer, nutzlos, tot, ohne Bedeutung –« Ich verstummte und merkte, daß ich vor ihrem Kamin stand und wild mit den Händen gestikulierte, wie ein Mann, der eine Tirade von sich gibt. Sie hatte sich mir inzwischen zugewandt, und so sagte ich mit aller Liebe, die ich in meinem Herzen hegte: »Willst du nicht kommen und bei mir leben?«

Sie runzelte die Stirn. Sie beugte sich vor, um ihre Zigarette auszudrücken, dann stand sie auf. Sie sah mir in die Augen und schüttelte leise den Kopf, wie eine Mutter, die über irgendeine Missetat ihres Lieblingskindes halb amüsiert ist. Sie nahm meine Hände in ihre. »Du hättest nicht hierherkommen sollen«, sagte sie leise. »Es könnte schwierig für mich werden. Das hast du nicht bedacht, nicht wahr?«

Ich kam mir vor wie ein Narr. Nein, das hatte ich nicht bedacht. Geblendet von der Intensität meiner Gefühle, hatte ich mich ungeschickt verhalten, ich hatte ihr das Leben schwergemacht. »Ich hatte Angst, daß du mir sonst nicht erlauben würdest, dich zu sehen.«

»Wahrscheinlich hätte ich das auch nicht.«

Sie ließ meine Hände fallen, drehte sich um, setzte sich wieder auf das Sofa. Das Sonnenlicht von draußen schuf in diesem Teil des Raumes eine Art graues Zwielicht. »Es tut mir leid«, sagte ich.

»Setz dich«, sagte sie. »Liebling, was hätte schon daraus werden können? Sei ehrlich? Diese ganze Geheimniskrämerei. Es wurde so anstrengend, immer nur zu lügen. Es raubt einem jede Energie, und es kommt nie etwas dabei heraus. Wir fachten die Flammen an, und es war eine Qual, weil wir nie zusammen sein konnten.«

»Aber wir waren zusammen!«

»Nein, das waren wir nicht. Das mußt du verstehen. Der einzige Weg, mit der Liebe umzugehen, ist der, lange Zeit zusammenzusein, die Welt auszuschließen, die ganze Nacht in einem Bett zu liegen, am Morgen gemeinsam aufzuwachen. Alles, was *wir* hatten, war eine gestohlene Stunde hier oder da – es machte uns beide elend.«

»Aber was hätten wir sonst tun können? Du wolltest Ratcliff ja nicht verlassen.«

»Woher willst du das wissen?«

»Ich habe dich darum gebeten.«

»Du warst nicht sehr beharrlich.«

»Wie meinst du das?«

»Du hast nicht versucht, mich ihm wegzunehmen.«

»Ich versuche es jetzt!«

Sie zog die Augenbrauen hoch. »Oh«, sagte sie und wandte sich wieder von mir ab. »Was hat das ganze Reden schon für einen Sinn?« Sie erhob sich vom Sofa und ging durch das Zimmer zur Verandatür, wo sie mit verschränkten Armen im Sonnenschein stehenblieb und in den Garten hinaussah. Ich trat hinter sie, legte einen Arm um ihre Taille und schmiegte mich an sie. »Mein Liebes«, hauchte ich, »mein Herz –«

»Nein, Edward.« Geschickt löste sie sich von mir und trat einen Schritt zurück. »Du solltest jetzt lieber gehen.«

»Was soll ich tun? Jetzt auf einmal sagst du, ich hätte dich ihm wegnehmen können!«

»Vielleicht hättest du es wirklich gekonnt, ich weiß es nicht. Wir hatten eine Affäre. Sie ist vorbei. Geh weg – leb dein Leben – such dir eine andere. Das, was passiert ist, tut mir leid, aber ich kann nichts mehr für dich tun.«

Ich ließ mich auf einen Stuhl fallen und starrte auf den Boden, die Ellbogen auf den Knien, mit hängenden Händen. Ihre Worte hatten mich vernichtet. Einen Augenblick später zog sie mich sanft hoch und sah mir mit einem besorgten, zärtlichen Ausdruck ins Gesicht. »Du bist ein empfindsamer Mann«, sagte sie. »Das habe ich an dir immer geliebt. Du bist ein wirklicher Arzt, Edward, und das ist selten. Finde jemanden, den du lieben kannst. Bitte, Liebling.«

Ich schüttelte den Kopf.

»Du mußt.«

Es klingelte an der Tür, und wir fuhren auseinander. Die Stimmung zerbarst, es war, als kletterten wir aus einer Grube der Schwärze zurück ins alltägliche Leben. Sie ging hinaus und schloß die Tür hinter sich. »Siehst du, was ich meine?« sagte sie, als sie zurückkam und ich wieder versuchte, ihre Hand zu nehmen. »Nein, du mußt jetzt gehen. Wirklich, Edward, ich bestehe darauf. Geh jetzt. Und komm bitte nicht wieder.«

An der Tür nahm sie mein Gesicht in ihre Hände und küßte mich mehrere Sekunden lang sanft auf die Lippen. Dann öffnete sie die Tür, und ich ging, aber ich blieb rauchend in meinem Auto sitzen. Etwas später sah ich sie fortgehen; sie sah mich nicht, ich folgte ihr nicht. Ich blieb den ganzen Tag dort sitzen und beobachtete das Haus. Sie kam am späten Nachmittag zurück. Der Abend kam, und ein blasser, klauenförmiger Mond filterte sein Licht durch die Zweige der Kastanien. Ich fuhr nach Griffin Head zurück und hatte dabei das Gefühl, mir selbst nichts Gutes angetan, sondern einfach nur die Flammen meines Elends neu angefacht zu haben. Aber ich schwelgte im Geruch ihres Parfüms an meinen Fingern.

Kurz nach der Kriegserklärung erfuhr ich von ihrem Tod. Die Nachricht war ein schrecklicher Schock. Es war ein Samstag, und ich war allein im Haus, als der Brief von McGuinness mit der Nachmittagspost kam. Ich stand in der Diele, den Brief in der Hand, dann drehte ich mich aus irgendeinem Grund um und humpelte durch den Flur in die Küche. Mrs. Gregor hatte das Geschirr abgewaschen und neben dem Spülbecken auf einem Küchentuch aufgestapelt, und statt ein zweites Tuch zu nehmen, um mehr Platz zu haben – wie seltsam, daß ich mich ausgerechnet daran erinnere –, hatte sie eine wacklige Pyramide aus Tassen und Tellern und Gläsern und Besteck aufgeschichtet, die allein beim Hinsehen ins Wanken zu geraten schien und im nächsten Augenblick zusammenzubrechen drohte. Der Boden war gefegt, der Tisch war sauber bis auf ein kleines Häufchen aus Eierschalen, Kartoffelschalen und anderem organischen Abfall auf einem Stück Packpapier. Dies war mir ein Rätsel; da ich kein Gärtner bin, dauerte es eine Weile, bis mir aufging, daß dieses Häufchen Abfall Kompost für den Garten war, mein erster Gedanke war der gewesen, daß es sich um eine Art Opfergabe handelte.

Ich betrat die Spülküche und starrte die Gummistiefel und die Gießkannen und die Stapel vergilbter Zeitungen an, dann ging ich hinaus, durch den Garten und durch das Tor und weiter den Pfad hinunter bis zum Rand der Steilwand. Das Licht fing gerade an nachzulassen. Ich blieb stehen und betrachtete das Licht der Herbstsonne auf dem stillen Meer, registrierte, daß es sich wie ein großes, breites Laken aus zahllosen Scherben und Lichtfetzen über die Wasserfläche ausbreitete, im Zentrum dicht gedrängt, so daß sich eine dichte Decke aus Silber ergab, die nur an den Rändern in die Fragmente zerbrach, aus denen sie zusammengesetzt war. Das Problem lag darin, die Aktivität des Lichts auf dem Wasser zu verstehen, ein Muster in den steten Bewegungen der Wellen zu erkennen, in ihrem endlosen Getänzel und Gewoge, das sich ergab, wenn die Strömung die Decke aus Licht anhob und dann weiterrollte, so daß sie sich wieder herabsenken konnte – derart klammert sich der gramgebeugte Geist an Ablenkungen.

Ich weiß nicht, wie lange ich dort stand. Nach einer Weile fiel mir auf, daß sich dort, wo die Sonne unterging, lange Wellenschläge aus einem hellen Blau und Violett in die gesprenkelte, geschmolzene Masse des goldenen Glühens mischten, während darüber, hoch und fleckig, die Spitze nach Westen gerichtet, eine pfeilähnliche Wolkenformation aufgetaucht war. Einige Minuten später verwandelten sich die violetten und blauen Bänder in ein schwelendes Rosa, das im Ton immer tiefer wurde, als die Sonne den Horizont berührte und dann unterging. An diesem Punkt schien ich wach zu werden, und als die Dämmerung hereinbrach, ging ich über den Pfad zurück zum Haus. Ich betrat die Spülküche und schlug die Tür hinter mir zu – und hörte ein schreckliches Scheppern aus der Küche. Mrs. Gregors Geschirrstapel war von der Ablage gerutscht und auf dem Boden zersprungen. Ich starrte entsetzt auf das Durcheinander und floh humpelnd ins Sprechzimmer. Nephritis, hatte McGuinness geschrieben. Nierenversagen. Sie war ein paar Wochen krank gewesen, dann war es sehr schnell zu Ende gegangen. Sie starb im St. Basil's. Es gab nichts, was irgend jemand hätte tun können.

Ich nahm an der Beerdigung teil. Das grausige Echo jener anderen Beerdigung an jenem Tag, an dem ich sie das erste Mal sah – sie sah und erkannte und liebte! Denn es war dieselbe Kirche – viele der Trauergäste waren die gleichen – und ja, ich kam zu spät – aber dieses Mal nicht unbeabsichtigt, nicht weil ich die ganze Nacht auf der Unfallstation gearbeitet hatte, sondern weil ich nicht glaubte, daß ich willkommen sein würde. Ich schlüpfte in eine Bank ganz hinten, als die Trauerfeier schon begonnen hatte. Ein paar Köpfe drehten sich, ein paar vertraute Gesichter – die Cushings waren da, McGuinness, die Piker-Smiths. Was anders war, waren die vielen Uniformen. Fast alle Männer trugen Uniform, und auch eine nicht unbeträchtliche Zahl Frauen (ich natürlich nicht, Spike hinderte mich am aktiven Dienst). Ratcliff war dem medizinischen Korps beigetreten, und dem kurzen Blick nach zu urteilen, den ich, ganz vorne in der Kirche, auf ihn erhaschte, sah er in Khaki noch aggressiver aus als früher. Ich finde nicht, daß englische Beerdigungen ein geeigneter Rahmen für Kummer sind, aber diese war es. Für mich. Nicht für irgend jemanden sonst, soweit ich es sehen konnte, aber für mich. Ich weinte die ganze Zeit, geräuschlos, ohne auch nur einmal zu versuchen, die Flut zu stoppen, und ohne mich darum zu kümmern, was meine Nachbarn dachten. Ich stand da, den Hut in der Hand, den Stock über die Bank vor mir gehakt, und ließ meinen Tränen freien Lauf.

Wie gut es dem kummerbeladenen Herzen tut, wenn es weinen kann! Ich habe oft um deine Mutter geweint, in den unterschiedlichsten Stimmungen und unter den unterschiedlichsten Umständen, aber ich glaube, nie fühlte ich mich durch meine Tränen so gereinigt und erfrischt und *geleert* wie bei ihrer Beerdigung: ich sonderte meinen Kummer an diesem Tag aus. Ich hatte, verstehst du, seit ich die Nachricht von ihrem Tod erhalten hatte, unter einem Schock gestanden und meinen Kummer nicht wirklich zugelassen. Jetzt entlud er sich als heißer, unaufhaltsamer Strom, der auch dann noch weiterfloß, als ihr Sarg zu den Klängen des *Dies Irae* langsam durch die Kirche getragen wurde. Oh, es durchfuhr mich wie ein Messerschnitt, ihren Sarg zu sehen und an ihren blassen, vollkommenen Körper zu denken – nein, nicht vollkommen, überhaupt nicht mehr vollkommen, sondern vielmehr krank, verunstaltet und krank – aber ich konnte die Augen nicht abwenden, ich beobachtete mit immer größer werdendem Entsetzen, wie der Sarg durch den Mittelgang auf mich zugetragen wurde – und dann sah ich dich.

Ich sah dich. Oder vielmehr sah ich, unter den Sargträgern, einen jungen Mann in der Uniform eines RAF-Piloten, erst jüngst in den Offiziersrang erhoben, mit seinem Pilotenabzeichen. Ein zierlicher Mann mit zarten Gesichtszügen, den dunklen Kopf vor Kummer gesenkt – ich wußte, dies mußte ihr Sohn sein, und ich merkte, daß ich dich mit verbissener Intensität anstarrte, einer so verbissenen Intensität, daß du sie spürtest und den Kopf hobst und mir einen Augenblick lang direkt in die Augen sahst – direkt in die *Seele*! –, bevor du den Kopf wieder senktest. Du erinnerst dich nicht an den Blick, den wir an jenem Tag wechselten; ich jedoch habe ihn nie vergessen. An dem Nachmittag, an dem du in meine Praxis kamst und sagtest: »Ich glaube, Sie haben meine Mutter gekannt«, erinnerte ich mich wieder daran, denn an jenem Tag in der Kirche lag auf deinem Gesicht der Ausdruck eines Gefühls, das ganz genau und exakt dem meinen entsprach. Ich spürte damals zwischen uns ein unerklärliches stilles Einverständnis, und als ich mich kurz darauf unauffällig entfernte (ich blieb nicht bei den anderen Trauergästen stehen), nahm ich dies mit mir mit, die Erinnerung daran, deinem Blick begegnet zu sein und in ihm meine eigene, leidenschaftliche Erfahrung von Kummer und Verlust gespiegelt zu sehen. Nein, du magst dich nicht bewußt daran erinnern, nichtsdestoweniger war dieser Blick die Grundlage der Freundschaft, die wir um ihre Erinnerung herum aufbauten wie einen Tabernakel um eine Hostie –

Aber bis dahin sollten noch Monate vergehen. Erst kam der Winter, und oh, wie kalt dieser Winter war! Es war der härteste Winter seit vierzig Jahren, und in Elgin bekamen wir ihn sehr zu spüren. Der Generator brach ständig zusammen, und der Wind pfiff durch die verzogenen alten Fenster, so daß wir den größten Teil des Hauses abschließen und Paraffinöfen aufstellen mußten. Die Zimmer auf der Seeseite, darunter auch mein Arbeitszimmer, waren zu kalt, als daß man sie hätte benutzen können, obwohl ich immer noch gerne spät abends in dieses Arbeitszimmer ging, im Mantel, und eine Stunde oder zwei beobachtete, wie die aufgewühlten Wellen gegen die Felsen brandeten. Mrs. Gregor hatte schon viele Winter in Griffin Head erlebt, aber keinen, der so schlimm gewesen wäre wie dieser, sagte sie.

Wann immer ich die Gelegenheit hatte, ging ich hinunter zur einsamen, nur von Vögeln aufgesuchten Wildnis von Elder Harbour, einer großen, natürlichen Einbuchtung, die die See sich geschaffen hatte und aus der die Flut durch eine Rinne des kiesigen Strandes abfloß und Schlick, Schlamm und kleine Rinnsale zurückließ. Der Wind pfiff mir um die Ohren, während ich mich vorankämpfte, Möwen stießen unter drohenden, grauen Wolken kreischend herab, und die Luft roch nach Salz und ranzigem Fisch und Spartgras. Mrs. Gregor hatte mir von einer großen, sturmgepeitschten Hochflut erzählt, die eines Winters, als sie noch ein Kind war, über die Marsch hinweggefegt war und eine Farm auf der anderen Seite der Küstenstraße überschwemmt und alle Schweine ertränkt hatte. Die Ruine einer alten Windmühle erhob sich am trostlosen westlichen Ende der Bucht. Auf der dem Meer zugewandten Seite war ein großer Teil des Mauerwerks zerbröckelt, und die Verstrebungen zwischen den Holmen und Rippen der Flügel waren zersplittert und zerbrochen. Der Schaft drehte sich nicht mehr. In dieser Mühle war einst der lokale Nephritstein zu Zement verarbeitet worden, und im Sand der näheren Umgebung stieß ich auf verstreute Exemplare dieser Steine – grau und fein gekörnt und durchzogen von durchscheinenden, gelben Adern aus Kalkspatkristallen –, die ich aus irgendeinem Grund schön fand und sammelte und mit nach Hause nahm. Einen hatte ich auf meinem Schreibtisch im Sprechzimmer liegen, und ein alter Mann erzählte mir, der Zement, den man daraus hergestellt hätte, sei so hart gewesen, daß moderne Bohrer sich daran abschliffen und Farbe nur für kurze Zeit darauf haftenblieb, selbst wenn man vorher eine klebrige Substanz auftrug. Tot. Tot. Aber es konnte kein Ende geben (dachte ich), ich liebte nicht die lebende Frau, sondern ihren Geist, und der war unverändert und unveränderlich. Was ist das Leben des Körpers gegen das Leben des Geistes? Es war nur allzu leicht, sie als einen Klumpen übelriechender Materie zu sehen, wimmelnd vor Würmern, und nicht nur sie, uns alle, dich, mich, uns alle. Das Leben ist eine schäbige kleine Farce, wenn es keine höhere Bedeutung bietet als diese –?

Ich funktionierte auch weiterhin, Vormittagssprechstunde, Hausbesuche nach dem Mittagessen, Nachmittagssprechstunde, nächtliche Rufbereitschaft. Es war ein kalter Winter, und Spike war bösartig. Mein Morphiumbedarf, um die Schmerzen in Schach zu halten, war zu Zeiten hoch, aber er beeinträchtigte nie die gewissenhafte Erfüllung meiner Pflichten. Ich bin ein Mann von robustem Charakter und ließ nie zu, daß mein Urteilsvermögen oder meine Fähigkeiten beeinträchtigt wurden. Nichtsdestoweniger war mein Bedarf in jenem Winter besonders hoch, und ich war gezwungen, meine Dosis zu erhöhen und der schnelleren Wirkung wegen von intramuskulären auf intravenöse Injektionen überzugehen. Ich verwahrte einen Vorrat der Droge in meinem Sprechzimmer, in einem sicher verschlossenen Schrank. Eines Morgens kam, unangekündigt, ein Inspektor des Innenministeriums vorbei, aber meine Bücher waren völlig in Ordnung. Ich verschrieb – wie ich mich beeilte, ihm mitzuteilen – beträchtliche Mengen Morphium an meine Patienten, zählten zu ihnen doch viele ältere Menschen, unter denen Krebsleiden nichts Ungewöhnliches waren. Bei Patienten wie diesen – und Nan Hale-Newton war ein solcher Fall – erhöhte sich die Toleranz für Morphium (wie ich ihm sagte) im Laufe der Zeit oft mit rasanter Geschwindigkeit: es war nicht ungewöhnlich, daß eine Dosis von einem Viertelgran binnen weniger Wochen auf drei Gran erhöht werden mußte. Aus diesem Grund mußte ich immer einen beträchtlichen Vorrat zur Hand haben, und der Mann vom Innenministerium war überzeugt, daß keine illegalen Verschreibungen vorkamen.

Der Januar war ein Monat der Unwetter und der Unbilden und der tobenden See, und Elgin wurde unaufhörlich von Stürmen heimgesucht. In einer dieser wilden Nächte hörte ich Glas splittern und ging ins oberste Stockwerk hinauf, um nachzusehen. Hier oben gab es Zimmer, die ich seit meinen Anfangstagen im Haus nicht mehr betreten hatte, Zimmer, in denen immer noch Möbel standen, die Peter Martin gehörten. Nur eine einzige Lampe funktionierte, auf dem Treppenabsatz. Ich hinkte über die staubigen, knarrenden Bretter in jedes der Zimmer, in denen zugehängte Möbel wie blasse, fette Phantome im Dunkeln lauerten. Im Eckzimmer am Ende des Flurs waren zwei Scheiben zerbrochen. Als ich die Tür öffnete, riß der Wind sie mir aus der Hand und schleuderte sie in ihren Angeln gegen die Wand, und dann heulte er den Flur entlang, als sei er eingesperrt gewesen und stürze sich jetzt in die Freiheit. Es gab nichts, was ich bis zum Morgen hätte tun können, aber ich ging nicht wieder hinunter. Ich ließ mich in einen der zugehängten Sessel fallen und blieb viele Stunden dort sitzen, derart war die Mattigkeit, die mich in diesem Winter in den langen Nächten erfaßte.

Es gab in diesem Winter zahlreiche Todesfälle. Eine Reihe meiner älteren Patienten erlagen dem Krebs, aber Nan Hale-

Newton klammerte sich immer noch grimmig am Leben fest. Jean Fig starb. Sie war nach jener entsetzlichen Dinnerparty, auf der die Erwähnung des Namens deiner Mutter mich in eine derartige Leidenschaft des Elends stieß, in meine Sprechstunde gekommen. Im hellen Licht des Tages sah sie noch kränklicher aus. Ihre Haut hatte immer noch eine entschieden gelblich-grünliche Tönung, und die Ringe unter ihren Augen waren ebenso tief und dunkel wie meine eigenen. Gelbsucht vielleicht? Nachdem wir ein paar Höflichkeiten ausgetauscht hatten, fragte ich sie, was sie zu mir führe. »Ich belästige Sie wirklich nur sehr ungern, Doktor«, sagte sie. »Wahrscheinlich ist es überhaupt nichts.« Ich weiß noch, daß ich dachte, daß sie eine attraktive Frau sein könnte, wenn sie sich nur ein wenig entspannen würde. Wieso war sie so verkrampft, so zornig – lag es an Hugh? Ich hatte ihn immer für einen durchaus umgänglichen Mann gehalten. »Ich bin ständig müde, kann aber nicht schlafen«, sagte sie. »Außerdem habe ich häufig Durchfall, weiß aber nie, wann der nächste Anfall kommt.« Wahrscheinlich litt sie, wie die meisten Frauen ihres Standes, in einer Hölle stiller Verzweiflung vor sich hin. »Nach dem Essen gestern abend mußte ich mich übergeben, und in der Nacht mußte ich fünfmal die Toilette aufsuchen. Ich weiß einfach nicht, was mit mir los ist.«

»Dann nehmen wir am besten zuerst einmal eine Anamnese auf«, sagte ich und bemühte mich um ein energisches, warmes, ärztliches Gebaren. »Und dann werde ich Sie untersuchen.«

Jean Figs Krankengeschichte warf kein wirkliches Licht auf ihre Beschwerden. Die üblichen Kinderkrankheiten, ein gebrochener Mittelfußknochen im Alter von neunzehn Jahren, als ihr bei einem Sportfest ein Pferd auf den Fuß trat, Heirat mit dreiundzwanzig, keine Kinder. »Wieso nicht?« fragte ich.

»Wir können keine bekommen«, sagte sie. »Wir haben es versucht, aber es klappt nicht. Ich weiß nicht, ob es meine oder

Hughs Schuld ist. Er sagt, es ist meine, sagt aber nie, wieso er so davon überzeugt ist.«

Dann bat ich sie, sich hinter dem Wandschirm auszuziehen. »Ganz?« fragte sie zurück.

Fünfzehn Minuten später saß sie mir wieder gegenüber. Ich hatte getastet und gefühlt und untersucht, ich hatte ihr Herz und ihre Lungen abgehört, ich hatte ihre Reflexe getestet und ihren Puls gemessen, der ein wenig erhöht war, aber abgesehen davon konnte ich nicht die geringste Unstimmigkeit finden. »Wahrscheinlich eine leichte Gastritis«, sagte ich und mischte ihr eine Flasche Mist Explo. »Kommen Sie in zwei Wochen wieder.«

»Was genau ist eine Gastritis, Dr. Haggard?« fragte sie, während sie ein paar Münzen aus ihrer Börse nahm.

»Nichts Ernstes«, sagte ich. »Eine leichte Entzündung der Magenschleimhäute. Müßte sich eigentlich ziemlich schnell wieder geben.«

»Könnte das denn der Grund für meine Müdigkeit sein?«

»Schon möglich.« Ich schraubte meinen Füllfederhalter zu, nahm meine Brille ab und rieb mir die Augen. Ich hatte nicht geschlafen.

»Und sehen Sie.« Sie senkte den Kopf. »Sehen Sie, die Haare gehen mir aus.«

Ich runzelte die Stirn. Wahrscheinlich neurotisch. Nicht genug Sex, nicht genug Liebe, zuviel stumme Verzweiflung. Sie vertrocknete wie ein vergessener Apfel in einer beiseite gestellten Obstschale. Unmöglich, so dachte ich, die Höllen auszuloten, die hinter der Fassade einer englischen Ehe existieren – hatte ich nicht das Beispiel deiner Eltern erlebt? Welche abscheulichen Torturen, dachte ich, welche unaussprechlichen Grausamkeiten spielten sich ab, wenn die letzten Gäste gegangen waren und die Haustür zufiel und die Intimität wie ein schwarzer, pestilenzialischer Nebel herabsank! »Warten wir erst einmal ab, was passiert, wenn diese Gastritis ausgeheilt ist«, sagte ich. Obwohl es wahrscheinlich gleichermaßen möglich war, daß, wenn der letzte Gast gegangen war und die Tür zufiel, Ekstase ausbrach, Sinnlichkeit, aktive Liebe. Fürsorge, Aufrichtigkeit und Zärtlichkeit. Unwahrscheinlich, aber möglich. Ich machte mir eine Notiz in meinem Tischkalender, und wir erhoben uns. »Auf Wiedersehen, Mrs. Fig.«

»Auf Wiedersehen, Dr. Haggard. Und vielen Dank.«

Als ich sie das nächste Mal sah, war kaum eine Besserung zu verzeichnen. Immer noch diese beunruhigende, gelbliche Verfärbung der Haut, und keine wirkliche Veränderung in bezug auf ihre Fähigkeit, Essen bei sich zu behalten. Ich untersuchte sie noch einmal und konnte wieder nichts feststellen. Ich war mir sicherer denn je, daß das Problem nicht organischer, sondern psychologischer Art war. Wieder schnitt ich vorsichtig das Thema ihrer Beziehung zu ihrem Mann an. Es fiel ihr schwer, offen darüber zu sprechen, aber nach einigem vorsichtigen Nachbohren gestand sie mir, daß Hugh sich tatsächlich von ihr distanziert und zurückgezogen hatte und daß sie die Verbundenheit verloren hatten, die jahrelang zwischen ihnen gewesen war, eine Verbundenheit, die ihr sehr am Herzen lag, da sie ihrer Meinung nach das Wesen der Liebe ausmachte. »Ich bin sicher, daß alles allein meine Schuld ist«, sagte sie, »wo ich mich die ganze Zeit so krank fühle, keine Energie habe, die Haare verliere – welcher Mann will schon zu so einer Frau nach Hause kommen?« Inzwischen war die arme Frau in Tränen aufgelöst. »Ich versuche ja, mir Mühe zu geben«, sagte sie, »aber es nutzt nichts. Er tut so, als sei ich nicht einmal da.«

»Und wie steht es mit dem Sex?«

»Dem Sex?«

Die Frage war ihr sehr peinlich. Sie mußte ein bißchen gedrängt werden. Aber schließlich gelang es mir, sie zum Sprechen zu bringen. Früher, so sagte sie, hatten sie sich regelmäßig geliebt, drei- oder viermal im Monat, und sie waren immer zärtlich miteinander umgegangen, hatten sich umarmt und gestreichelt und so weiter. Aber all das hatte aufgehört, und sie war der Meinung, daß ihre gesundheitliche Verfassung ebensoviel damit zu tun hatte wie Hughs Vernachlässigung: sie war immer so müde, daß sie weder die Energie noch das Bedürfnis hatte, das einzige Bedürfnis, das sie hatte, war das nach Schlaf. Trotzdem hatte sie sich Mühe gegeben, sie hatte, trotz ihrer Erschöpfung, zahllose Male versucht, die körperliche Liebe zu initiieren, aber Hugh war nicht interessiert gewesen. Sie hatte angenommen, er sei von seiner Arbeit zu sehr in Anspruch genommen und versucht, ihn dazu zu bringen, mit ihr darüber zu reden, aber auch das hatte zu nichts geführt. Wahrscheinlich war es nur eine Phase, die er durchmachte. Männer waren so seltsame, unverständliche Wesen, sagte sie, es war so schwer, sie zum *Sprechen* zu bewegen.

»Ich verstehe.«

Ich war jetzt vollends davon überzeugt, daß ihre Sorge um ihre Ehe zu ihrem schlechten gesundheitlichen Zustand beitrug, was wiederum ihre Beziehung zu ihrem Mann beeinträchtigte – sie hatte sich in einem Teufelskreis verfangen, das verzweifelte Hirn produzierte körperliche Symptome, die dann das ursprüngliche Problem verschärften. Ich sagte ihr all das.

»Ich tue mir das alles selbst an?« sagte sie mit einer Spur von Ärger in der Stimme. »Ich mache, daß mir die Haare ausgehen? Ich mache, daß meine Haut gelb wird?«

»Wahrscheinlich ja.«

Einen Augenblick lang dachte ich, sie würde mir sagen, ich solle mich zum Teufel scheren, aber das tat sie nicht. Schade. Wahrscheinlich hätte es ihr gut getan. Ich verkaufte ihr eine Flasche Mist Explo und schickte sie nach Hause.

Jean Figs Zustand verschlechterte sich auch weiterhin, und schließlich, nachdem ich mit ihrem Mann gesprochen hatte, beschloß ich, sie in ein privates Pflegeheim in Bognor Regis einzuweisen. Hugh besuchte sie jedes Wochenende, aber ihr Zustand verschlechterte sich auch weiterhin. Später erfuhr ich vom Direktor des Pflegeheims, daß sie sich geraume Zeit vor ihrem Tod geweigert hatte, einen Arzt zu sehen, da, wie sie behauptete, sowieso keiner von uns wisse, was mit ihr los sei. Eine Tragödie. Sie wurde auf dem Friedhof von Griffin Head begraben, und ihre Beerdigung ging mir näher, als ich es erwartet hatte. Hugh Fig war würdevoll und männlich in seinem Kummer.

War es Nephritis, frage ich mich jetzt? Eine Nierenerkrankung? Wahrscheinlich ja.

In der Zwischenzeit war natürlich der Krieg erklärt worden. Wir befanden uns im Kriegszustand. Ich weiß noch, daß ich am Morgen des vierten September die Zeitung las. Mrs. Gregor sagte, wie üblich, kaum etwas, aber es war leicht zu erraten, was in ihrem Kopf vorging. In den Herbst- und Wintermonaten esse ich zum Frühstück gerne ein weichgekochtes Ei mit einer halben Scheibe trockenen Toast und zwei Tassen Tee – wie du war auch ich nie ein großer Esser. Während ich an jenem Montag die Zeitung las, beobachtete ich Mrs. Gregor aufmerksam, in der Annahme, daß das, was sie empfand, vom ganzen Land empfunden wurde, denn sie war mir in dieser Hinsicht immer wie eine Art Wetterfahne vorgekommen. An jenem Morgen lagen Zielstrebigkeit und Nachdruck in der Art, wie sie den Kessel auf den Herd stellte, um das Wasser zum Kochen zu bringen – Tee in die Teekanne löffelte – den Brotlaib schnitt, um Toast zu machen. Sie war, wie ich sah, begierig darauf, die Sache in Angriff zu nehmen und hinter sich zu bringen. Kein Abwarten mehr, kein Auf-das-Beste-Hoffen mehr. Sie war bereit.

Und du? Zu diesem Zeitpunkt hatte ich natürlich keine

Ahnung, daß unsere Leben sich unausweichlich einander annäherten, obwohl an diesem Morgen etwas in der Luft lag, das mich mit lebhafterer Sorge als üblich an deine Mutter denken ließ, sie schien beim Ausbruch des Krieges eindringlicher *bei mir* zu sein, als sie es seit mehreren Wochen gewesen war – war dies eine Vorahnung ihres bevorstehenden Todes? Oder war es, so frage ich mich jetzt, das erste, dämmernde Bewußtwerden deines Kommens?

Die alten Leute schienen die allgemeine Stimmung nicht zu teilen, die grimmige Entschlossenheit, die ich an Mrs. Gregor entdeckte. Sie erinnerten sich noch zu gut an die Schrecken von '14–'18. Die Ahnung ihrer eigenen Sterblichkeit machte ihnen die Aussicht auf ein Massensterben unerträglich – das konnte ich gut verstehen: die Waagschale verschiebt sich, das private Ende wird im Angesicht einer Epidemie unbedeutend. Den alten Männern und Frauen, die an diesem Morgen in meine Sprechstunde kamen, wollte es scheinen, als sei eine Krankheit über uns gekommen, und was sie am meisten erbitterte, war die Wärme, mit der sie willkommen geheißen wurde; aber sie hatten weder den Willen noch die Kraft, Widerstand zu leisten. Und dann, als ich auf meinen Hausbesuchen an diesem Tag durch die Stadt ging – und was für ein schöner Tag es war, das Wetter war in den ersten Tagen des Krieges warm und klar und windstill –, sah ich eine Schar evakuierter Londoner Schulkinder am Strand, Kinder aus dem East End – zerlumpt, mit schmutzigen Gesichtern und aufgeschürften Knien –, die vor Freude quietschten, während sie barfuß vor der einlaufenden Flut flüchteten – sie hatten das Meer noch nie zuvor gesehen. Ein Stück weiter wühlten Soldaten den Strand auf, um Sandsäcke zu füllen. Als ich am späten Nachmittag nach Hause kam, war Mrs. Gregor damit beschäftigt, mit Packpapier, Klebeband und Heftzwecken die Fenster der Zimmer, die ich abends benutzte, zu verdunkeln. Es deprimierte mich, nicht mehr aus dem Fenster des Arbeitszimmers sehen zu können, und so gewöhnte ich es mir an, in die Zimmer im obersten Stock zu gehen und sie für mein nächtliches Hinausstarren aufs Meer zu benutzen.

Übrigens weiß ich, womit du beim Ausbruch des Krieges beschäftigt warst, denn du hast es mir erzählt. Du übtest Steigflüge auf eine Höhe von dreißigtausend Fuß, bei denen der Sauerstoff aus einem schwarzen Stahlzylinder hinter dem Panzerschott in deine Atemmaske zischte. Du feuertest deine Geschütze ins Meer, so daß sich eine gezackte Schaumlinie auf dem Wasser abzeichnete. Schlechtwetter- und Nachtflüge, Wendemanöver und Kampfübungen, du machtest dich mit der Spitfire vertraut – und wie du die Spitfire liebtest! Es gelang dir nie so ganz, mir die Freuden verständlich zu machen, die mit dem Fliegen einer Spitfire verbunden waren, aber ich glaube, vielleicht verstehe ich doch. Du erzähltest mir, wie du einmal durch siebenundzwanzigtausend Fuß Wolken immer höher stiegst und das Bewußtsein verlorst und meilentief stürztest, und gerade noch rechtzeitig wieder zu dir kamst, um die Maschine abzufangen und wieder hochzuziehen – in jeder anderen Maschine hätte es dich erwischt, sagtest du. Vorhang.

Mein zweiter Winter in Elgin. Ich nährte meine Liebe auch weiterhin mit Gedanken an deine Mutter, aber es war schwierig, in jenen langen, kalten Nächten, nicht um die Frau selbst zu trauern. Jetzt füllte ich Elgin erst recht mit ihren Erinnerungen wie mit einem Spuk, sie halfen mir dabei, ihren Geist lebendig zu halten. Spät abends hörte ich ihre Stimme im Eckzimmer im obersten Stock, und trotz der eisigen Kälte, die in der Luft lag und meinen Atem in Dampf verwandelte, war ich mir, wenn ich durch den Flur humpelte, eines vagen, unbeschreiblichen Hauchs ihres Dufts bewußt, und wenn ich die Tür öffnete und das Zimmer betrat, war ich sicher, daß sie hier gewesen war. Diese zarte Vergegenwärtigung ihrer Person befähigte mich, sie mir zu bewahren, obwohl dies nur in den langen Stunden der Nacht möglich war, wenn die Gegenwart eines anderen Menschen sich nicht dazwischendrängte.

Tagsüber praktizierte ich auch weiterhin Medizin, wenn auch, wie ich fürchte, ohne große Effizienz. In diesem Winter fielen keine Bomben, obwohl wir damit rechneten. Wir wußten, was mit Barcelona passiert war, Gebäude dem Erdboden gleichgemacht, Straßen voller Toter und Sterbender, der Himmel schwarz vor feindlichen Flugzeugen – aber nein, keine Bomben fielen, und die einzigen Kriegsopfer, mit denen ich zu tun hatte, waren auf die Verdunkelung zurückzuführen. Es verging kaum eine Nacht, ohne daß jemand eine Treppe herunterfiel oder in ein Fahrrad hineinlief. Ein Mann wurde mit einem gebrochenen Bein zu mir gebracht, nachdem er von einer Bahnsteigkante gefallen war; glücklicherweise kam gerade kein Zug. Ein anderer brach sich die Nase, als er gegen einen Baum lief. Wenn ich diese Opfer der Verdunkelung behandelte, war es mir unmöglich, nicht daran zu denken, wie deine Mutter in einem Bett im St. Basil's lag, während du und Ratcliff über sie gebeugt neben ihr standet. Was war ihr letzter Gedanke gewesen? Hatte er mir gegolten? Hatte sie meinen Namen gerufen – waren deine Augen zu Ratcliff hinübergehuscht – hatte er die Stirn gerunzelt, den Kopf geschüttelt –?

Mein lieber James. Manchmal denke ich, daß die Tatsache, daß du nach Elgin kamst, mir das Leben rettete. Der lange, schreckliche Winter nach ihrem Tod wäre fast mein Ende gewesen. Ich hatte sie ein zweites Mal verloren, ich war doppelt verlassen worden, und manchmal wollte es mir kaum gelingen weiterzumachen. In der Nacht, in der ich die Steilwand hinunterkletterte und in der Dunkelheit am Strand wütete – in jener Nacht hatte ich beschlossen, ihre Flamme in meinem

Herzen am Leben zu halten und mich mit Gedichten und Erinnerungen zu trösten, den Hülsen und Schatten der Liebe. Aber nach ihrem Tod flackerte die Flamme manchmal, und ich verlor den Glauben an die fortdauernde Lebensfähigkeit ihres Geistes. Dann stürmte ich durch Elgin und schrie meine Verzweiflung, meine Wut, meinen Kummer, meinen Verlust heraus. Ich würde die Medizin aufgeben, schrie ich – ich hatte meine Pflicht getan, ich konnte nicht mehr – *non serviam*, es war genug. Oh, es war ein kalter Winter, der kälteste meines Lebens, und er hätte das Ende der Geschichte kennzeichnen sollen. Die Flamme hatte hell geleuchtet und war dann erloschen; alles, was mir blieb, war Arbeit und Tod. Bis du kamst. Dein Kommen kennzeichnete das Ende jener trostlosen Zeit –

Ich wußte, wer du warst. An dem Nachmittag, an dem du in mein Sprechzimmer kamst, wußte ich, wer du warst. Ich hatte Goethe gelesen, *Faust*, wie ich mich erinnere – »Das Ewigweibliche zieht uns hinan« – sehr prophetisch! Und ja, ich wußte, wer du warst, ich hatte dich anläßlich ihrer Beerdigung gesehen – und oh, die Veränderung, die dein Kommen in meinem Leben bewirken sollte . . . Die Geschichte war doch noch nicht zu Ende; es gab ein weiteres Kapitel, das noch geschrieben werden mußte, eine letzte Passage. Wieso? Wegen dir, deinetwegen; weil du gekommen warst. Du wecktest in mir Gefühle, von denen ich gedacht hatte, daß ich sie nie wieder empfinden würde. Der hinkende Schatten, zu dem ich geworden war, mit gebrochenem Herzen, gebrochener Hüfte, gebrochenen Hoffnungen – er schien jetzt ins Licht des Tages zu treten, wieder ins Leben zurückzukehren. Blut floß durch meine Adern, mein Herz schlug mit neuem Leben, Energie und Lebensfreude lagen in allem, was ich tat. Mrs. Gregor äußerte sich zu dieser Veränderung; sie sagte, sie hätte mich, seit ich nach Elgin gekommen sei, noch nie so wohlauf gesehen. Ich sah ihr an, daß sie die Veränderung guthieß. Sie hatte meine Melancholie und die unregelmäßigen Gewohnheiten, die sie mit sich brachte, nie gemocht. Den ganzen Frühling über besuchtest du mich in Elgin, und ich wachte morgens glücklich auf, und nicht einmal die Phase schlechten Wetters, die wir im Juni hatten, konnte meine Stimmung dämpfen. Es gab Regen und Nebel, Wolken und Gewitter, die Spike allesamt zu besonders bösartigen Ausbrüchen anregten, um die ich mich auf dieselbe Weise kümmerte, wie ich es immer getan habe, aber selbst Spike konnte ich jetzt mit wohlwollender Resignation tolerieren, mit Anstand.

Wann immer ich oben auf dem Stützpunkt war, nutzte ich die Gelegenheit, um in der Messe oder im Gefechtsstand nach dir Ausschau zu halten. Der Druck, unter dem ihr kämpfenden Jungs standet, war jetzt, wo ihr auf den Angriff wartetet, von dem wir wußten, daß er kommen würde, mit Händen greifbar. In den vergangenen Wochen waren Hitlers Armeen über ganz Europa hinweggerollt und hatten alles vernichtet, was sich ihnen in den Weg stellte. Holland und Belgien waren gefallen. Frankreich fiel innerhalb weniger Tage. Immer häufiger wurden Befürchtungen einer Invasion an der Südküste Englands laut. Aber davor würde der Luftangriff kommen, und ihr Jungs wolltet nur eins, endlich in Aktion treten. Ihr legtet einen solchen Mut an den Tag, eine solche Heldenhaftigkeit – ich empfand es als Privileg, Zeuge sein zu dürfen, obwohl ich das natürlich nie sagte, denn wenn es etwas gab, was ihr haßtet, dann wenn man euch »romantisierte«, wie ihr es nanntet. Aber warum sollte ich euch nicht romantisieren? Ihr wart romantisch im ursprünglichen Sinn des Wortes. Ihr verwickeltet den Feind in Einzelkämpfe, Mann gegen Mann. Ihr wart tapfer. Ihr wart ritterlich. Ihr wart mutig. Wieso nicht romantisch? Ihr wart Ritter der Luft; und du, mein lieber James, du warst *mein* Ritter, mein sanfter, vollkommener Ritter, du gehörtest zu jenem tapferen, dem Untergang geweihten Menschenschlag, der sich fast krankhaft nach etwas sehnte, für das es sich zu kämpfen lohnte, für das es sich zu sterben lohnte –

Aber was für mich zur damaligen Zeit am bemerkenswertesten war, war mein Gefühl, endlich vom Kummer befreit zu sein. Meine Stimmung hob sich, und nicht nur meine; überall machte sich ein neues Gefühl breit, ich hatte es bei Mrs. Gregor entdeckt, denn mit dem Fall Frankreichs und dem Wissen, daß wir nun ganz allein standen, war das Gefühl einer freudigen Erregung gekommen, das merkwürdigerweise mit dem wenn auch obskuren und pervertierten Wunsch gepaart war, daß alles noch schlimmer werden möge, so schlimm wie nur möglich, bis wir, als Volk, geradewegs in den Abgrund starren würden, so daß wir *dann* zurückschlagen könnten – wir schienen eine Bestätigung dafür zu brauchen, daß die Situation hoffnungslos war, bevor der Geist des Widerstandes richtig in uns geweckt wurde. Oh, sie waren außergewöhnlich, jene Tage, und ich wurde ebenso von ihrer Stimmung angesteckt wie alle anderen, obwohl meine freudige Erregung nicht nur durch die Drohung einer Invasion ausgelöst wurde, nein, ich war auch aus anderen Gründen freudig erregt, aus ganz persönlichen Gründen. Denn dies war die Phase, in der du regelmäßig nach Elgin kamst, um mich zu besuchen.

Und dann – die Katastrophe. James, mußte ich auch dich verlieren – war es unvermeidlich? Ich hatte Vorahnungen gehabt und meine Saat des Unbehagens gesät, denn ich wünschte mir verzweifelt, daß du zurückkamst; aber ich war nicht klug gewesen. Du kamst zurück, das ja, aber auf deinem Gesicht lag ein Ausdruck, wie ich ihn nie zuvor gesehen hatte, ein trotziger, jungenhafter Groll, durchmischt mit echtem Zorn. Du standst in der Tür von Elgin, gespannt wie eine Sprungfeder, und ich führte dich sofort ins Sprechzimmer. »Ein Drink?«

»Nein, danke. Ich bin gekommen, um mit Ihnen über das zu sprechen, was Sie über meine Mutter gesagt haben.«

»Oh?« Mit gerunzelter Stirn, die Augen abgewandt, beschäftigte ich mich mit Zigaretten.

»Ja. Sie haben angedeutet, daß sie nicht korrekt behandelt wurde.«

»Habe ich das gesagt?«

»Es war der Eindruck, den Sie mir vermittelt haben.«

»Das habe ich ganz sicher nicht gewollt.«

»Warum haben Sie dann gesagt, Sie hätten sie gerne selbst gesehen?«

»Nicht weil ich das Gefühl hatte, daß sie inkompetent behandelt wurde.«

»Weswegen dann?«

»Was glauben Sie?«

Du starrtest mich wütend an, und ich fühlte mich – gräßliche Erinnerung! – an den Ausdruck deines Vaters erinnert, als er mich im St. Basil's attackierte. »Sie sagten, Nierenerkrankungen seien schwer zu diagnostizieren.«

»Das stimmt.«

»Warum sollten Sie das sagen, außer um anzudeuten, daß sie inkompetent behandelt wurde?«

»Glauben Sie denn, daß sie inkompetent behandelt wurde?«

»Ich?« Darauf warst du nicht vorbereitet gewesen.

»Ja, Sie. Haben Sie sich keine Gedanken gemacht?«

»Wenn ich mir Gedanken machte, sprach ich mit meinem Vater.«

»Und?«

»Er sagte mir, es werde alles getan, was getan werden könne.«

»Aber Sie waren sich nicht sicher?«

»Wieso sollte ich mir nicht sicher sein?«

Ich zuckte die Schultern. »Weil Sie jetzt so aufgebracht sind.«

»Glauben Sie nicht, daß mein Vater gewußt hätte, wenn es einen Weg gegeben hätte, sie zu behandeln?«

»Haben Sie noch einmal mit ihm gesprochen?«

»Ja, das habe ich.«

»Und was hat er über mich gesagt?«

»Er hat gesagt –«

»Was?«

»Daß Sie nicht ihr behandelnder Arzt waren. Was also könnten Sie schon wissen.«

»Ich nehme an, daß er noch mehr gesagt hat. Ich nehme an, er hat gesagt, ich sei unzuverlässig und nicht vertrauenswürdig, und daß Sie den Umgang mit mir abbrechen sollten.«

Du starrtest mich wütend an und sagtest nichts.

»Und dennoch sind Sie zurückgekommen, um mir das alles zu sagen. Warum? Weil Sie vermuten, daß doch etwas hinter dem stecken könnte, was ich gesagt habe. Sie sind nicht überzeugt, daß Ihr Vater Ihnen die Wahrheit gesagt hat.«

Dies ging zu weit. Mit glühendem Gesicht sprangst du auf und liefst aus dem Zimmer. Verdammt! Verdammt verdammt verdammt! Ich hatte dich falsch eingeschätzt – falsch eingeschätzt, wie sehr du im Banne Ratcliffs standst. Einen Augenblick später schlug die Haustür hinter dir zu. Ich saß und rauchte, bis ich durch den Aufstand, den Spike veranstaltete, gezwungen war, mich um ihn zu kümmern.

Drei Tage später erhielt ich die Nachricht, die ich wahrscheinlich unbewußt das ganze Frühjahr über gefürchtet hatte: du warst verwundet worden. Ich war in meinem Sprechzimmer und kümmerte mich um Spike, als der Anruf kam. Es war der Adjutant des Stützpunkts. »Gruppe B?« rief ich – das war deine Gruppe – »Wer?«

Es handelte sich um dich.

Fünf Minuten später saß ich im Auto und bog in die Küstenstraße ein. Die Angst, die ich empfunden hatte, als ich hörte, daß es sich um dich handelte – ihre Vehemenz überraschte mich. Vor meinem inneren Auge sah ich, wie deine Spitfire sich auf dem Rollfeld überschlug und auseinanderbrach, und du lagst zerschmettert und sterbend inmitten des Wracks. Dann sagte der Adjutant, über Dover hätte es schweres Flakfeuer gegeben, und du hättest was abbekommen, als du eine Dornier verfolgtest. »Hat es ihn schlimm erwischt?« fragte ich.

»Er ist allein aus der Kiste rausgekommen«, sagte er, »aber er ist nicht besonders glücklich.«

Das Lazarett des Stützpunktes befand sich in einem weiteren dieser eingeschossigen Fertigbauten, die sich in den Schatten einer Flugzeughalle duckten. Der Hauptraum enthielt ein halbes Dutzend Betten, drei auf jeder Seite; davon ab ging ein Nebenzimmer, in dem der Sanitätsoffizier arbeitete, und dort fand ich dich. Du standst am Fenster, und als ich hereinstürmte, sah ich den ausgezackten Riß in deiner Hose, ein Stück unterhalb der Taille, aber ein gutes Stück rechts vom Rückgrat. Blut hatte den Stoff um die Wunde herum verfärbt. »James«, rief ich. »Sie wurden getroffen!«

Du drehtest dich steif zu mir um, zogst eine Grimasse, hattest sichtlich Schmerzen. Ein harter, feindseliger Ausdruck lag auf deinem Gesicht. »Nur ein Kratzer«, sagtest du kurz angebunden.

»Dann wollen wir uns die Sache mal ansehen.«

Die große Sorge bei derart tiefen Wunden ist das Rückgrat, die Gefahr einer Verletzung der Wirbelsäule. Deine Uniformjacke und deine Hose ließen sich leicht genug entfernen, aber dein Hemd und deine Unterhose klebten an der Wunde fest, und ich mußte den Stoff mit einem kurzen Ruck vom Fleisch abreißen, was dich zusammenzucken ließ. Ich saß auf einem Stuhl, du standst mit dem Rücken zu mir im Licht, während ich die Verletzung untersuchte. Sie war schmal, ausgezackt und tief; ich hielt es für wahrscheinlich, daß ein Splitter im Muskel des oberen Gesäßbereichs steckte, jedoch ohne Rückgrat oder Fettgewebe zu beeinträchtigen, so daß keine unmittelbare Gefahr einer Infektion bestand. Ich würde natürlich eine Röntgenaufnahme brauchen, um meine Vermutung zu bestätigen, glaubte jedoch nicht, daß wir uns über Tetanus zu sorgen brauchten. All das sagte ich dir. Auf der anderen Seite des Zimmers stand ein Untersuchungstisch. »Legen Sie sich flach hin«, sagte ich, »damit ich die Wunde versorgen kann. Ich fürchte, ich werde Ihnen eine Spritze geben müssen.«

»Tun Sie Ihr Schlimmstes«, sagtest du und klettertest vorsichtig auf die Liege, während ich die Spritze vorbereitete. Ich injizierte in den Muskel dicht neben der Wunde; dabei fiel mir auf, daß die Textur deiner Haut wie die deiner Mutter war, dasselbe seidige Gefühl, als ich dich berührte. Ich wartete einen Augenblick, damit das Betäubungsmittel wirken konnte – und zu meiner großen Verärgerung, unerwartet und unerwünscht, kam plötzlich der Kummer, und ich mußte mich abwenden, mußte mich ganz steif machen, während die Welle über mich hinwegflutete. Einen Augenblick später hatte ich mich wieder unter Kontrolle und zwang mich, mich auf die vor mir liegende Aufgabe zu konzentrieren. Dann nähte ich die Wunde, und, James, hätte ich das Gesicht einer schönen Frau genäht, hätte ich mir keine größere Mühe geben können. Ich schloß sie grob mit Katgut und vernähte die Oberhaut mit Seide und vollendete die Arbeit mit so winzigen Stichen, daß dein Fleisch keine Narbe zurückbehalten würde. Es war eine mühevolle, zeitraubende Arbeit, aber hätte deine Mutter auf dem Tisch gelegen, hätte ich mir jede erdenkliche Mühe gegeben; für dich konnte ich nicht weniger tun, und ich bezweifle, daß dein Vater eine ebenso elegante Naht fertiggebracht hätte.

Schließlich war ich fertig, und du stiegst vom Tisch herunter. Ich wusch mir die Hände. »Keine Fliegerei in der nächsten Zeit«, sagte ich, während ich dich im Spiegel ansah. Du schlurftest durch das Zimmer, wobei die säuberliche Reihe der Stiche sich dunkel vor dem weißen Fleisch deines Gesäßes abzeichnete. Dann griffst du nach dem Morgenmantel, der an einem Haken an der Tür hing, und eine kurze Sekunde lang erhaschte ich, als du ihn anzogst, im Spiegel einen Blick auf deine Vorderseite. Stirnrunzelnd drehte ich mich um, nahm ein Handtuch und trocknete mir die Hände. Ich war verwirrt über das, was ich gesehen hatte. Dein Penis hatte etwas irgendwie Merkwürdiges an sich.

Am Abend, in Elgin, dachte ich noch einmal über das nach, was ich gesehen hatte, und war besorgt. Als Arzt war ich besorgt. Als Mann jedoch, als *Freund* – war ich gekränkt über die Kälte und Feindseligkeit, die du mir gegenüber an den Tag gelegt hattest, obwohl ich mich wenigstens mit dem Gedanken trösten konnte, daß du mich noch einmal aufsuchen mußtest, wenn auch nur, um dir die Fäden ziehen zu lassen. Wenn es soweit war, würde ich dich, so beschloß ich, mit knapper, neutraler, professioneller Höflichkeit behandeln. Solltest du den ersten Schritt zur Versöhnung tun, wenn und wann es dir paßte. *Falls* es dir paßte –

Ich war im Sprechzimmer, als du ein paar Tage später in mein Wartezimmer kamst. Auf dem Tisch vor mir lagen deine Röntgenaufnahmen. Wie ich vermutet hatte, steckte tatsächlich ein kleiner Metallsplitter im Muskel des unteren Teils des Rückens fest, aber es hatte keinen Sinn, ihn entfernen zu wollen, da er kein Risiko einer Infektion darstellte. Ich führte dich ins Sprechzimmer und forderte dich auf, dich auszuziehen; ich war immer noch neugierig auf das, was mir bei dem kurzen Blick, den ich im Lazarett auf dich hatte werfen können, wie eine leichte Anomalie der Geschlechtsorgane vorgekommen war.

Du tratst hinter dem Wandschirm hervor, und ich beobachtete dich sehr genau, als du durch das Zimmer auf mich zukamst. Mitten im Zimmer hieß ich dich stehenbleiben. Was ich sah, als ich hinter meinem Schreibtisch aufstand, war ein kleiner, blasser, perfekt gebauter junger Mann mit schwarzem Haar, schmalen Schultern, schmalen Hüften und fast völlig fehlender Körperbehaarung. Die Geschlechtsorgane zeigten eine Tendenz zum Infantilismus; außerdem gab es eine leichte Konvergenz der unteren Gliedmaße im Bereich der Knie, und, wahrscheinlich nur für das geübte medizinische Auge erkennbar, eine leichte Gynäkomastie mit einer leichten Vergrößerung der Brustwarzen. Das alles ließ sofort auf eine entstehende Hormonstörung schließen, die besorgniserregend war. Ich ging mit gerunzelter Stirn auf dich zu, zog mir einen Stuhl herbei und untersuchte dich genauer. Deine Haut, fiel mir erneut auf, fühlte sich unter meinen Fingern seltsam glatt an. Ich achtete ganz besonders auf den Penis, plump und weich wie der eines Kindes, und die Hoden, nahm sie in die Hand, wog sie. Sie waren ziemlich klein. Fröhlich-Krankheit vielleicht? Plötzlich wurdest du ungeduldig. »Das reicht«, sagtest du. Ich stand auf, und du gingst hastig zum Untersuchungstisch und legtest dich flach auf den Bauch. Damals hatte ich noch keine wirkliche Kenntnis des Krankheitsbildes, war mir jedoch bewußt, daß Schock oder große, emotionale Belastungen Störungen des endokrinen Systems verursachen können. »Haben Sie in letzter Zeit einen größeren Schock erlebt?« fragte ich, als ich anfing, dir die Fäden zu ziehen.

Ein gedämpftes Schnauben deinerseits. »In diesem Krieg erlebt man massenweise Schocks.«

»Ah.«

Du hattest dich wieder angezogen und saßest mir gegenüber auf der anderen Seite des Schreibtischs. Eine knifflige Sache, diese endokrinen Störungen, und ich war mir nicht sicher, wie es weitergehen würde. Meine größte Sorge war, daß das Ganze ausufern könnte, und ich fand, du solltest einen Spezialisten aufsuchen. Aber als ich dies erwähnte, sagtest du kurz angebunden, eine Fahrt nach London komme überhaupt nicht in Frage. Du erklärtest mir mit einiger Ungeduld, die Staffel habe sowieso viel zuwenig Männer; die neuen Piloten hätten kaum mehr als ein paar Stunden Flugerfahrung in den Spitfires und benötigten ständige Hilfe und Überwachung; und überhaupt, sagtest du, gab es, mit Ausnahme der wenigen Kampfstaffeln, die noch einsatzfähig waren, kaum etwas, womit diese Küste verteidigt werden konnte. Es war nicht der geeignete Zeitpunkt, nach London zu verschwinden, um Spezialisten aufzusuchen, sagtest du, und außerdem, wieso eigentlich? Dir ging es gut. Abgesehen von dem Splitter in deinem Rücken war mit dir alles in bester Ordnung. Deine Pflicht lag hier in Griffin Head, in diesem Punkt warst du unnachgiebig.

Ich verstand natürlich, daß du das Bedürfnis hattest zu leugnen, was für dich hochgradig beunruhigend sein mußte, diese seltsamen Veränderungen, die in deinem Körper vor sich gingen. Ich fing an, dir etwas über die Hypophyse und ihre Östrogen-Produktion zu erzählen, wenn deine Hypophyse nicht richtig funktionierte, durftest du nicht zögern, die Hilfe eines Spezialisten in Anspruch zu nehmen. Aber du wolltest nichts davon hören, ärgerlich schnittst du mir das Wort ab, bevor ich meinen Standpunkt richtig darlegen konnte. Erst wenn es vorbei ist, sagtest du. »Was? Der Krieg?« rief ich.

»Nein«, sagtest du, »die Schlacht um England.«

Die Schlacht um England. Es war das erste Mal, daß ich den Ausdruck hörte. Jetzt, wo die Schlacht um Frankreich vorbei war, würde die Schlacht um England beginnen. Sie würde in der Luft ausgetragen werden, denn um in England einmarschieren zu können, mußte Hitler seine Armee über den Kanal führen, und zwar ohne von der RAF bedroht zu werden; also mußte er als erstes die RAF ausradieren. Es hätte mich also nicht überraschen dürfen, daß du entschlossen warst, zu bleiben und zu kämpfen. Für dich kam dein Land an erster Stelle.

Die nächsten Tage waren für mich nicht leicht. Ich schlief schlecht und war folglich ständig müde, was Spike bösartig machte, was wiederum meinen Schlaf störte. Ich verbrachte viel Zeit damit, in den langen Stunden der Nacht in meinem Arbeitszimmer auf und ab zu wandern und manchmal auch den Pfad hinter dem Haus hinunterzugehen, um am Rand der Felswand stehenzubleiben und die Suchscheinwerfer zu beobachten. Du gingst mir nicht aus dem Kopf. Ich stellte mir den Gefechtsstand vor: im Grunde genommen kaum mehr als ein Schuppen, mit einem Ofen in der Mitte und einem Rohr, das durch das Dach nach draußen führte, ein paar alten Sesseln und Sofas, die ihr in irgendwelchen Scheunen aufgestöbert hattet, einem Tisch mit einem Telefon darauf und ein paar Tabellen und Bekanntmachungen, die an die Wand geheftet waren. An warmen Tagen zogt ihr die Stühle auf das Gras am Rand des Flugfelds, sonst drängtet ihr euch um den Ofen herum, die Füße hochgelegt, last Zeitungen oder Romane oder spieltet Schach, bereit, sofort aufzuspringen, wenn das Telefon klingelte und der Befehl zum Einsatz kam. Wie war dir dabei zumute? Die anderen mußten sich nur Gedanken über die Messerschmitts machen, die Gefahr, der sie ausgesetzt waren, war klar definiert. Ihr Feind kam von der anderen Seite des Kanals, aus Deutschland. Deiner nicht; du hattest einen Feind in dir selbst, aber um *was* genau handelte es sich? War es die Fröhlich-Krankheit, wie ich vermutete? Die Verteilung deines Fettgewebes war definitiv vom femininen Typus, hatte aber nicht die deutlichen Ablagerungen an Unterbauch und Oberschenkeln, die man mit Fröhlich-Krankheit assoziiert. Vielleicht, wagte ich zu vermuten, verursachte die ständige Anspannung des Kriegführens, wie sie von einem Kampfpiloten erlebt werden mußte, endokrine Störungen von solcher Ernsthaftigkeit, daß sie sichtbare Veränderungen der sexuellen Charakteristiken des Körpers bewirkten –?

Mehrere Tage vergingen, und du kamst nicht, um mich zu besuchen. Ich hielt nach dir Ausschau, wann immer ich oben auf dem Stützpunkt war, aber aus irgendeinem Grund warst du nie zu sehen. Dann, eines Nachmittags, als ich das Lazarett verließ, sah ich eine Spitfire, die ich als deine erkannte, zur Landung ansetzen, und nachdem du ausgerollt warst, humpelte ich über das Gras, um dich zu begrüßen. Du hievtest deinen Fallschirm heraus und sprangst von der Tragfläche. Du schienst nicht gerade erfreut, mich zu sehen; du nicktest nur kurz und kehrtest mir dann den Rücken zu. »James«, sagte ich so freundlich und vernünftig wie ich konnte. »Warum kommen Sie nicht morgen in meine Sprechstunde. Ich möchte Sie gerne noch einmal untersuchen.«

Du ignoriertest mich. Du fingst an, mit deinem Mechaniker über deine Geschütze zu sprechen. Ich ließ mich nicht abweisen; war denn dein Wohlbefinden jetzt nicht meine Verantwortung? »Ich habe ein paar Informationen ausgegraben, die Sie interessieren dürften«, sagte ich.

»Ich habe morgen Einsatzbereitschaft«, sagtest du, immer noch mit dem Rücken zu mir.

»Wir sollten die Sache nicht zu lange schleifen lassen», sagte ich.

Endlich drehtest du dich zu mir um. Du schleudertest deinen Fliegerhelm von dir und fingst ärgerlich an, dir die Hände an einem öligen Lappen abzuwischen. »Hören Sie, Doktor«, sagtest du – und deine Augen blitzten vor Zorn – »warum vergessen wir das Ganze nicht einfach? Mit mir ist alles in Ordnung, verstehen Sie?«

»Wie Sie meinen«, sagte ich. »Aber ich kann einfach nicht glauben, daß diese Geschichte Ihnen nicht im Kopf herumgeht. Es würde sicher helfen, darüber zu reden.«

»Es würde ganz bestimmt nicht helfen«, fuhrst du mich an. »Und jetzt entschuldigen Sie mich bitte, ich habe hier ein Flugzeug, um das ich mich kümmern muß.«

»Aber James«, rief ich. »Sie sind krank!«

Du fuhrst zu mir herum. »Nicht ich, Doktor«, sagtest du barsch. »Sie!«

Das war alles, was wir miteinander sprachen. Ich wollte dich schließlich nicht unter Druck setzen; ich hielt es sogar für möglich, daß es vielleicht das beste für dich war, mit deinem Krieg weiterzumachen, ohne dir übertriebene Gedanken über etwas zu machen, was schließlich kein lebensbedrohlicher Zustand war. Aber ich bemerkte durchaus, daß die Veränderungen weitergingen. Ich erkannte es an deiner Haut, deiner Stimme, deinem allgemeinen Verhalten. Dabei war es mir natürlich unmöglich zu wissen, was anderswo in deinem Körper vor sich ging, dafür hätte ich dich untersuchen müssen, und in Anbetracht der geistigen Verfassung, in der du warst, schien die Wahrscheinlichkeit, daß du mir das erlauben würdest, nicht sehr groß zu sein. Aber ich konnte mir vorstellen, wie alarmierend es für dich war, daß dein Körper sich so merkwürdig verhielt und du dich aller Wahrscheinlichkeit nach mit Wünschen und Sehnsüchten auseinandersetzen mußtest, die, wie es dir vorkommen mußte, von einer fremden Kreatur in deinem Inneren auszugehen schienen.

Inzwischen wurde für alle Beteiligten immer deutlicher, daß die Beherrschung des Luftraumes die notwendige Vorbedingung für eine Invasion war. Die Luftwaffe attackierte die RAF Tag und Nacht, in der Luft und auf dem Boden. Erst wenn die RAF ausgeschaltet war, konnte eine Landung in England in Angriff genommen werden. Churchill sagte, die Zukunft der

Zivilisation hänge von euch ab. Wenn ihr versagtet, sagte er – das heißt, wenn es der RAF nicht gelang, die deutschen Luftangriffe zurückzuschlagen, die den Weg für eine Landung an der Südküste ebnen sollten –, würde die Welt im Abgrund eines neuen, dunklen Zeitalters versinken, das durch das Licht einer pervertierten Wissenschaft noch düsterer gemacht wurde.

Das also war das Ende der kurzen, idyllischen Phase unserer Freundschaft. Ich sah dich immer seltener, nachdem die Schlacht um England begonnen hatte; du warst von morgens bis abends in Alarmbereitschaft, was bedeutete, daß du binnen zwei Minuten in der Luft sein mußtest, und hattest unter diesen Umständen nicht das Bedürfnis, deine Abende in Elgin zu verbringen. Das konnte ich gut verstehen. Du befandst dich in einem Zustand physischer und emotionaler Erschöpfung und sehntest dich nur nach Schlaf und nach der Gesellschaft anderer Kampfpiloten, denn sie allein verstanden, was du durchmachtest. Aber nicht alles. Nur ich wußte von deinem medizinischen Problem, von der Meuterei deiner verstörten und aufgeschreckten Drüsen. Spät abends saß ich in meinem Schlafzimmer im ersten Stock über meinen Büchern und dachte über dich nach, zerbrach mir den Kopf darüber, was es bedeutete, daß du anscheinend von Tag zu Tag blasser, weicher, stiller zu werden schienst. Schließlich erkannte ich, daß ich auf ein pathologisches Phänomen gestoßen war, das der medizinischen Wissenschaft bislang unbekannt gewesen war. Die Wirkung von akutem, anhaltendem emotionalem Druck auf das endokrine System war nie richtig erforscht worden, wahrscheinlich weil die Bedingungen, die notwendig waren, um sie hervorzurufen – intensive Luftkämpfe bei hohen Geschwindigkeiten zum Beispiel –, nie zuvor existiert hatten. Ich vermutete, daß Angst – insbesondere die ständige Furcht vor einem plötzlichen, gewaltsamen Tod – bei Individuen einer gewissen Veranlagung Störungen der Hypophyse hervorrufen konnte, die Veränderungen des Körpers bewirken konnten, die mit der Hormonsekretion in Verbindung standen. Es war ein neues Syndrom, vielleicht sogar eine neue Krankheit, die einzig unter Bedingungen der modernen Kriegführung zu finden war. Aber ich konnte nur darüber schreiben, wenn du mir erlaubtest, dich zu untersuchen, eine Anamnese aufzunehmen, eine Behandlung zu versuchen – und dazu warst du, das war unverkennbar, nicht bereit. Vielleicht könnte ich, wenn du mir je erlauben würdest, dich noch einmal zu untersuchen, eine ordentliche Fallstudie verfassen und eine Monographie schreiben. Einen Bericht über die Diagnose und Behandlung der Krankheit veröffentlichen. Ihr sogar meinen *Namen* geben – Dr. Haggards Krankheit? Aber nein, was für ein unehrenhafter Gedanke; ich verdrängte ihn sofort. Du warst krank, das war alles, und es war meine Pflicht, dieses Leiden zu lindern.

Im August wurde das Wetter besser. Es war klar, still und warm, ein herrlicher englischer Sommer, aber genau das waren die schlimmsten Bedingungen für eine überarbeitete und unterbesetzte Air Force, deren Piloten der Erschöpfung nahe waren. Jeden Tag mußtet ihr fünf-, sechs-, siebenmal in die Luft. Der Himmel über Griffin Head war kreuz und quer von Kondensstreifen durchzogen, die sich wie Verbandszeug entrollten, während Spitfires gegen Messerschmitts kämpften, die Bomber eskortierten, deren Ziel die Flugplätze im Süden Englands waren. Eure Verluste waren groß. Der Stützpunkt wurde erneut angegriffen, und dieses Mal war ich selbst dabei. Es war an einem jener warmen, wolkenlosen Tage, absolut still – bis die Nachricht über den Lautsprecher kam: »Große feindliche Bomberformation im Anflug auf Griffin Head. Alles Personal, das nicht im aktiven Dienst ist, sofort in Deckung.« Ich hob den Kopf, konnte aber in jenem klaren, blauen Sommerhimmel weder etwas sehen noch hören. Überall um mich herum liefen Männer in Deckung. Eine Spitfire dröhnte an mir vorbei, um, den Wind im Rücken, zu starten, und in diesem Augenblick sah ich sie, ein Dutzend schwarze Punkte, die in der Sonne glitzerten und geradewegs auf uns zukamen. Ich stand wie erstarrt, fasziniert, hypnotisiert – das war der Feind.

Dann kam das lauter werdende Kreischen der ersten Bombe – ich kam wieder zu mir – warf mich ins Gras und legte schützend die Arme über den Kopf. Durch die Finger beobachtete ich, wie die Spitfire abhob, und in diesem Augenblick kam mir der Gedanke, daß du der Pilot sein könntest. Sie war etwa zwanzig Fuß über dem Boden, als sie plötzlich wie von einem Stück Gummi gezogen nach oben katapultiert wurde, sich auf den Rücken drehte, abstürzte und verkehrt herum über die Rollbahn pflügte. Im nächsten Augenblick rieselte Erde auf mich herab, und jemand schrie: »Laufen Sie, um Gottes willen!« Ich sah mich um, spuckte Erde aus und sah den Adjutant in der Tür eines Schutzraumes stehen und wild mit den Armen fuchteln. Irgendwie gelang es mir, zu ihm zu kommen. Mein erster Gedanke galt meiner schwarzen Tasche, die irgendwo auf dem Rollfeld lag; mein zweiter dir, und ob du vielleicht in der abgestürzten Spitfire warst. Ich erkundigte mich danach, aber das Kreischen und Dröhnen der fallenden Bomben machte es mir unmöglich, mir Gehör zu verschaffen. Die Luft war voller Staub, der Schutzraum bebte mit jeder Explosion, und mehrere Minuten lang glaubte ich, du seist tot, und daß auch ich bald tot sein würde. Dann hörte das Bombardement auf. Einen Augenblick lang herrschte im Schutzraum absolute Stille, dann traten wir ins Freie hinaus.

Die Startbahn war aufgewühlt und voller klaffender Löcher. Überall häuften sich Erdhügel. Ein Lastwagen lag neben dem Gefechtsstand auf der Seite, einer seiner Reifen war abgerissen. Rauch schwebte in der stillen, unbewegten Luft. Die Spitfire war ein gutes Stück die Startbahn hinunter zum Stillstand gekommen und lag dort auf dem Rücken, aber ohne zu brennen. Ein Krankenwagen raste über das Gras darauf zu. »Wessen Maschine?« rief ich.

»Die von Johnny Hart, der arme Kerl«, sagte irgend jemand.

»Ach«, sagte ich. Nicht deine! Dann sah ich meine Tasche, offensichtlich unbeschädigt, oben auf einem großen Erdhaufen liegen. Ich humpelte zu ihr hinüber, obwohl Spike in meiner Hüfte ein höllisches Theater aufführte. Es gab nichts, was ich für Johnny Hart tun konnte. Er hing schlaff in seinen Gurten, kopfüber, mit gebrochenem Genick. Und ich konnte nur denken, daß es genausogut dich hätte treffen können. Es hätte genausogut dich treffen können. Und dann: es würde dich treffen. Eines Tages würde es dich treffen. Vielleicht würdest du nicht kopfüber und mit gebrochenem Genick in den Gurten hängen, sondern in hellen Flammen in den Kanal stürzen, in einem letzten, furiosen Auflodern abgehen . . . Die Lebenserwartung von Kampfpiloten in der Schlacht um England war nicht besonders hoch.

Nachts beobachtete ich, wie die Suchscheinwerfer die Dunkelheit durchschnitten und hörte das Bellen der Flak. Manchmal ging ich durch den Garten zum Rand der Steilwand und blickte in der warmen Nachtluft über den Kanal hinweg zur französischen Küste hinüber und spürte das dort wartende Böse. Ich fürchtete um dich. Jeden Abend rief ich auf dem Stützpunkt an und erkundigte mich unauffällig nach dir. Bei jeder sich bietenden Gelegenheit fuhr ich hin, und es war ein Ausdruck der Belastung, unter der ihr alle standet, daß eure Scherze immer rauher wurden, je mehr eure Kraft nachließ. Ich störte mich nicht daran, natürlich störte ich mich nicht daran, ich verstand, welchem Druck ihr ausgesetzt wart. Ihr saßet in den schäbigen Sesseln, Landkarten in eure Pilotenstiefel gestopft, die Uniformen zerknittert und ausgebeult, natürlich ohne Kragen und

Krawatte, nur ein seidenes Tuch um den Hals geschlungen. Ihr wart die langhaarigen Kämpfer, abgerissen, zynisch und tapfer, Englands letzte Hoffnung. Und du, mein lieber Junge, du saßest mitten unter ihnen, als seist du in dieses Leben hineingeboren, du kämpftest und überlebtest mit den Besten von ihnen, und nur ich allein wußte, wie krank du warst.

Nein, du kamst nicht mehr nach Elgin, um mich zu besuchen. Zuerst machte ich mir nichts daraus, denn ich wußte ja, womit ihr euch herumschlagen mußtet, ihr alle. Dann endlich sah ich der Tatsache ins Auge, daß mehr dahintersteckte, daß du mir bewußt aus dem Weg gingst. Was das Ganze noch schlimmer machte, war deine Unfreundlichkeit auf dem Stützpunkt. Du wußtest natürlich, daß meine Augen, wann immer ich in die Messe kam, oder in den Gefechtsstand, als erstes dich suchten, aber du wichst meinen Blicken aus. Du drehtest dich um, als sei ich ein Fremder. Einmal rutschtest du tiefer in deinen Sessel, strecktest die Beine von dir, zogst dir die Mütze über die Augen und stelltest dich schlafend. Kaum daß du dir die Mühe machtest, ein Gähnen zu unterdrücken. Später, als ich darüber nachdachte, begriff ich, wieso du dich so verhieltst: du warst böse auf mich, weil ich *Bescheid wußte*. Du warst plötzlich vor mir zurückgeschreckt, hattest dich von mir zurückgezogen, weil du diese körperliche Peinlichkeit, die mit jedem Tag deutlicher und unausweichlicher werden mußte, nicht wahrhaben wolltest.

Es war ein schmerzlicher Gedanke. Für mich war klar, wie verzweifelt du nicht nur eine Behandlung brauchtest, sondern auch ein mitfühlendes Ohr, wie sehr du dich nach Zuneigung und Verständnis sehnen mußtest. An wen sonst konntest du dich wenden? Gewiß nicht an Ratcliff. Ich jedoch hätte dir eine wirkliche Hilfe sein können, denn ich konnte nachempfinden, was du durchmachtest, ich konnte das Entsetzen verstehen, das du empfinden mußtest. Ich werfe einen Blick auf das, was die Natur mir selbst mitgegeben hat – ich bin kein großer Mann, genauer gesagt ist mein Körper kaum größer als der eines Kindes, und dennoch habe ich den Kopf eines Mannes, voll ausgebildet, mit einer dichten Matte von Haaren, die in der Art des verstorbenen Beethoven in meine Stirn fallen und die unglücklichen Proportionen meiner Anatomie noch betonen. Seit Spike ist mein Gang jämmerlich, ich schlurfe und hinke, meine Haut ist grau, und ich habe diese seltsam grelle, weiße Strähne in meinem Haar, die über meiner Stirn in die Luft emporragt wie eine Fontäne aus Eis. Wenn ich daran denke, daß dieses vermurkste, verkrüppelte Gebilde der Rahmen für den Geist ist, der in seinem Inneren brennt, mit einer Leidenschaft und manchmal einer Größe brennt, die nur wenige Männer besitzen – ist es ein Witz, eine Travestie, und ich habe gelernt, eine gewisse Form von Impotenz zu kultivieren, als eine Art Lebensweise. Du jedoch! Du warst noch ein junger Mann – und ich erinnerte mich daran, was es bedeutete, jung zu sein, kräftig und stark zu sein und im Körper eines jungen Mannes zu leben. Wenn der Körper eines jungen Mannes so funktioniert, wie er es sollte, gibt es auf der ganzen Welt nichts Besseres, als in ihm zu sein.

Oh, aber ich vermißte auch deine Freundschaft – war es falsch, an mich selbst zu denken? Verlust und Einsamkeit waren mir nicht fremd. Der Himmel weiß, daß ich nach der Zurückweisung durch deine Mutter von beidem genug getrunken hatte. Aber dich zu verlieren, so kurz nachdem ich dich gefunden hatte – es erfüllte mich mit verzweifelter Niedergeschlagenheit. Ich weiß noch, daß ich einmal vor The Elms anhielt und hineinging, um Nan Hale-Newton aufzusuchen. Sie klammerte sich immer noch am Leben fest; obwohl sie vom Krebs zerfressen war, ließ sie nicht los, sie war mit ihren Injektionen noch nicht fertig, wie sie ihrer verblüfften Tochter

Marjorie mitteilte. Mir tat es immer gut, Nan zu sehen, ich bewunderte die Wildheit ihres Entschlusses, sich der Dunkelheit erst dann zu ergeben, wenn sie es wollte. »Erst wenn ich soweit bin, Haggard«, sagte sie. »Erst dann nehme ich meinen Abschied.« Marjorie war ihr eine gute und ergebene Pflegerin und verwandelte sich aus diesem Grund in eine alte Jungfer, aber falls Nan irgendwelche Schuldgefühle hatte, weil sie der Grund dafür war, daß ihre Tochter zusehends vertrocknete, so ließ sie nie etwas darüber verlautbaren. »Das Mädchen wird noch als alte Jungfer enden«, schnüffelte sie, wenn Marjorie das Krankenzimmer verlassen hatte und ich die Spritze vorbereitete.

»Das ist Ihre Schuld«, sagte ich dann (wir sprachen immer offen miteinander, eine andere Art der Unterhaltung ließ sie nicht zu).

»Unsinn. Marjorie kann tun und lassen, was sie will. Soll sie doch gehen und ihr eigenes Leben leben. Kein Mensch hält sie zurück.«

»Nein, kein Mensch hält sie zurück.«

»Kein Mensch muß tun, was er nicht tun will.«

»Und was würde dann aus Ihnen?«

»Aus mir?« Ein ersticktes Lachen. »Was spiele ich schon für eine Rolle? Eine alte Hexe, die mit einem Fuß im Grab steht. Was spiele ich für eine Rolle?« Sie weigerte sich einfach, Marjories Zwangslage anzuerkennen.

Und so hielt ich eines Nachmittags vor The Elms an, nachdem ich oben auf dem Stützpunkt gewesen und wieder einmal grausam daran erinnert worden war, daß du nichts mehr mit mir zu tun haben wolltest. Marjorie führte mich nach oben und ließ mich mit ihrer Mutter allein. »Was ist mit Ihnen los?« Die Stimme war zu einem trockenen, heiseren Rasseln geworden, hatte aber nichts von ihrer ursprünglichen Autorität verloren. Die Vorhänge waren zugezogen, das Zimmer war voller Schatten und voll von jenem schrecklichen, allgegenwärtigen Geruch eines versagenden, kranken Körpers, der zu lange reglos gelegen hat; zerbrochenes Gefäß einer immer noch lodernden Flamme. Nans Augen glitzerten in dem eingefallenen Schädel, ein paar spröde, graue Haarsträhnen umgaben ihn wie ein Heiligenschein. »Was bedrückt Sie, Haggard, raus damit. Nein, lassen Sie mich raten. Es geht um diesen jungen Piloten.«

Ich hatte ihr von dir erzählt. Nicht alles, aber wer du warst, wer deine Mutter war.

»Wurde er abgeschossen?« fragte sie. »Ich höre sie da oben, wie sie sich gegenseitig umbringen.«

Ich sagte, du hättest keine Zeit mehr für mich.

»Überrascht mich nicht! Warum sollte er seine Zeit mit einem alten Krüppel wie Ihnen verplempern?«

Aus irgendeinem Grund, ich weiß nicht wieso, Müdigkeit vielleicht, war diese Bemerkung zuviel für mich. Ich konnte ein Schluchzen nicht unterdrücken. »Um Himmels willen, Mann«, sagte Nan Hale-Newton. »Kommen Sie, wo bleibt meine Spritze? Ich leide die Qualen der Verdammten, und Sie blubbern wie Wackelpudding.«

Sie hatte natürlich recht. Ich öffnete meine schwarze Tasche. Etwas später atmete sie sanft und ruhig, und ihre Augen waren geschlossen. Spike war an diesem Tag ein fürchterlicher Quälgeist, und so brach ich eine weitere Ampulle auf und linderte meine eigenen Schmerzen. Ich saß an ihrem Bett, atmete gleichzeitig mit ihr ein und aus, und auf meinem Gesicht lag das gleiche, traurige Lächeln, bis nach etwa einer halben Stunde Marjorie heraufkam, um nachzusehen, ob etwas nicht in Ordnung war.

Als ich The Elms verlassen wollte, ereignete sich etwas Seltsames. Ich ging mit Marjorie nach unten und sah einen großen Karton mit Nans Kleidern in der Diele stehen. Marjorie sah, daß ich den Karton anstarrte und sagte: »Sie sind für die Evakuierten. Sie kommen nicht zufällig an der Kirche vorbei, Doktor?«

»Wie bitte?« Ich war wie gebannt – unter den aussortierten Kleidern befand sich ein Pelzmantel – *in genau derselben Farbe wie der deiner Mutter*. Marjorie wiederholte ihre Frage. »Doch«, murmelte ich. »Doch, natürlich komme ich an der Kirche vorbei.«

»Irgend jemand kann sie sicher brauchen«, sagte sie. »Und Mummy wird sie ja bestimmt nicht mehr tragen.«

Ich gab Marjories Karton in der Kirche ab, aber erst, nachdem ich den Pelzmantel herausgenommen hatte. Er würde mit mir nach Hause kommen, nach Elgin.

Ich stand oft am Rand des Flugfeldes und beobachtete, wie du landetest. Ich sah dich die Cockpithaube zurückklappen, wenn du die Maschine herunterbrachtest, sah dich hinaussehen, die Fliegerbrille auf den Helm geschoben, während das Stück Seide, das du um den Hals trugst, im Wind flatterte. Was für eine schöne Maschine die Spitfire war, mit ihrer schmucken, trügerischen Zerbrechlichkeit, ihren verrucht schlichten Linien! Die Bodenmannschaft wartete schon, die Feuerspritze, die Ambulanz. Du drosseltest den Motor, und die Spitfire schien fast herabzuschweben, dann zogst du die Nase eine winzige Spur hoch, setztest mit allen drei Rädern auf und ließest die Maschine ausrollen. Du stelltest Funkgerät und Sauerstoffzufuhr ab, öffnetest die Sicherheitsgurte, schwangst die Beine über die Kante der Kabine und auf die Tragfläche – so werde ich dich in Erinnerung behalten, auf der Tragfläche einer Spitfire in die Sonne blinzelnd, und nur ich allein wußte von der bizarren körperlichen Transformation, die mit dir vor sich ging. Obwohl du, wenn du mich sahst, in die andere Richtung davongingst.

Warum so grausam? Nur weil ich über deinen Zustand Bescheid wußte? Aber vielleicht steckte auch mehr dahinter. Vielleicht lag es daran, daß du der Sohn deiner Mutter warst. Von Tag zu Tag wurde mir klarer, daß ich etwas tun mußte. Du littest äußerste Not, und nur ich konnte deine Qualen lindern. Das war meine Pflicht. Oh, aber dies waren schwere Zeiten, und ich fing an, mich schrecklich mutlos zu fühlen. Ich hatte zunehmend das Gefühl, daß ich nie etwas anderes als Verlust kennen würde. Es gab eine Nacht, in der ich in der Dunkelheit die Arme nach deiner Mutter ausstreckte – im Geist, meine ich, denn mit der Zeit war es mir zur Gewohnheit geworden, in meiner Erinnerung und meinen Gefühlen, wenn nicht gar in physischer Realität, nach ihrer Gegenwart zu greifen, wenn ich spät abends allein und melancholisch war – und sie war nicht da! Sie war nicht da! Ich konnte zwar ihr Bild heraufbeschwören, aber es war eine nackte, starre Erinnerung, nicht mehr, sie war bar jeden Gefühls – ich fühlte nichts!

Das war noch nie zuvor geschehen. Nicht fühlen zu können – das war wahrer Verlust, und ich war verwirrt, verängstigt und verzweifelt. Ich war im Schlafzimmer im obersten Stock gewesen, dem mit den zugehängten Sesseln, und hatte den Mond und das Meer beobachtet; der schwarze Pelzmantel hing über meinen Schultern, er erinnerte mich an sie, er half mir dabei, mich mit ihrem lebenden Geist zu identifizieren – bis jetzt! Ich verließ das Zimmer in höchster Panik und hastete in einem Wahn der Beunruhigung die Treppe hinunter, hinunter durch das verdunkelte Haus. Ins Arbeitszimmer, ein verzweifeltes Wühlen in der Schublade meines Schreibtischs – nicht da! Die nächste Treppe hinunter, gutes Bein, schlechtes Bein, Stock, durch die Diele und ins Sprechzimmer, und genau wie ich es mir gedacht hatte, fand ich sie in der Schublade – die Fliege-im-Glas. Ich stand im verdunkelten Sprechzimmer und umklammerte sie ganz fest, und wie ich gehofft und gebetet hatte, fing sie an, Trost zu bewirken, schwach zuerst, aber immer stärker werdend, in der Form von – Schmerz. Der alte Schmerz, der vertraute Schmerz. Das Weh, die Schärfe des Schmerzes – es war Spike, der sich erinnerte, nicht ich, es war Spike, der ihre Erinnerung und die damit verbundenen Gefühle hütete – es war Spike, der dafür sorgte, daß das durchscheinende Phantom in meiner Nähe blieb, dafür sorgte, daß sie sich an den Nagel in meiner Hüfte klammerte wie eine plasmische Substanz, durchscheinend, schwach glänzend, jetzt in der Dunkelheit zu neuem Leben erzitternd, und ich ließ mich in meinen Sessel fallen und griff nach meiner schwarzen Tasche, erleichtert, daß die Krise vorüber war. Und dann kam mir der Gedanke, daß die Erinnerung weniger eine Fähigkeit des Geistes als vielmehr eine des Körpers ist, denn als ich Spikes Schmerzen linderte, hörte die Erinnerung an deine Mutter auf, mich mit hoffnungsloser Sehnsucht zu quälen.

Und dann hatte ich ein höchst seltsames und lebhaftes Gefühl: ich fühlte ihre Gegenwart. Nicht so, wie ich sie zuvor gefühlt hatte, wenn ich mit Hilfe anhaltender Träumereien einen Hauch ihres Parfüms heraufbeschworen hatte, den Klang ihrer Stimme – zu diesen Zeiten schien nur eine hauchdünne Membran das Konstrukt geweckter Erinnerungen von ihrer tatsächlichen Gegenwart zu trennen, nur der dünnste der Schleier – nein, es war ihre gewollte Heraufbeschwörung, die unausweichlich Tränen der Enttäuschung mit sich brachte, wenn ich gegen meine Unfähigkeit antobte, den Durchbruch zu schaffen und das Phantom zur Frau zu machen – das war es nicht, es war eine ruhige, völlig ungezwungene Überzeugung, die sich in aller Stille ankündigte und mich mit dem sicheren Wissen füllte, daß sie, ja, immer noch in der Welt lebendig war und den Körper ihres Sohnes bewohnte: sie war zu mir zurückgekommen.

Ich erhob mich von meinem Stuhl, zog den Pelz enger um

mich und stieg die Treppe in den oberen Teil des Hauses hinauf, wo ich aufs Meer hinaussehen und versuchen konnte, diesen neuen Gedanken zu verarbeiten. Die verblüffende Ähnlichkeit zwischen Mutter und Sohn und deine sich allmählich herausbildende Fraulichkeit – es war ein Irrtum von mir gewesen, ausschließlich in Begriffen einer Drüsenerkrankung zu denken. Erklärungen – *pathos* und *logos* – konnten nicht einmal ansatzweise umschreiben, was mit dir geschah, die wunderbare Veränderung, die auch in diesem Augenblick dadurch bewirkt wurde, daß ihr Geist in deinen Körper überging.

Eine lange Nacht, in der ich über all dies nachdachte, aber schließlich fand ich für ein paar kurze Stunden Schlaf. Als ich wach wurde, brach das ganze Gewebe aus Gedanken und unglaublichstem Staunen in sich zusammen. Alles schien mir der anmaßendste Unsinn zu sein. Der Arzt in mir ergriff das Wort, er höhnte voller Skepsis – das Eingehen von Geist in die Welt? Fieberkranke Phantasterei, erotische Besessenheit, verstärkt durch Morphium – der Junge war das Opfer einer Drüsenerkrankung und litt aus diesem Grund Qualen der Verwirrung – dies war meine Sorge, meine einzige Sorge. So sprach der Arzt. Und so glaubte er, während er an jenem Tag seinen Pflichten nachging.

Aber als es Abend wurde, war ich mir nicht mehr so sicher. Als ich die Suchscheinwerfer beobachtete, die über einen schwarzen Himmel fegten und den Druck der Gedanken spürte, die sich wenig um die vorsichtigen Halbwahrheiten der Empirie scherten, war ich wieder überzeugt, daß die Seele einer toten Frau durch den Körper ihres Sohnes nach ihrem Geliebten rief. Ich stand am Fenster, in ihrem Pelz, und sah, wie sie meinen Blick erwiderte; und wußte, daß ich recht hatte. Erst nach vielen Stunden konnte ich schlafen; und als ich endlich schlief, träumte ich einen sehr seltsamen Traum.

Am Himmel über Griffin Head war eine Heinkel in Schwierigkeiten geraten. Sie gehörte zu einer ganzen Gruppe, die den Kanal mit einer Eskorte von Messerschmitts überquert hatte. Die Staffel trat in Aktion und griff von hinten an, von oben, aus der Sonne heraus; die deutschen Kampfflugzeuge unternahmen Ausweichmanöver, drehten halbe Rollen und ließen sich im Sturzflug absacken, dicht gefolgt von den Spitfires. Ich hörte das Knattern der Maschinengewehre und hielt das Auto an (ich war aus irgendeinem Grund oben auf den Downs), um auszusteigen und den Himmel nördlich von mir, in Richtung Inland, zu beobachten, konnte aber nur die Kondensstreifen ausmachen. Die Heinkels, von ihrer Eskorte getrennt, drehten ab und flogen in dichter Formation auf einer Höhe von zwölftausend Fuß zur Küste zurück. Jemand, der sich auf dem Rückweg zum Stützpunkt befand – warst du es? – sah sie von oben, kippte leicht zur Seite und stürzte sich auf sie herunter. Du bekamst die langsamste von ihnen ins Visier und gabst mehrere kurze Salven aus all deinen acht Geschützen ab. Rauch quoll aus dem Backbordmotor, und der Bomber fing an, Höhe zu verlieren. Auf ungefähr achttausend Fuß warf er seine Bomben ab. Es nützte ihm nichts; er stürzte ins Meer und ging binnen weniger Sekunden unter. Keiner der Besatzung konnte sich retten. Die in Reihe abgeworfenen Bomben gingen in den Außenbezirken der Stadt nieder, und mehrere Häuser erlitten beträchtliche Schäden. Eins davon war Elgin.

Der Körper besitzt die Fähigkeit, Schmerzen hinauszuzögern, sich unmittelbar nach einem Trauma in einen Schockzustand zu flüchten. Das Gehirn funktioniert auf ähnliche Weise, wenn es sich vor einem zu heftigen Ansturm von Gefühlen schützen muß. Genau dies schien in meinem Traum zu passieren: meine erste Reaktion war Belustigung. Zwei Stunden zuvor hatte ich ein Haus verlassen, jetzt kehrte ich zu einer rauchenden Ruine zurück. Zuerst ging mir gar nicht auf, wie groß der Schaden war. Eine unheimliche Stille überlagerte alles, und eine beißende, zitternde Klarheit lag in der Luft. Ich stand in der Auffahrt, stützte mich auf die Tür des Humber und starrte die Fassade des Hauses an, die fast intakt schien – die Fenster waren herausgeflogen und das Dach schwer getroffen, doch ein erster Eindruck von Solidität blieb. Aber dann wanderten meine Augen langsam nach oben und blieben auf dem seltsam skelettartigen Muster verkohlter Dachbalken haften, die sich wie die Knochen eines prähistorischen Wesens vor dem blauen Nachmittagshimmel abzeichneten. Einige von ihnen brannten noch. Alles war so still! Aber noch während ich dastand, geriet plötzlich eine ganze Gruppe von Schiefern ins Rutschen und stürzte mit einem Geräusch wie klingender Stahl in die Ruine hinein. Jetzt erst bemerkte ich die Milliarden Geräusche, mit denen Elgin sich sterbend absenkte, hörte Ächzer und Seufzer, die fast menschlich waren, hörte das Splittern und Bersten, mit dem Druck und Belastungen umverteilt, neu verteilt wurden. Dann kam mir der Gedanke, daß der wirkliche Schaden hinten zu finden sein mußte, also humpelte ich um das Haus herum, durch diese seltsam zitternde, unverfälschte Luft, suchte mir meinen Weg durch zerbrochenes Glas und Schiefer und Holz.

Und wirklich war die Bombe hier eingeschlagen. Es war, als hätte jemand ein großes Stück aus dem hinteren Teil des Hauses herausgebissen. Die Veranda, die Spülküche, die Küche selbst – die Zimmer darüber – völlig zerstört. Die Explosion hatte die Wände nach außen gedrückt. Kleine Feuer brannten hier und da. Seltsam, wie der unbewußte Geist arbeitet, denn ich nahm nicht Zerstörung wahr, sondern Bruchstücke von Ordnung. Zersplitterte Teile von Fußböden lehnten wie trunken an Überresten von Mauern, aber hier war ein Tisch, umgeben von Schutt und Geröll, und darauf, völlig intakt, eine Tasse samt Untertasse. Hier war ein Bündel Zeitungen, ordentlich zusammengeschnürt. Hier der Herd, und darauf ein Topf mit einem Rührlöffel, bloß daß der Topf voller kaputter Schiefer war. Die Decken darüber waren eingestürzt, und ich sah einen Teil der Wand meines Arbeitszimmers, und an dieser Wand hing ein Bild, völlig unbeschädigt, das einen Wanderer über einem Meer aus Nebel zeigte. Ich suchte mir vorsichtig meinen Weg, meine schwarze Tasche in der Hand, immer noch ungläubig, als sei ich, wie üblich, auf dem Weg in den vorderen Teil des Hauses, um die Abendsprechstunde abzuhalten. Und dann sah ich Mrs. Gregors Schuh.

Spike fing an, in meiner Hüfte zu toben, und ich mußte mich setzen. Ich saß umgeben von Geröll und kleinen Brandherden auf einem Küchenstuhl und öffnete meine schwarze Tasche. Über einem Streichholz löste ich eine Tablette in einem Teelöffel auf und schaffte es ohne Zwischenfälle, eine Spritze aufzuziehen, obwohl meine Hände alles andere als ruhig waren. Ein paar Augenblicke später, etwas gefaßt, beugte ich mich vor und hob den Schuh auf. Die Tränen kamen. Rauch trieb in dünnen, grauen Fäden durch die klare Luft. Der Schuh einer Frau spricht Bände. Der von Mrs. Gregor war ein solider, vernünftiger, brauner Schuh, der viel getragen worden war; er war noch zugeschnürt. Am Spann war er ziemlich ausgetreten, denn sie hatte einen breiten Fuß. Einmal hatte ich den Schuh deiner Mutter gehalten, an einem längst vergangenen Nachmittag in der Jubilee Road. Der Fuß deiner Mutter war schmal und klein, sie hatte einen zierlichen Fuß. Sie hatte einen zierlichen Knöchel. Ich weiß noch, daß ich vor dem Gasfeuer auf dem Läufer kniete, während sie sich in den Sessel kuschelte, nachdem wir uns geliebt hatten, und in ihrem Fuß und ihrem Knöchel soviel Schönheit entdeckte, soviel Vollkommenheit. Irgendwann hörte ich die Staffel über mir. In den letzten Wochen hatte ich mich, wann immer ich die Spitfires über das Haus hinwegfliegen hörte, selbst wenn ich gerade einen Patienten hatte, entschuldigt und war durch den Flur in die Küche und durch die Hintertür nach draußen gehumpelt und hatte den Blick gehoben. Jetzt hörte ich die Staffel aufs neue und staunte darüber, daß einer von euch in seinem schmalen, androgynen Körper den Geist des Mutes hegte, und der Unschuld, und der Jugend, und der Schönheit, und der Hoffnung. Dann hob ich den Blick; auf einem Küchenstuhl in den Ruinen von Elgin sitzend, den Schuh einer toten Frau in der Hand, hob ich die Augen zum Himmel und träumte, einen Engel zu sehen.

Einen Engel – was hatte *das* zu bedeuten? Was war mit mir los – war ich dabei, den Verstand zu verlieren? Trieb der Verlust mich in den Wahnsinn, fing ich an, die Realität mit den Produkten meiner vom Kummer überwältigten Phantasie zu vermischen? Daß ich dich, armer, kranker Junge, als *Engel* sehen konnte – und als Engel warst du mir ganz sicherlich erschienen, haarlos, durchscheinend, mit winzigen Brüsten und den Genitalien eines kleinen Jungen, am hellen Tageshimmel dahinschwindend, nach oben strebend wie ein Taucher, der an die Wasseroberfläche zurückkehrt, und *strahlend* – dein ganzer Körper *durchtränkt* von Licht – ich setzte mich mit einem Ruck im Bett auf, Spike wurde mit mir wach, und starrte mit blicklosen Augen, entsetzt, die Hände vor das Gesicht geschlagen, auf die Schlafzimmertür. Was ging in mir vor? Ich stand hastig auf, rasierte mich eilig und ging hinunter in die Küche. Mrs. Gregor stand am Herd und schmolz Talg in der Bratpfanne. Ihr Anblick tröstete mich; ich ließ mich auf einen Stuhl fallen und suchte in meinen Taschen nach einer Zigarette. »Ein Ei, Doktor?« fragte sie.

Auf dem Tisch lag eine Zeitung, daneben stand die Teekanne. »Sehr schön, Mrs. Gregor«, sagte ich, während ich mit blicklosen Augen auf die Kriegsnachrichten starrte.

»Würstchen, Doktor?«

»Wie bitte?«

»Möchten Sie ein Würstchen? Soll ich Ihnen ein Würstchen braten?« Sie hatte sich umgedreht und hielt ein großes, rosiges Würstchen hoch. Der Gedanke an Essen war mir unerträglich. Ich stand unsicher auf, verließ die Küche und humpelte ins Sprechzimmer. Der Vormittag war ruhig, Gott sei Dank waren keine Patienten da. Gegen Mittag, als ich mich ein wenig gefaßt hatte, hörte ich, wie Mrs. Gregor ihr Fahrrad um das Haus herum nach vorne schob, und einem seltsamen Impuls folgend, ging ich durch die Diele zur Vordertür, von wo aus ich, ungesehen, beobachtete, wie sie sich in den Sattel schwang und die Auffahrt hinunterradelte. Der Anblick freute mich, soweit ich überhaupt noch fähig war, Freude zu empfinden, ich weiß selbst nicht, wieso; oh, ich nehme an, die Reste dessen, was ich in jenem Traum empfunden hatte, als ich ihren Schuh in den Ruinen von Elgin fand – ich war erleichtert, daß diese brave Frau doch nicht gestorben war und daß sie, dies vor allem, immer noch genügend an meinem Wohlbefinden interessiert war, um täglich in Elgin zu erscheinen.

Später fuhr ich hinunter zu The Elms, um Nan Hale-Newton zu besuchen. Ich erzählte ihr von meinem Traum. Sie war noch nie ausgebombt worden, sagte sie, aber sie hatte Häuser verloren und wußte, wie schmerzlich das sein konnte. Aber letztendlich waren Häuser eben doch nur Steine und Mörtel, sagte sie. Nicht Elgin, sagte ich, dieses Haus war nicht nur Steine und Mörtel. Blödsinn, schnaubte sie. Und dann sagte sie etwas Erstaunliches: »Sie sollten die Frau heiraten.«

»Welche Frau?«

»Ihre Haushälterin.«

»Mrs. Gregor? *Heiraten*?« Ich war fassungslos. Wie um alles in der Welt war sie zu dieser Schlußfolgerung gelangt?

»Sehen Sie sich doch an, Mann. Sie sind krank. Sie stehen kurz vor einem Zusammenbruch. Sie essen nicht, sondern jammern ständig nur hinter diesem verdammten Jungen her. Heiraten Sie die Frau. Sie brauchen jemanden, der sich um Sie kümmert. Sie würde Sie nehmen, aber nicht mehr lange. Heiraten Sie sie, solange Sie es noch können.« Dann seufzte sie. Das Zimmer war voller Schatten. »Ich bin müde«, sagte sie. »Ich träume von Wasser.« Ich sagte, ich wüßte nicht, was das bedeuten könne. Wir saßen schweigend beieinander.

Ich zögere, dir zu erzählen, was in jener Nacht geschah. Unwiderstehlich in deine Nähe gezogen, fuhr ich zum Stützpunkt hinauf. Da ich jetzt inoffiziell zum Stab des Sanitätsoffiziers zählte, wurde ich vom Posten durchgelassen und parkte meinen Wagen in der Nähe des Lazaretts. Ich wußte, wo die Quartiere der Piloten lagen; aber was ich dort zu tun hoffte, kann ich mir nicht mehr denken, ich wurde einfach zu dir hingezogen wie eine Motte zum Licht. Oh, allein die Vorstellung, ich schaudere, wenn ich nur daran denke – ich sehe mich in den Schatten des großen, stillen Hangars herumlungern – der Mond schien in jener Nacht, und es gab kaum Wolken, was jedes Verstecken schwierig machte. Ich sehe mich im Schatten der Hangars an den Spitfires vorbeihuschen, eine winzige, humpelnde Gestalt in einem schwarzen Pelzmantel, die sich über die riesige Fläche aus Schatten und Flugzeugen bewegt. Am Hangar entlang und zu deiner Unterkunft hinüber, einem weiteren dieser Fertigbaugebäude, dessen Wellblechdach im Mondlicht dumpf glänzte. Ich blieb keuchend im Schatten stehen. Irgendwo da drin, das wußte ich, schliefst du. Was hatte ich jetzt vor? In der Dunkelheit zu dir kommen? Wohl kaum! Es war verrückt, verrückt! Aber ich ging nicht zurück, nicht sofort. Ich setzte mich ins Gras, in den Schatten, den Rücken an die Mauer gelehnt, und fühlte mich verbunden mit dir, einfach durch den Kontakt mit dem Gebäude, in dem du schliefst.

In den frühen Morgenstunden fuhr ich nach Elgin zurück,

ging in mein Sprechzimmer und nahm deine Röntgenaufnahme zur Hand. Lange, ich weiß nicht, wie lange, sah ich mir jene Schatten an, jene schwachen, visuellen Echos deines körperlichen Seins, und darin eingebettet die klaren, harten Umrisse deines Splitters, deines Spike, unserer materiellen Verbindung.

Am folgenden Nachmittag fuhr ich wie üblich zum Stützpunkt hinauf. Ich parkte in der Nähe des Flugfeldes und blieb rauchend im Auto sitzen. Ich beobachtete, wie mehrmals Alarm gegeben wurde, bevor der Adjutant zu mir kam und mich fragte, ob er etwas für mich tun könne. Nein, sagte ich. Daraufhin teilte er mit einigermaßen taktvoll mit, meine Anwesenheit mache die Piloten nervös. »Sie wissen ja, wie abergläubisch sie sind«, sagte er. »Würde es Ihnen etwas ausmachen, Doktor?« Ich verließ den Stützpunkt. Ich wußte, wo du später sein würdest: in der Messe fand eine Party statt.

Es war ein milder, warmer Abend. Suchscheinwerfer durchzogen die Dunkelheit, und die Nacht war erfüllt vom Krachen und Bersten großer Geschütze. Ich ging am Strand entlang, ich stapfte in meinem Pelz auf und ab, tobte in meinem verwirrten Geist gegen die Aussicht der kommenden Dunkelheit an, während das Meer über den Strand von Griffin säuselte und murmelte, und als ich, erschöpft und von schlimmen Schmerzen gepeinigt, in die Messe kam, stellte ich fest, daß die Party bereits ein ausgelassenes Stadium erreicht hatte; die Piloten feierten. Aber unter der Fröhlichkeit lag jetzt ein kaum verhohlener Unterton von Müdigkeit, von Verzweiflung, sogar von Hysterie. Fünf-, sechs-, siebenmal am Tag mußtet ihr aufsteigen. Mit jeder Stunde verlort ihr Piloten. Das Gemetzel war erbarmungslos. Es ließ nicht nach. Welle um Welle von ihnen, Dorniers, Heinkels, mit ihren Messerschmitt-Eskorten – ich hatte sie gesehen, jene schwarzen Flugzeuge, die in der Sonne glänzten, Kreuze auf den Tragflächen, wie sie stetig vorbeidröhnten, nur auf unsere Vernichtung aus – sie waren die Verkörperung des Bösen! Natürlich lag Hysterie in eurer Zecherei, das, was ihr um das Klavier versammelt gröltet, war das Lied des Todes.

Ich kam näher. Du sahst, wie ich auf dich zukam. Wahrscheinlich kam ich dir absurd vor, ich kam mir selbst absurd vor – eine winzige, tragische Gestalt, das war ich. Ich litt die Qualen der Verdammten, bloß, aus welchem Grund? »Hallo, Doktor«, sagtest du müde und drehtest dich zur Theke um.

»Hallo James.« Mein Engel ! Ich stand neben dir und wartete darauf, bedient zu werden. Ich bot dir einen Drink an, aber du lehntest ab. Ich bestellte mir einen Gin. Laute Stimmen, brüllendes Gelächter, ein Gewühl großgewachsener Körper in blauen Uniformen, aber wir schienen auf merkwürdige Weise von all dem isoliert zu sein, du und ich. »James«, sagte ich, während ich mich damit beschäftigte, mir eine Zigarette anzuzünden und meine Augen von dir abgewandt hielt. »Habe ich Ihre Gefühle verletzt?«

Die Zigarette brannte. Ich atmete Rauch aus, nippte an meinem Gin und sah dich erst jetzt an. Du starrtest die Flaschen hinter der Theke an, und ich wußte nicht, wie ich deinen Ausdruck deuten sollte. Du hobst dein Glas an die Lippen. »Sie wissen doch, daß ich nur um Ihr Wohlergehen besorgt bin. Falls ich auf irgendeine Weise taktlos gewesen sein sollte –«

Deine Augenbrauen hoben sich einen Millimeter.

»Falls ich Sie über Gebühr beunruhigt haben sollte –«

Entdeckte ich ein Lächeln?

»Falls ich Ihnen einen falschen Eindruck vermittelt haben sollte –«

Jetzt erfolgte ein leises, ironisches Schnauben.

»Ich habe also. Ich habe Sie geängstigt, das sehe ich jetzt. Dazu gibt es keinen Grund, überhaupt keinen Grund. Wir haben mehrere Möglichkeiten. Es gibt Hormonbehandlungen, die ich Ihnen verschreiben könnte. Wir sollten uns darüber unterhalten. Sie müssen sich noch einmal von mir untersuchen lassen.«

»O nein!« Dies wurde mit Entschiedenheit gesagt, mit äußerster Überzeugung. Jetzt endlich sahst du mich an. Du drehtest dich voll zu mir um, die zarten, schwarzen Augenbrauen zu einem leisen Runzeln zusammengezogen, während Ärger in deinen klaren, dunklen Augen schwelte, und sagtest: »Ich weiß nicht, was Sie sich einbilden, was ich habe, aber ich kann Ihnen versichern, daß *absolut nichts mit mir los ist*.«

Das war es also. Du wolltest es immer noch nicht wahrhaben, wolltest weiterhin so tun, als sei nichts. Du verdrängtest es, schobst es beiseite. Das konnte ich verstehen. »James«, fing ich an – ich würde mich taktvoll ausdrücken müssen; ich hätte es vorgezogen, diese Unterhaltung in meinem Sprechzimmer zu führen, wenn du es nur zugelassen hättest – »ich möchte Ihnen etwas über die Hypophyse erzählen.«

Du schütteltest den Kopf und drehtest dich wieder zur Theke um. Die Krankheit schritt weiter fort, das war für mich unübersehbar, und einen Augenblick lang fürchtete ich, die Fassung zu verlieren – ich war fasziniert von deinem Anblick in dieser Uniform, wußte ich doch, was mit dem Körper los war, der darin steckte. Und plötzlich – es war das Merkwürdigste, was mir je passiert war, noch nie war mir etwas Ähnliches geschehen – plötzlich empfand ich deutliche sexuelle Gefühle für dich, ein Aufkeimen von *Leidenschaft*. Ich griff nach meinem Drink, fuhr mir mit der Hand durchs Haar, wurde vielleicht sogar ein wenig rot, ich weiß es nicht – derart verwirrt war ich in jenem Augenblick! Und dann wurde ich auf das Gelächter hinter meinem Rücken aufmerksam und drehte mich um und sah, wie einer der Piloten, eine Hand in die Hüfte gestemmt, mit zierlichen Schritten durch den Raum tänzelte, stehenblieb, über die Schulter zurücksah und zum Vergnügen der ganzen

Messe kokett flötete – »Möchten Sie mich nicht ein wenig untersuchen, Doktor?« Spike kreischte auf – ich drehte mich zur Theke um, trank mein Glas auf einen Zug leer und bestellte ein neues. Dumme Jungs. Ich warf einen schnellen Seitenblick in deine Richtung. Du gingst von der Theke weg, das Glas in der Hand, eine Zigarette zwischen den Lippen, eine Strähne schwarzen Haars in der Stirn, ein Grinsen auf dem Gesicht.

Etwas später, in Elgin, wieder ruhig, nicht überschwenglich, aber immerhin ruhig, stand ich am Fenster des Eckzimmers im obersten Stock, lauschte auf das Donnern der Geschütze und sah dich vor meinem inneren Auge an der Theke der Messe stehen, ein Stück Seide um den Hals geknotet. Es war das letzte Mal, daß ich dich unversehrt sah.

Die nächsten Tage vergingen in einer Art Nebel. Ich tat meine Arbeit, das wenige an Arbeit, das ich noch hatte, und fuhr jeden Nachmittag zum Stützpunkt hinauf. In der Umgebung von Griffin Head waren alle Wegweiser entfernt, alle Straßenschilder abgeschraubt worden, um die Deutschen zu verwirren, wenn sie kamen. Wir mußten nicht daran erinnert werden, daß sie, wenn sie kamen, an der Südküste eintreffen würden: Griffin war die vorderste Front. Die Stadt war ein Labyrinth aus Minen und Stacheldraht; riesige Zementzylinder waren in die Straßen eingelassen worden, um ein Vordringen der bewaffneten feindlichen Konvois zu behindern, und überall gab es Wachposten in Maschinengewehrnestern; zwei Maschinengewehre für die gesamte Mannschaft! Die Barrikaden, die errichtet worden waren, um den deutschen Vormarsch aufzuhalten, waren armselig – ein unbeholfenes Durcheinander aus Fässern und Baumstämmen und alten, eisernen Bettgestellen, und an der Kreuzung, an der die Küstenstraße auf die Hauptstraße traf, hatte die Polizei hundert Tonnen Glasscherben ausgekippt, wie für eine mittelalterliche Belagerung. Ich sagte Mrs. Gregor, was ich von diesen Maßnahmen hielt, und sie riet mir, nicht zu offen zu sprechen; man konnte sich eine Geldstrafe einhandeln oder sogar ins Gefängnis kommen, wenn man »Unruhe und Zaghaftigkeit« verbreitete. Ein Mann, der gesagt hatte, es sei eine verdammt gute Sache, wenn es mit dem Empire endlich ein Ende hätte, bekam ein Jahr Gefängnis. In Winchester wurde ein Offizier, der im Pfarrhaus einquartiert war, von der Pfarrerstochter als Spion denunziert, weil er, wenn er die Toilette benutzt hatte, nicht die Kette zog. Das Mädchen hielt dieses Verhalten für »unenglisch«.

Invasion. Das alles geschieht mit einer Gemeinschaft, die von einer Invasion bedroht ist. Während ich rauchend vor dem Stützpunkt in meinem Auto saß, dachte ich darüber nach, was mit uns geschehen würde, wenn sie kamen. Der Abend brach schon an, als ich euch zum siebten- oder achtenmal an diesem Tag lossprinten sah, euch nach Westen zu aufsteigen sah, in die Sonne hinein. Welchen Platz, fragte ich mich, würde es im Dritten Reich für uns geben? Für mich, einen Krüppel, und für dich – einen tapferen, kranken, ritterlichen Jungen, der sein Leben für eine hoffnungslose Sache einsetzte –

So stelle ich mir vor, daß es passierte. In Linienformation stießt ihr in einer Höhe von achtzehntausend Fuß auf sie. Zahlenmäßig weit unterlegen, stürztet ihr euch geradewegs auf sie, rißt eure Steuerknüppel herum und fegtet in einer steilen, immer höher steigenden Schleife über sie hinweg, und in diesen Sekunden verloren sie ihren Vorteil. Euer Flügelmann gab eine Salve auf die erste Maschine ab, die in deine Richtung abschmierte, und da wußtest du, daß sie dir gehörte. Höchste, nicht nachlassende Konzentration, Schweiß auf deiner Stirn, deine Knöchel weiß, als du das Ruder herumrißt, um ihn in einen rechten Winkel zu bekommen, und dann eine Vier-Sekunden-Salve mit voller Deflektion abfeuertest – und grimmige Erleichterung, als du ihn in dein Visier kommen sahst und der Sucher loshämmerte. Eine Sekunde lang schien er reglos in der Luft zu hängen, dann schoß eine rote Flamme auf, und er kreiselte ins Meer. Dann ein Durcheinander hin und her huschender Maschinen, Leuchtspurkugeln zischten und knisterten, das plötzliche Aufblitzen der untergehenden Sonne auf Metall. Eine weitere Maschine stürzte rechts von dir in hellen Flammen ab, während eine Spitfire in einer halben Rolle an dir vorbeizog. Du versuchtest, die Formation zu umfliegen und Höhe zu gewinnen, als du eine weitere Maschine unter dir sahst, die von der Sonne wegstieg, also gingst du auf dreihundert Meter an sie ran und gabst eine Zwei-Sekunden-Salve ab und sahst, wie die Tragfläche splitterte und schwarzer Rauch aus dem Motor quoll, aber sie ging nicht runter. Erbost gabst du noch eine Salve ab und sahst endlich rote Flammen aufschießen, während sie außer Sicht trudelte. Und dann – ein Moment der Unachtsamkeit. Wieso? Sonne in deinen Augen? Ein kurzer Anflug von Angst? Ein plötzlicher Schmerz, der von deinem Splitter herrührte? Was immer es war: in *diesem Augenblick* spürtest du eine schreckliche Explosion, so stark, daß sie dir den Steuerknüppel aus der Hand schlug und deine ganze Maschine bebte. Aber sie fing nicht an zu brennen, also machtest du dich auf den Heimweg.

Mit welch quälend sanfter Fürsorge du diese Spitfire nach Griffin Head zurückbrachtest! Woran dachtest du? Konntest du an etwas anderes denken als an die Aufgabe, die du zu erfüllen hattest? Dachtest du an mich? Das Cockpit ging erst in Flammen auf, als du schon den Boden berührtest. Ich war da und wartete auf dich. Ich war derjenige, der dich von Flammen umlodert auf der Tragfläche stehen und dann fallen sah, ich war derjenige, der dich als erster erreichte und die Flammen mit meinem Pelz erstickte. Ich war derjenige, der mit Spritze und Ampulle die Schmerzen eines Körpers tötete, der zu schwere Verbrennungen erlitten hatte, um leben zu können. Letzte Ironie, ja, ich tötete dich, aber ich tötete dich, weil ich dich liebte. Um dir die Qualen zu ersparen.

Und jetzt liegst du hier in meinen Armen, und ich streichle diesen armen, verbrannten Kopf, diesen versengten, blasenüberzogenen, stinkenden schwarzen Kopf, während sie durch die Dämmerung auf uns zulaufen. An meine Brust gedrückt, mit offenem Mund nach Atem ringend, mit blicklosen Augen zu mir aufstarrend – geliebter Junge, was haben sie dir *angetan*! Du konntest so nicht weiterleben, mit völlig verbranntem, vor Infektionen schwärendem Gesicht, alle Schönheit zerstört –

Ich hebe den Kopf und wende den Blick ab; mein Gesicht ist tränenüberströmt. Ja, da kommen sie, und was rufen sie? Krank? Krank, ja – krank vor Liebe –

Deine armen *Hände* – wie dein Vater wolltest auch du nie Handschuhe tragen, und siehst du jetzt, was aus ihnen geworden ist? Sie sehen aus wie Krallen. Du hattest so schöne Hände, du hattest die Hände deiner Mutter –

Sie sind ein paar Meter entfernt stehengeblieben und wirken seltsam geisterhaft im Zwielicht, das in der Hitze des brennenden Flugzeugs schimmert – und was für einen Lärm sie machen! Tank, rufen sie – nicht krank, *Tank*, der Tank wird in die Luft fliegen!

Dann spüre ich mit dem ganzen Schock einer gewaltsamen, leidenschaftlichen Erregung die plötzliche Nähe ihres Geistes. Wieder hat sie deinen Körper betreten, und während die Leidenschaft anschwillt und Spike heult, taste ich mit meiner freien Hand in meiner Tasche nach der Spritze. Deine schwarzen Lippen teilen sich, ein Ächzen, ein Seufzen, ein Wort. Ich neige mein Gesicht über deins, was ist es, was du mir sagen willst? Ich presse meinen Mund sanft auf deinen, suche mit meiner Zunge nach deiner, suche mit winzigen, zuckenden Bewegungen, bis ich im Inneren deines so schrecklich verbrannten Kopfes die frische, süße Feuchtigkeit der lebenden Zunge spüre –